反盗版声明

《保健按摩师职业技能等级认定相关知识：保健按摩、反射疗法、脊柱按摩、足部按摩》是《全国保健按摩师职业技能等级认定教材》之一，是我社推出的品牌图书。

为了切实维护我社和著作权人的合法权益，防止盗版的发生，我社严正声明：

1. 对使用盗版书的任何机构和个人，我社将积极配合各地“扫黄打非”办公室、新闻出版局、文化局等行政执法部门和公安机关给予严厉查处。

2. 社会各界人士如发现盗版行为，请及时向相关部门或我社举报，一经查实，我社将对举报人员给予奖励。

民族出版社反盗版举报电话：010-64228001　010-64224782

国家版权局反盗版举报中心电话：12390

重要提醒

本书防伪标识贴于封面右下角，刮开涂层即可看到密码，拨打官方唯一防伪免费电话 4008155888 即可查验图书真伪。

民族出版社

2020 年 11 月

全国保健按摩师职业技能等级认定教材

中国就业培训技术指导中心
人力资源和社会保障部职业技能鉴定中心 组织编写

保健按摩师职业技能等级认定相关知识

保健按摩、反射疗法、脊柱按摩、足部按摩

成为品 张海燕 主编

民族出版社

《保健按摩师职业技能等级认定相关知识：保健按摩、反射疗法、脊柱按摩、足部按摩》编纂委员会

主　任　刘　康

副主任　荣庆华　　葛恒双　　姚春生

主　编　成为品　　张海燕

编　委（按姓氏笔画为序）

王　虹　　王英利　　王春杰　　王福顺

权慧贤　　成为品　　乔恩玲　　华晓翠

刘　婷　　刘冰星　　许亚平　　李海燕

吴保青　　张　琳　　张明东　　张振宇

张铁领　　张海燕　　张家瑞　　陈立爽

周正坤　　倪静峰　　曹　雨　　曹　珏

路艳芳

审　稿　董福慧　　顾一煌　　王征美　　成　严

前　言

《国务院关于推行终身职业技能培训制度的意见》（国发〔2018〕11号）、《国务院关于印发国家职业教育改革实施方案的通知》（国发〔2019〕4号）和《人力资源社会保障部办公厅关于开展职业技能等级认定试点工作的通知》（人社厅发〔2018〕148号）等文件，对于全面提高劳动者素质和创新能力具有重要的作用，是促进劳动力市场建设和发展的有效措施，关系到广大劳动者的切身利益，关系到我国经济、社会的发展，特别是劳动者就业、再就业和企业健康发展的需要。为使全国保健按摩师职业技能等级认定工作保质保量顺利开展，中国就业培训技术指导中心根据《中华人民共和国职业分类大典（2015年版）》和《保健按摩师国家职业标准（2020年版）》的要求，组织专家编写了《保健按摩师职业技能等级认定基础知识》《保健按摩师职业技能等级认定相关知识：保健按摩、反射疗法、脊柱按摩、足部按摩》《保健按摩师职业技能等级认定操作技能：初级、中级、高级保健按摩师》《保健按摩师职业技能等级认定操作技能：保健按摩技师、高级技师》四本教材，开发制定了保健按摩师职业技能等级考核认定题库，并在此基础上编写了《保健按摩师职业技能等级认定考试指南》，供全国各地开展保健按摩师职业技能等级认定和考前培训或辅导、自学之用，以保证认定工作质量，提高认定工作水平，加强认定工作管理力度，使保健按摩师职业技能等级考核认定工作规范、有序进行，为社会输送合格的保健按摩技能人才。

保健按摩师职业含保健按摩师、反射疗法师、脊柱按摩师、足部按摩师四个工种。保健按摩师职业技能等级分五级，即初级（国家职业等级五级）、中级（国家职业等级四级）、高级（国家职业等级三级）、技师（国家职业等级二级）、高级技师（国家职业等级一级）。

保健按摩师职业标准对基础理论知识和技能操作的要求依次递进，高级别涵盖低级别的要求。因此，基础理论知识教材、按摩操作技能教材、题库内容都是按此要求编写的。而且《保健按摩师职业技能等级认定考试指南》一书是与国家职业标准、培训教材、题库配套的，从中学员可了解理论考试试卷的组成原则、题型、题量、配分和考试时长等。同时从题库中抽取部分理论知识试题供考生练习，以便考生和辅导老师有针对性地进行复习准备和考前辅导。今后，我们会随着国家职业标准、职业培训教材和题库内容的不断更新，逐步对教材和指南进行补充和完善。

本书旨在供企业职工、转岗职工、下岗失业人员、城乡未继续升学的初高中毕业生、高校在校生、返乡农民工、退役军人、贫困家庭成员、低保家庭成员、残障人士家庭成员、困难职工家庭成员、有望从事保健按摩工作者、参加保健按摩职业技能等级认定考试和保健按摩在职人员晋级初、中、高级保健按摩师培训、认定考试前辅导之用，以确保认定质量，为社会输送高质量、实用型技能人才，满足劳动者就业创业和人才成长终身职业技能培训的需求。

本书在编写过程中，得到北京市成人按摩职业技能培训学校、鼎硕教育科技集团有限公司、新中一科技有限公司、北京易芳堂科技发展有限公司等有关单位和个人的大力支持，在此表示感谢。

由于作者水平有限，书中内容难免有误，敬请各位读者斧正，以便今后进一步修改、完善，在此表示感谢。

中国就业培训技术指导中心

2020 年 7 月 20 日

目 录

第一章　按摩学基础知识

第一节　按摩发展简史

按摩，是我国传统医学中独特的治疗方法之一，其历史悠久，源远流长。按摩最早见于《黄帝内经》，其《素问·异法方宜论》篇云："中央者，其地平以湿……故其病多痿厥寒热，其治宜导引按跷，故导引按跷者，亦从中央出也。"由此推断，按摩最早可能发源于中原地区。

原始社会，人类在与大自然的斗争中身体难免会遭到损伤或发生疾病。如人体某一部位受到损伤出血时，人们便会本能地用手按压以止血；当遭到损伤使局部隆起时，人们又会本能地通过抚摸揉动使隆起变小或消失；若肚子疼痛时，也会不自觉地用手按揉以缓解疼痛等。经过反复实践，积累经验，人们逐渐将无意识的偶然发现发展成为自觉运用的按摩技术。

根据考古发现的殷墟甲骨卜辞中记载，"卜辞"中有名的医师都是从事按摩的，而且出现了"面摩""干沐浴"等保健按摩手法。且"卜辞"中多次出现一个代表手法的象形文字"付"，其形象地表示一个人用手在另一个人的腹部按摩，可见在该时期保健按摩已有雏形。

春秋战国时期，按摩已成为主要的治疗和养生保健手段之一。当时就有民间医生扁鹊用按摩、针灸等法成功地抢救了虢太子。我国现存最早的医典——《黄帝内经》《素问》中有 9 篇论及按摩，《灵枢》中有 5 篇论及按摩。如《素问·血气形志》云："形数惊恐，经络不通，病生于不仁，治之以按摩醪药。"《黄帝内经》对按摩有了较为具体的论述，为后世按摩的发展奠定了理论基础。

秦汉时期，已有完整记载按摩防治疾病的专著。据《汉书·艺文志》记载，当时有推拿专著《黄帝岐伯按摩》10 卷，可惜已佚。《黄帝内经》中曾有按摩工具的记述，"九针"中的"圆针""鍉针"，既用于针灸，也用于按摩，常配合使用。东汉名医张仲景在《金匮要略·杂疗方第二十三》中介绍了应用体外心脏按摩抢救自缢死者的方法。

三国时期，开始形成按摩与导引、外用药物配合应用的方法，出现了膏摩、火灸。名医华佗曰："伤寒始得，一日在皮肤，当膏摩火灸即愈。"他还根据虎、鹿、熊、猿、鹤的动作创造了最早的按摩导引术——五禽戏。

两晋南北朝时期，膏摩广泛应用，按摩手法丰富多样。葛洪在《肘后备急方》中介绍了抄举、拈脊皮等较复杂的按摩手法。南北朝时期，陶弘景在《养性延命录》一书中设"导引按摩"专卷，详细介绍了许多成套导引及自我按摩动作。此时成书的《太清道林摄生论》记载了"自我按摩十八势"和"老子按摩法"等许多导引和自我保健按摩的方法。

隋唐时期，按摩已发展为系统的专业治疗方法，官府设立按摩科，并相应建立了按摩医政。《隋书·五官志》中有"按摩博士二人"的记载，说明隋代已设有按摩博士的官职。《旧唐书·职官志》载有："按摩博士一人，按摩师四人，按摩工十六人，按摩生十五人。"按摩博士在按摩师和按摩工的协助下，指导按摩生学习按摩引导方法，开始在官府重视下有组织地开展按摩教学活动。此时期并有按摩专著问世，如《按摩导引经十卷》（已佚）；隋代巢元方的《诸病源候论》，每卷之末均附有导引按摩之法；唐代孙思邈在《千金要方》中云："小儿虽无病，早起常以膏摩囟上及手足心，甚辟寒风"，并详细介绍了"婆罗门按摩法"。《唐六典》曰："按摩可除八疾，风、寒、暑、湿、饥、饱、劳、逸。"在唐代，按摩开始传往日本。

宋、金、元时期，按摩疗法得到进一步发展，其治疗范围不断扩大，已将按摩用于妇科催产。如《宋史·庞安时传》中记载："有民间孕妇将产，七日而子不下，百术无所效……令其家人以汤温其腰腹，自为上下抚摩，孕者觉肠胃微痛，呻吟间生一男子"。这说明当时按摩对处理难产已有丰富的实践经验。这一时期，按摩手法的研究也日趋深入细致。如北宋《圣济总录》中说："按之弗摩，摩之弗按，按止以手，摩或兼以药……世之论按摩，不知析而治之，乃合导引而解之。夫不知析而治之，固已疏矣。又合以导引，益见其不思也。大抵按摩法，每以开达抑遏为义。开达，则壅蔽者以之发散；抑遏，则剽悍者有所归宿。"金代张从正在《儒门事亲》中提出按摩具有汗、吐、下三法作用的新见解。元代伤科按摩流派得到发展完善，危亦林的《世医得效方》、李仲南的《永类钤方》等都记载了许多新的手法复位方法。

明代，太医院将按摩列为医政十三科之一，按摩疗法有了较大的发展。这一时期，还在小儿推拿方面积累了丰富经验，形成了小儿推拿的独特体系。如小儿推拿，在穴位上有点、有线、有面；在手法上，有与成人名同实异的手法，也有代表特定意义的手法，如乌龙钻洞、打马过天河；在操作上，多偏重于推和拿，故称为小儿推拿。按摩有推拿之称，正缘于此。明代的民间医生比较活跃，《香案牍》中记载："有疾者，手摸之辄愈，人呼为摸先生。"随着按摩的进一步发展，许多按摩专著相继问世，尤以小儿推拿方面的专著居多，如我国现存最早的小儿按摩专著《小儿按摩经》及《小儿推拿方脉活婴秘旨全书》《小儿推拿秘诀》等。

清代，太医院虽未设按摩科，但按摩在民间仍得到了一定的发展。这一时期，小儿推拿较盛行，在儿科杂病临床应用方面有较大发展，出现了大量的小儿推拿专著，如熊应雄的《小儿推拿广意》，骆如龙的《幼科推拿秘书》，钱怀邨的《小儿推拿直录》，明代周于藩著、清代张振鋆重编的《厘正按摩要术》，夏云集的《保赤推拿法》等。另外，当时出版的《幼科铁镜》《理瀹骈文》也曾论及按摩。伤科正骨按摩此时已形成相对独立的学科体系。《医宗金鉴》中把"摸、接、端、提、推、拿、按、摩"列为伤科八法。

民国时期，由于政府不重视中医，按摩只能以家传口授的方式在民间分散发展。这一时期，逐渐形成各具特色的按摩流派，如北方的正骨按摩，江浙的一指禅按摩，山东的武功按摩，川蓉的经穴按摩等。此时，也出现了一些继承先贤经验的按摩著作，如《推拿诀微》《小儿百科推拿法》《窍穴图说推拿指南》等。

中华人民共和国成立后，政府高度重视中医，按摩得到空前发展。20 世纪 50 年代，全国各地陆续办起了按摩学校（或训练班）、按摩专科医院（诊所），按摩被纳入了现代医疗教育体系。1957 年，民政部为解决当时的盲残军人就业，在北京首次举办了盲人按摩培训班，先后培训了四期学员。随着按摩学员的毕业，盲人按摩更是异军突起，队伍日渐壮大。到 20 世纪 50 年代末，河南、山西、陕西等地相继办起了盲人按摩学校。80 年代前后，一些中医院校相继设置了针灸推拿系（或专业），按摩队伍不断扩大。按摩学术研究团体相继成立，如中华全国中医学会推拿学会、中国盲人按摩学会等。中国残疾人联合会还成立了中国盲人按摩指导中心，推动各地开办盲人按摩学校，并组织编写了盲人按摩中专、大专、本科不同层次的系列教材。1984 年，我国创办了第一个按摩期刊《按摩与导引》。按摩治疗范围不断扩大，包括了内、外、妇、儿、五官等各科疾病。保健按摩也日益受到人们的重视并得到快速发展。按摩研究取得了一定的成就，对按摩的手法、按摩的作用、按摩的作用原理等有了深入的认识。按摩专著大量出现，如《中医推学》《中医按摩学》《脏腑经络按摩学》《伤科按摩学》《内科按摩学》《妇科按摩学》《儿科按摩学》等。

1996年，国家劳动部为了满足社会就业和人民健康的需求，组织有关专家编写制定了保健按摩师国家职业标准、教程和题库，并组织保健按摩师师资和考评员开展培训工作，为全国普及保健按摩工作、推动保健按摩事业健康长足发展打下坚实的基础。

目前，保健按摩已得到国际医学界和人们的广泛重视。许多国家已开展了按摩研究，国内外按摩医疗、保健机构正像雨后春笋蓬勃发展，保健按摩人员正以精湛的技术、强烈的使命感为人类健康保驾护航。

【思考题】

1. 我国现存最早的医典是哪部？
2. 小儿推拿源于哪个时代？
3. 我国保健按摩是何时纳入国家职业大典的？

第二节　按摩的作用及原理

中医学认为，构成人体的各组成部分之间，在结构上不可分割，在生理上相互协调，在病理上相互影响。人体这种在组织结构、生理功能和病理变化上统一完整的有机联系，都是通过经络的联系作用来实现。经络内属脏腑，外络肢节，沟通内外，贯穿上下，在全身有规律地循行分布、交汇，从而将人体的五脏六腑、四肢百骸、五官九窍、皮肉筋骨等组织器官联络成一个有机的整体。同时，借“经气”的作用，以疏通经络、运行气血、平衡阴阳和调节脏腑气血，使人体各脏腑组织之间以及人体与外界环境之间保持协调统一的动态平衡，从而使人体维持着正常的生命活动。

在致病因素的作用下，如果机体的这种动态平衡遭到破坏，而机体又不能通过自身的调节能力立即恢复时，就会出现脏腑气血功能紊乱、阴阳偏盛偏衰等病理状态。此时，通过按摩手法所产生的外力，作用于人体体表的特定部位、经络或穴位上，引导、激发经络中的“经气”，发挥其潜在的调节作用，改变或调节机体的生理、病理状况，从而达到治疗疾病的目的。也就是说，通过按摩手法所产生的力学效应，使局部及相关的组织产生被动的伸延、变形、滑动、对位等，以起到纠正解剖位置失常的作用；通过按摩手法对穴位、经筋、皮部的不同刺激，激发经络系统或神经系统的调整功能，使人体失调的气血达到阴阳平衡，脏腑功能恢复正常。

一、疏通经络

经络是人体气血运行的通路。其内属脏腑，外络肢节，通达表里，贯穿上下，像网络一样分布全身，将人体各部分联系成一个统一、协调而稳定的有机整体。人体就是依赖经络来运行气血，发挥着营内卫外的作用，使脏腑之间及其与四肢百骸之间保持着动态平衡，并使机体与外界环境协调一致。当经络的生理功能发生障碍时，就会导致气血失调，百病由此而生。按摩具有疏通经络的作用，当手法作用于体表的经络和穴位时，就能引起经络反应，产生“得气”感，并通过经络途径影响其所连属的脏腑、组织器官的功能活动，间接调整机体的生理、病理状况，从而取得良好的治疗效果，使百脉疏通、五脏安和。所谓“经脉所至，主治所及”，讲的就是这个道理。

二、调和气血

气血是构成人体的基本物质，是脏腑、经络、组织器官进行生理活动的基础，也是人体生命活动的物质基础。人体一切疾病的发生和发展无不与气血有关。气血调和则能使阳气温煦、阴精滋养；若气血失和，则皮肉筋骨、五脏六腑将失去濡养，以致组织、脏器的功能活动发生异常，而产生一系列的病理变化。按摩具有调和气血和促进气血运行的作用，可概括为益气养血和行气活血两个方面。

（一）益气养血

气血是人体生命活动的重要物质基础。气的来源有三个方面，即肾中精气、水谷之精气和自然界吸入的清气。人体气的生成，与先天之精是否充足，饮食营养是否丰富，肾、脾、肺三脏功能如何，有着密切的关系；而血则是由脾胃运化的水谷精气所化生。气血运行于脉中，在心、肝、脾等脏腑的作用下流注全身，润养全身脏腑肢体。由此可见，气血的生成需要水谷精微的充分供给，而这又有赖于胃的受纳腐熟水谷功能及脾的运化功能。脾胃乃后天之本，气血生化之源。因此，脾之健运、胃之受纳是人体气血生成充足的基本保证。按摩的益气养血作用，主要是通过手法施术于所选择的部位、经络或穴位上，通过健运脾胃，促进气血的生成。同时又通过疏通经络，增强气生血、行血、摄血的功能，使人体气血充盈且调畅，达到益气养血的目的。故《灵枢・平人绝谷》曰："血脉和利，精神乃居。"

（二）行气活血

气血的正常运行与经脉及心、肝、肺等脏器的功能甚为密切。按摩手法作用于体表，直接刺激经穴，一方面通过激发经气，调整局部气血运行；另一方面通过增强与经络相连属的脏腑功能，尤其是心、肺功能，推动全身的气血运行，从而发挥其行气活血的作用。

《素问・调经论》曰："血气不和，百病乃变化而生。"若气血运行不畅，可进一步引起多种病理变化，如气虚鼓动无力或气滞运行不畅，可进一步导致血瘀，淤血闭阻经络，则会引起疼痛。按摩手法通过行气活血，可起到祛瘀止痛的作用，如按法、擦法、点法等。故《素问・举痛论》说："寒气客于背，按之则热气至，热气至则痛止矣。"由此可见，按摩手法所产生的热效应，是其行气活血作用的基础。

三、调理脏腑

经络有"行气血，营阴阳，濡筋骨，利关节"的生理功能，且内属于脏腑，外络于肢节，沟通表里，联络全身。人体的五脏六腑、四肢百骸、五官九窍、皮肉筋骨等，只有通过气血的濡养与经络的联络作用，才能充分发挥其各自的生理功能。而脏腑则是化生气血、通调经络、主持人体生命活动的主要器官，当人体因某种因素使脏腑的生理功能遭到破坏时，在人体体表的相应部位就会出现压痛、过敏、肿胀、硬结等阳性反应物。如脏腑患病时，常可在背、胸腹部相对应的背俞穴、募穴处或四肢部的合穴、郄穴等处出现压痛，临床上常采用刺激这些穴位，通过经络的传导作用来达到调节相应的脏腑功能。《灵枢·背腧》曰："则欲得而验之。按其处，应在中而痛解。"说明内脏有病，按压体表相应部位的反应点后，疼痛就会缓解。

按摩调理脏腑的作用是借助于经络与脏腑间的联系，通过手法刺激体表来实现的。其实现的途径有四条：

一是运用各种手法，在人体体表脏腑所属的经络线上"推穴道，走经络"，通过经络系统的调节作用，达到调理相应脏腑的功能。如受寒所致的胃痛，可在胃经的足三里穴上行拨揉手法，就可达到缓解胃痛的目的。

二是在脏腑所在部位的体表操作，通过手法的局部作用，对施术部位的脏腑病症起到直接的治疗作用。如便秘，在腹部行顺时针的摩腹、揉腹，按揉天枢穴等，就可达到治疗此病的目的。

三是在受病脏腑相对应的特定穴上施以手法，能起到对其间接按摩的作用，通过经络的传导作用，调理相应脏腑的功能。如点按脾俞穴和胃俞穴，能缓解胃肠痉挛，止腹痛；按揉肝俞穴，可改善肝的疏泄功能，以促进气机的调畅。

四是通过对特定穴的作用，综合调理内在脏腑的功能。如按揉合谷穴，可治疗牙痛、面瘫；推按三阴交，不仅可治疗足三阴的病症，还可用于治疗妇科月经不调。

临床实践还表明，按摩对脏腑的不同状态，有着双向调理作用。如运用较强的掐法或轻柔的按揉刺激内关穴时，可通过心包经的传导作用，影响心脏的功能，以治疗心动过缓或心动过速。这也是按摩整体性调治作用的体现。

四、平衡阴阳

阴阳学说认为，人体是由既对立又统一的阴和阳构成的。阴阳相对平衡是人体维持正常生命活动的基本条件。当阴阳双方处于相对动态平衡状态时，人体的生命活动便处于"阴平阳秘"的健康状态。如因六淫、七情或跌仆损伤等因素的作用，使阴阳的相对平衡状态遭到破坏时，就会导致一系列"阴阳失调"的病理变化。如阳盛则热，阴盛则寒；阴盛则阳病，阳盛则阴病；阳虚生外寒，阴虚生内热。临床可表现为阴、阳、表、里、寒、热、虚、实等多种不同层次、不同性质的病证。《素问·阴阳应象大论》曰："阴阳者，天地之道也，万物之纲纪，变化之父母，生杀之本始，神明之府也。”人体内部的一切矛盾和变化均可用阴阳来概括，如脏腑、经络有阴阳，气血、营卫、表里、升降都分属阴阳。而六淫七情、饮食劳倦等各种致病因素作用于人体，正是由于机体内部的阴阳失调，才使机体出现脏腑、经络功能失常以及气血不和、营卫失调的病理变化。故阴阳失调是疾病的内在根据，它贯穿于一切疾病发生发展的始终。正如《景医全书·传忠录》所云：“医道虽繁，可一言以蔽之曰阴阳而已。”

按摩治疗疾病从调整阴阳出发，遵循《黄帝内经》“谨察阴阳之所在而调之，以平为期”的原则，本着“有余者泻之，不足者补之”的法则。通过手法或轻或重或缓或急或刚或柔等不同的刺激，所产生的外力作用于人体特定的部位、经络或穴位上，使虚者补之，实者泻之，热者寒之，寒者热之，壅滞者通之，结聚者散之，邪在皮毛者汗而发之，病在半表半里者和而解之，以改变人体内部阴阳失调的病理状态，从而达到恢复阴阳相对平衡的目的。如运用轻柔缓和的一指禅推法、揉法与摩法，刺激特定的募穴、俞穴，能补益相应脏腑的虚证；运用力量较强的摩擦类或挤压类手法，能起到祛邪泻实的作用，从上往下推督脉则能达到清泻实热的目的。

五、理筋整复，滑利关节

筋附于骨，骨与筋连，两者共同维系人体的运动功能。由于直接或间接的暴力损伤、长期过度用力等，肌肉附着点和筋膜、韧带、关节囊等受损害的软组织，因疼痛而紧张、收缩乃至痉挛。如若不及时处理，损伤组织就会形成不同程度的粘连、纤维化或疤痕化，加重疼痛，形成筋结、痉挛等病证。按摩则是解除肌肉紧张、痉挛的有效方法。通过在受损组织的局部和周围按摩，促进了局部气血的运行，使其紧张或挛缩的筋脉得以松解；同时，运用牵引、拔伸、摇扳等手法，使关节脱位者整复、软组织撕裂者对位、骨缝错开者合拢，从而消除肌肉痉挛和局部疼痛的病理状态，达到消肿止痛、理筋整复的目的。

筋脉又连属于关节，亦需气血的温煦濡养。筋伤必累及气血，致脉络受损，气滞血瘀，为肿为痛，可导致关节肿痛、屈伸不利、肢体的活动受限，重者可使关节丧失运动功能。通过在关节部位及其周围进行按摩操作，可加速局部的气血运行，改善局部的营养，促进津液的生成，增强津液对关节的润滑作用；同时配合局部的弹拨和拔伸、摇法、扳法等关节运动类的手法，起到松解粘连、滑利关节的作用，从而使关节的运动功能趋于正常。故《灵枢・本脏》指出："是故血和则经脉流利，营复阴阳，筋复劲强，关节利矣。"

六、预防保健

保健古称养生、摄生等，如《素问・灵兰秘典论》中说："主明则下安，以此养生则寿。"中医学历来重视养生、"治未病"，如《素问・四气调神大论》中记载："圣人不治已病治未病。"疾病的发生与人体正气的强弱有很大关系。《内经》云："正气存内，邪不可干""邪之所凑，其气必虚"。说明疾病之所以发生和发展，就是因为机体的抗病能力处于相对劣势、邪气乘虚而入造成的。临床实践证明，按摩能增强人体正气，提高抗病能力，起到预防保健作用。当进行全身按摩时，人体经络系统的阴经和阳经均受到良性刺激，使机体内的阴阳处于"阴平阳秘"相对平衡状态，则身体健康。同时，由于经络的联系，使脏腑的功能强健，气血旺盛，正气充实，抗病能力大大增强。当进行局部按摩时，人体相应部位的经络、穴位受到刺激，使与之相联系的脏腑器官的功能得到改善，这时人体就处于最佳的机能状态。另外，根据生物全息理论，在某些特定的局部进行按摩时，可调整全身脏腑、器官的功能状态，起到较好的预防保健效果。如反射区按摩、精油按摩等，当在某些特定穴位按摩时，则会使一些脏腑器官的功能增强，从而预防相关的疾病。如：经常按揉迎香、合谷，可预防感冒；按揉风市、足三里，可预防中风；做眼部保健操可预防近视；按揉肾俞、关元、气海等，可健体防病、美容塑身、延年益寿。

【思考题】

1. 按摩的主要功能有哪些？
2. 何谓益气养血？
3. 何谓调理脏腑？

第三节　按摩注意事项及禁忌

一、按摩的适应症

按摩的治病范围很广，随着按摩学科的迅速发展，按摩的适应范围也在逐渐扩大，不仅在伤科，而且在内科、妇科、儿科、五官科以及保健、美容等方面都有按摩的适应症，尤其对慢性病、功能性疾病疗效较好。

第一，骨伤科疾病及软组织损伤，如落枕、颈椎病、肩周炎、腰椎间盘突出、关节软组织的扭挫伤、关节脱位等。

第二，儿科疾病，如小儿发热、腹泻、疳积、小儿肌性斜颈、小儿麻痹后遗症等。

第三，内科疾病，如感冒、胃痛、头痛、面瘫、卒中后遗症、坐骨神经痛、胃下垂、腹痛、泄泻、便秘、眩晕、痿症、痹症、失眠等。

第四，妇科疾病，如月经不调、痛经、更年期综合症等。

第五，五官科疾病，如青少年假性近视、牙痛、斜视、鼻炎、咽喉炎、失音、梅核气等。

此外，随着按摩疗法的广泛应用，按摩在强身健体、美容、减肥、增强应激能力等方面也取得很大发展，形成了一套完整的操作手法。尤其是保健按摩及美容保健，已成为人们生活中追求健康、容貌美、形体美不可缺少的部分。

二、按摩的禁忌症

按摩疗法和其他任何一种医疗方法一样，在临床运用中也有一定的局限性，存在着不适宜施用手法或施用手法有一定的危险性等情况，即手法的禁忌症。以下几种情况不适合应用手法治疗。

第一，各种急性传染性疾病（如肝炎等）、感染性疾病，不宜应用手法，以免贻误病情。

第二，诊断不明的急性脊柱损伤的受术者，禁用手法治疗，以免加重脊椎损伤的程度。

第三，各种骨折、骨关节结核、化脓性疾病（如化脓性关节炎等）、骨髓炎、骨肿瘤、严重的老年性骨质疏松等，禁用手法治疗。

第四，有血液病或出血倾向的受术者，如血友病、恶性贫血、紫癜等，应用手法有可能导致局部组织出血，禁用手法。

第五，严重心、脑、肺、肾等器质性疾患或体质过于虚弱者，禁止单独使用手法治疗。

第六，手法治疗部位有皮肤破损（如烫伤、烧伤）、皮肤病（如湿疹、癣、疱疹）等，患处暂不用手法治疗，以免引起局部感染。

第七，孕妇的腹部、腰部及合谷、至阴等穴处，禁用手法，以免引起流产或出血现象。

三、手法操作注意事项

手法在临床上作为一种外治手段，对很多疾病都有良好的治疗效果，但有时个别受术者也会出现一些异常现象或不良反应，所以在用手法治疗操作的过程中必须注意以下几个方面的问题。

第一，受术者在过于饥饿、饱胀、疲劳、精神紧张时，不宜立即进行按摩治疗。若受术者有思想顾虑或畏惧心理时，应做好解释工作，说明按摩治疗的目的及治疗过程中可能出现的反应，争取受术者的信任与配合，以方便手法操作，提高疗效。

第二，治疗前，要选择适当的操作体位，即受术者感觉舒适、肌肉容易放松、呼吸自由，既能维持较长时间，又方便医者操作的体位。

第三，对身体瘦弱、气血亏虚者，手法操作时间不宜过长。且每次施术时，一般规律是力度先轻后重，关节活动范围由小到大，运动速度由慢到快，逐渐增加。

第四，在运用运动关节类手法时，一定要根据疾病的性质、病变的部位而施术。如颈椎扳法、腰椎扳法等，一定要在正常的生理活动范围内和受术者能够忍受的情况下进行，最终使手法的刺激准确地传导到相应的组织结构和层次，起到相应的治疗作用。

第五，妇女孕期、月经期的腰骶部、腹部、肩部穴位应慎用，治疗前一定要仔细询问受术者。

第六，腰腹部治疗时，受术者须宽衣解带。在按摩治疗前，应先排空大小便。

第七，按摩师在手法操作过程中，必须根据受术者的体质、病症、部位、性别等不同情况而灵活增减手法，做到手法准确、规范、力量适中，避免施用暴力、蛮力，而且手法不一定很多，手法宜精不宜滥，贵专不贵多。

第八，在手法操作过程中，按摩师要集中精力，同时密切观察受术者对手法的反应，如面部表情变化、肌肉的紧张度及对被动运动的抵抗程度等。按摩师要询问受术者的自我感觉，根据具体情况随时调整手法强度与方法，避免增加受术者的痛苦和不必要的人为损伤。

第九，按摩师应注意保持个人卫生及工作环境的清洁，经常修剪指甲，手上不得佩戴戒指及其他饰品，以免擦伤受术者的皮肤，治疗前后均应肥皂（或洗手液）洗手，防止交叉感染。

第十，天气寒冷时，操作前双手要注意保暖。

第十一，按摩操作的时间要根据受术者的病情、体质和所应用的手法来确定，操作时间以 20 ~ 30 分钟为宜，个别受术者可适当延长。一般慢性病症可每日一次，10 ~ 15 次为一疗程，每个疗程之间应间隔 3 ~ 5 天。

四、按摩手法的反应及异常情况的处理

一般来说，按摩手法对受术者是一种安全、舒适而有效的物理刺激，多数不会产生任何不适反应。但是，在某些特定情况下，若不加以注意，如医者手法使用不当、操作时间过长或刺激过大、受术者精神紧张等，就会使人体出现一定的机体反应，即手法的良性反应或发生异常情况，这时须及时处理。

（一）手法的良性反应

手法的良性反应是指在正常手法刺激下，受术者出现的某些一过性的不适反应。这种反应不会对人体造成任何伤害，也不会留下任何后遗症状，有些良性反应甚至是病情好转的迹象与取得良效的佳兆。

良性反应的临床表现，因受术者的个体差异而各不相同，有的在治疗后产生疲劳感、嗜睡、饥饿感、手脚出汗等；有的疼痛由深而浅、由局部扩散到全身；有的疼痛暂时性加重等。这些反应一般在开始第一至两次治疗时发生，例如颈椎病、肩周炎在初次治疗或治疗的前几次，部分受术者会出现疼痛加重、

肢体活动受限、入睡困难等症状，这时只要坚持治疗，疼痛就会慢慢消失，而且最终达到症状消失，肢体功能恢复。

手法的良性反应，一般不需特殊处理，只要多喝些水，增加营养或任其自然安静入睡，并坚持手法治疗，一般在第二天或第三天后，这些不适反应就会自然消失，并出现明显疗效。

（二）异常情况的处理及预防

按摩治疗过程中出现的异常情况，包括晕厥、破皮、骨折、出血等。

1. 晕厥

在手法治疗过程中，受术者出现头晕、恶心、面色苍白、神呆目定、四肢发凉、出冷汗，甚至出现昏倒等现象，称为晕厥。

按摩时之所以出现晕厥现象，主要原因在于：受术者情绪过于紧张，体质虚弱；在疲劳或饥饿状态下；体位的更换不当或过快；有低血压或低血糖史；手法的刺激过重或操作时间过长等。

当发现受术者出现晕厥或出现晕厥先兆而头晕、恶心、呕吐时，这时应立即停止按摩，让其去枕取平卧位，保持空气流通，解开衣扣，以保持呼吸道通畅。轻者可给其喝些温开水，休息一会就会好转；重者则采取掐人中、内关、合谷，拿肩井，按揉涌泉，也可配合针刺等方法促其苏醒，注意保暖，并口服温糖盐水 100 ~ 200 毫升。随时观察血压、脉搏的变化，在有条件的情况下，必要时可给受术者少量的氧气吸入。待受术者恢复后，一般应卧床休息观察 30 ~ 60 分钟后，方可起身。

对于晕厥的预防，在行手法治疗前先要做好解释工作，尤其对于初次接受手法治疗的受术者，更应如此，以消除其紧张或恐惧感。在行手法治疗过程中，要密切观察受术者神态变化，尤其对那些体质虚弱、有低血压或低血糖史、对疼痛较敏感的受术者，选择一舒适体位，并注意手法力度不宜过重，操作时间不宜过长，保持按摩诊室的空气流通和安静，以预防晕厥的发生。

2. 破皮

在使用擦法、按法等刺激量较大的手法时，可能会因时间过长或手法操作不当，出现局部皮肤破损现象。因此，在施用上述手法时，注意不能硬性摩擦或长时间按揉，必要时可使用介质。一旦发生皮肤破损，可做一般的外科处理，并保持破损局部的干燥、清洁、无菌，且避免再在破损处操作，以防感染。

3. 出血

出血主要是按摩时手法过重所造成的皮下出血，主要表现为皮肤表面出现青紫或淤斑等现象，但刮痧或扭（挤）痧引起的出血除外。

若出现皮下出血，应立即停止按摩，并采用凉敷法止血，一般在出血1 ~ 2天后或皮下出血停止后，可在局部行轻揉的按摩，并配合热敷法，促其淤斑消散吸收。

4. 骨折

骨折主要是由于手法过重或粗暴，强行硬扳或过度牵拉所造成的。一旦造成骨折，明确诊断的，需及时进行整复和固定；怀疑有骨折的，可借助X线来协助诊断，切忌草率马虎，凭经验诊断，以免误诊。

骨折多发生在动法，即运动关节类手法的操作过程中，故在做这类手法时，尤其对小孩和老人做摇扳、屈伸、按压等手法时，一定要注意手法力度不宜过大。在做关节活动时，活动范围应由小到大、由轻到重，不能过度牵拉，而且必须在正常的生理范围之内进行，并随时注意受术者的耐受情况，以免引起骨折。

【思考题】

1. 按摩的适应症是指什么？
2. 按摩的注意事项有哪些？
3. 按摩的禁忌症是什么？

第四节　按摩手法要求

以保健为目的，按摩者用手或肢体其他部位，在被按摩者身体特定部位或穴位进行有规律、有目的的操作，称为按摩手法。

手法是按摩强身的主要手段，其熟练程度及适当的应用，对治疗和保健效果有直接影响。因此，要提高保健和治疗效果，在适当的穴位或部位上运用适宜的手法，是按摩过程中的重要环节。

一、手法要求

手法要柔和、持久、有力、均匀，从而达到“深透”目的。

1. 柔和：柔和是指手法操作时，要平稳、缓和，手法变换时自然、协调，使手法轻而不浮，重而不滞，刚柔相兼，不可生硬粗暴。因此，柔和并不是软弱无力，而是用力要缓和，不可生硬粗暴。《医宗金鉴》云：“法之所施，使受术者不知其苦，方称为手法也。”

2. 均匀：均匀是指手法操作时，动作的幅度、速度和压力必须保持一致，不要时快时慢，忽轻忽重，使手法达到既平稳又有节奏性。

3. 持久：持久是指手法操作时，要按照规定的动作要求，保持动作和力量的连贯性，并持续运用一定的时间，以使手法刺激量积累到一定程度，从而产生良好的效应。

4. 有力：有力是指手法刺激必须具备一定力量、功力和技巧力，而非蛮力。这种力应该根据受术者的体质、年龄、性别、伤病情及作用部位等不同情况而增减，使之达到一定的刺激阈值，以激发受术机体的应答反应。

5. 深透：深透是指手法作用的最终效果不能局限于体表，而要达到组织深处的筋脉、骨肉、脏腑，使效应传之于内，即“外呼内应”之意。手法的深透力越强，保健、治疗、康复效果越好。

以上“柔和”“均匀”“持久”“有力”是对保健按摩手法的基本要求，“深透”是手法目的。因保健按摩的服务对象主要是亚健康和健康者，手法应以“柔和”舒适为宜。而医疗按摩的服务对象是伤病人（受术者），使用手法应根据病情需要而定，不一定都将“柔和”作为第一要求。这五个方面是密切相关、相辅相成的，持续运用的手法可使力逐渐渗透到组织深部，均匀协调的动作使手法更趋柔和，力量与技巧的结合使手法既有力又柔和，达到“刚柔相济”的境界。手法是按摩治病与保健的主要手段，运用时力量是基础、技巧是关键，两者必须兼有，缺一不可。要达到熟练掌握各种手法操作要领，并能在临床上灵活运用，必须经过一定时期的手法练习和临床实践，方可由生而熟、熟而生巧，乃至得心应手、应用自如，正如《医宗金鉴·正骨心法要旨》所说：“一旦临证，机触于外，巧生于内，手随心转，法从手出。”

二、补虚泻实是中医按摩治疗的基本法则

按摩手法的补泻，是通过医者手法作用力的大小、速度的快慢以及方向的不同等给机体一定的刺激，激发机体整体与局部的调控功能，从而达到扶正祛邪的目的。即对于本身虚损者，用滋补的方法补益；对于外邪亢盛而致病者，用泻实的方法调治。当然，具体的补泻，还应视机体正气与邪气的盛衰而定。按摩是中医外治法之一，其补泻作用是通过手法来实现的。补泻手法虽无直接补泻物质进入体内，但它对促进机体的功能确实有很大作用。补泻手法主要有以下几方面。

（一）轻重补泻

就一般规律而言，轻手法为补，重手法为泻。即作用时间短的重刺激，可抑制脏器的生理功能，可谓之“泻”；而作用时间较长的轻刺激，可活跃兴奋脏器的生理功能，可谓之“补”。

手法的轻重在补泻中有其特殊的作用，如某些晕厥、惊风等急救时，常在人中、涌泉、合谷等穴施行掐法操作，其手法要求用力深沉而重，给以足够的刺激才能达到开窍醒神、镇静之目的；而某些慢性病，如脾胃虚弱等，在脾俞、胃俞、中脘、气海等穴用轻柔的、作用时间较长的一指禅推法或揉法，可取得良好的效果。

在临床运用时，除遵守一般的轻重补泻规律外，更要因人、因病、因症而灵活施法。重手法刺激量大，从量变到质变所需时间短，机体对此反应快，故治疗效果显著。但重手法易耗气伤精，损及筋脉；轻手法刺激量轻，从量变到质变所需要时间长，相对来说机体对此做出反应所需时间也长，因而治疗效果亦慢。然而，对正虚邪实的受术者，选用轻而逆经的手法，可避免重手法的弊端，同样起到泻实的作用；对于需要急补的受术者，选用重而顺经的手法操作，同样可起到补虚的作用。

（二）方向补泻

关于手法方向与补泻的关系，历代文献有较多记载，如《幼科推拿秘书》云：“自龟尾推上七节骨为补，自七节骨擦下龟尾为泻；运脾土，曲指左旋为

补，直推为泻。”虽然文献大部分记载用于小儿推拿，但在临床也常用于成人。临床实践证明，推上七节骨有明显的止泻作用，推下七节骨有通便作用，即向上推为补，向下推为泻。如摩腹，手法操作方向和在治疗部位移动方向均为顺时针方向，则有明显的泻下通便作用；若手法操作方向和在治疗部位移动方向均为逆时针，则有健脾和胃、固肠止泻的作用。即逆摩为补，顺摩为泻。又如在治疗小儿脱肛时，气虚而致的脱肛在大肠穴由指尖推向虎口，有明显的补气升提的作用；反之，从虎口推向指尖则有清理肠腑积热之效，即向心为补，离心为泻；由外向里为补，由里向外为泻。

从经络的循行方向来说，顺经络循行方向操作的手法为补，逆经络循行方向操作的手法为泻，即所谓“顺经为补，逆经为泻”。

但是，按摩的方向补泻也有其独特之处。如《幼科铁镜》云：“于指正面旋推为补，直推指甲为泻。”这里的旋推无左右之分，直推则指从指端螺纹面由指尖推向指根。清天河水是一种泻的手法，其操作是由腕推向肘，即由外推向里，向心方向推等，虽然这些补泻的方法和一般的方向补泻规律不同，但在临床上作为一种特殊的补泻方法仍在应用。

（三）频率补泻

一般来讲，缓摩为补，急摩为泻。在按摩补泻中，一定的速度是施术部位得气、产生热量、发生传递并维持其效果的基本条件，也是手法作用于机体，产生机体反应，以达到调整阴阳、补虚泻实的基本条件。手法徐缓、频率低、幅度小，则刺激量小，适合于病程长、病情缓、体质差的受术者，有疏通气血、扶正补虚的作用；手法疾快、频率高、幅度大，适合于病势急迫、病情重、体质强壮的受术者，有开窍醒脑、消肿止痛等作用。例如：频率高的一指禅推法，即缠法，常用于治疗痈、肿、疮、疖，有活血消肿、托脓排毒之效，即有“泻”的作用；而一般频率的一指禅推法，常用于治疗脏腑虚损类疾病，则有“补”的作用。

（四）时间补泻

手法持续操作时间的长短，也是影响手法补泻效应的重要因素。一般经验是重而操作时间较短的手法为泻，轻而操作时间较长的手法则为补。作用时间短，刺激的是浅层触觉，有兴奋之效，即有补的作用；作用时间长，刺激的是深层压觉，有抑制之效，即有泻的作用。如，按法刺激量虽不太重，但其能刺激到深层组织，使效应器发生抑制作用，就具有泻的作用；而拍打刺激接触面较大，但使浅层触觉有兴奋之功效，故具有补的作用。

当然在临床治疗时，不能单纯地以手法的轻重、快慢、方向、时间等作为补泻的因素，而是需要综合运用，结合个体的差异、病变的部位和所选穴位的位置以及病情的轻重、缓急等仔细辨证，在临床上灵活应用。

【复习题】

1. 何谓按摩手法？
2. 保健按摩手法的基本要求是什么？
3. 何谓“柔和”？
4. 按摩的补泻手法有哪些？
5. 何谓轻重补泻？
6. 何谓方向补泻？
7. 何谓频率补泻？
8. 何谓时间补泻？

第五节　按摩介质

在按摩过程中有时需要在患部位涂抹一些液体状或膏状的润滑剂或药物制剂，以配合手法治疗、增强疗效，我们把这种涂抹在治疗局部并配合手法操作的制剂称为按摩介质。按摩介质的运用早见于《五十二病方》，《金匮要略》中出现“膏摩”一词。后经不断发展，出现了名目繁多的膏摩方，并广泛地用于预防与治疗中。如《圣济总录·卷四》就记载有：“若疗伤寒以白膏摩体，手当千遍，药力乃行，则摩之用药，又不可不知也。”按摩介质不仅充分利用了药物的保健与治疗作用，而且能增强润滑作用，保护皮肤，提高疗效。现将常用按摩介质分述如下。

一、常用介质的分类及作用

（一）粉剂

滑石粉四季均可应用，夏季多用，有润滑、敛汗爽肤的作用。适用于各种病症，是临床上最常用的一种介质。在治疗局部涂以滑石粉，可保护受术者与医者的皮肤，便于手法操作。

（二）油剂

①石蜡油：即医用石蜡油，有滑润皮肤和去除表皮衰老细胞的作用。

②麻油：行擦法时涂上少许麻油，有增强手法的透热作用。小儿久病成虚，加用麻油配合手法，则有加强补益之作用。

③精油：植物精油是从纯天然植物中提取的精华，植物精油又分单方精油和基础油（植物油）。单方精油不可直接接触皮肤用于按摩，基础油可作为按摩介质。基础油对皮肤刺激性较小，可直接接触皮肤，包括葡萄籽油、甜杏仁油、芝麻油、橄榄油、榛果油、玫瑰果油、月见草油、小麦胚芽油、鳄梨油、荷荷巴油等，有柔润皮肤、抗过敏、祛风湿、消炎排毒之作用，能迅速使人消除紧张，缓解疲劳，恢复精力，同时可促进血液和淋巴液循环，加速新陈代谢，提高机体的免疫力。

④按摩乳：四季均可应用。使用擦法和按揉法时用此介质，能增强活血化瘀、通经活络之功。

⑤冬青膏：将冬青油（水杨酸甲酯）与医用凡士林混合成为冬青膏，春秋冬季多用，有加强手法透热和润滑作用。若加入少量麝香更能增强活血化瘀和祛风通络的功效。

（三）水剂

①葱姜水：用葱白和生姜捣碎取汁或将葱、姜用酒精浸泡而成，能加强温热发散作用。

②薄荷水：取少量薄荷叶，用水浸泡后滤汁去渣即可应用，多用于夏季。有润滑皮肤、清热解表、消暑退热、清利头目之功效。一般用于小儿外感风热

或暑热导致的发热、咳嗽。

③姜汁：将新鲜生姜洗净切片，捣烂取汁后，加少许清水即成，多用于冬春季。有润滑皮肤、散寒解表、温中止痛、健脾暖胃、固肠止泻的作用。一般多用于小儿外感风寒所致的发热、咳嗽、腹痛、腹泻等。

④水：即清水，有增强清凉、退热作用，并能防止手法操作时损伤皮肤。小儿做推法时常蘸水后操作，如：退六腑，能够治疗小儿发热。

（四）酒类

①酒精：有退热作用。

②药酒：如风湿活络酒、虎骨木瓜酒、五加皮酒、独活寄生酒等，均有行气活血、通经活络、祛风除湿之效，可视具体病情选择应用，适用于各种急慢性软组织损伤。

（五）其他类

如红花油、松节油、骨刺消痛液、活络油等，都属于常用的介质。

二、介质的选择

临床上常根据具体情况来选用介质，如病情、年龄、季节等。

①按病情选用介质：根据各种介质的作用，视具体病情选择应用。如：小儿肌性斜颈多用滑石粉，小儿发热多用酒精、清水等。

②按年龄选用介质：一般小儿常用的介质有粉剂、水剂、酒精等；成年人任何介质均可使用；老年人常用介质以油剂和酒剂为主。

③按季节选用介质：春夏季节主要以水剂、粉剂、酒剂为多；秋冬季节主要以油剂和药酒类为主。

第六节　按摩的基本手法

按摩手法是指用手或肢体的其他部位，按照各种特定的技巧和规范化的动作，在体表进行操作，用于防治疾病的一种技术方法。因主要是以手进行操作，故统称为手法。根据手法的运动形态和运动规律，我们把基本手法归纳为摩擦类手法、摆动类手法、挤压类手法、振动类手法、叩击类手法、运动关节类手法六类。

一、摩擦类手法

摩擦类手法是指以指面或掌面贴附在体表作直线或环形移动的一类手法。其手法特点是贴附体表进行摩擦，运动形式既有单向直线，又有直线往返，也有环形或弧形，可产生一定的热量，有祛寒、舒筋通络、行气活血等作用。本类手法主要包括推法、擦法、搓法、摩法等。

（一）推法

用指或掌着力于机体的一定部位，做单方向的直线移动，称为推法，又名平推法。

【分类与操作方法】

①拇指推法：用拇指指腹着力于操作部位，沿经络循行路线或肌纤维平行方向推进，其余四指分开助力。拇指推法动作灵巧，接触面小，多用于头面、手足以及关节周围等。可进行单拇指直推或双拇指分推、合推、交替推。

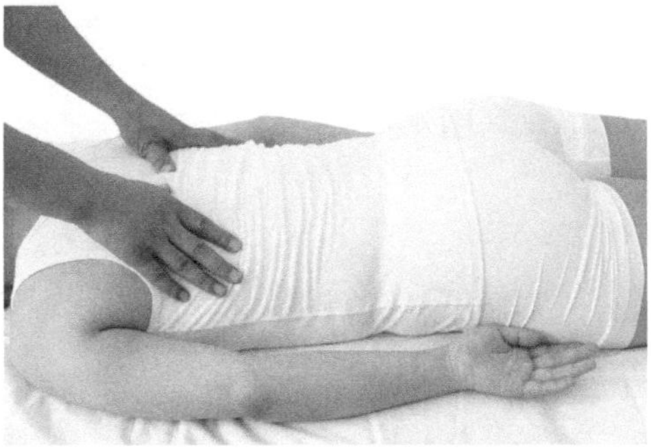

图 1–6–1　拇指推法

②多指推法：用食指、中指、无名指和小指并拢进行推动的一种方法。若多指分开推动，又有“梳推法”之称，多用于头部。

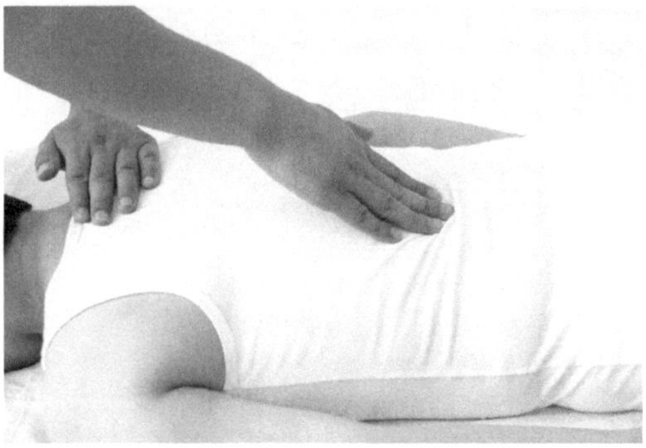

图 1-6-2　多指推法

③掌推法：用手掌着力向一定方向推进，可根据被施术部位与受力大小的不同，改为掌根推或鱼际推。掌推法接触面积大，刺激缓和，主要用于胸腹、四肢以及背部等；掌根推法接触面积偏小，刺激较强，主要用于腰骶部和大腿后侧；鱼际推法主要适用于面积小、耐受性差、肌肉薄的部位。

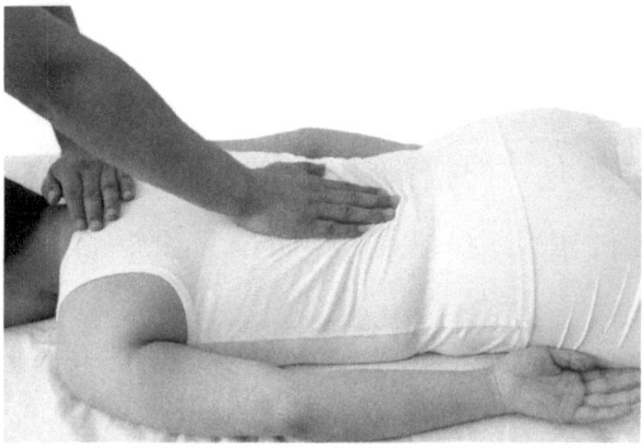

图 1-6-3　掌推法

【动作要领】

着力部位要紧贴于体表，推动时压力要平稳着实，速度宜缓慢均匀，推行要流畅。

【作用】

消积导滞，通经理筋，活血消肿。

（二）擦法

用指或掌紧贴体表，较快速地进行直线往返运动，使之产生一定热量，称为擦法。

【分类与操作方法】

擦法常分为掌擦法、大鱼际擦法和小鱼际擦法三种。腕关节伸直，使前臂与手掌相平，用手掌小鱼际或大鱼际或全掌紧贴于一定部位上，稍用力下压做均匀的上下或左右往返摩擦移动。其中用全掌着力摩擦的，称为掌擦法（图1–6–4）；用大鱼际着力摩擦的，称为大鱼际擦法或叫鱼际擦法（图1–6–5）；用小鱼际着力摩擦的，称为小鱼际擦法或侧擦法（图1–6–6）。

三种擦法由于接触面的大小不同，其所产生的热量也各不相同。侧擦法的接触面最小，故产生的热量最高；掌擦法的接触面最大，故所产生的热量较低；鱼际擦法所产生的热量则介于掌擦法与侧擦法之间。

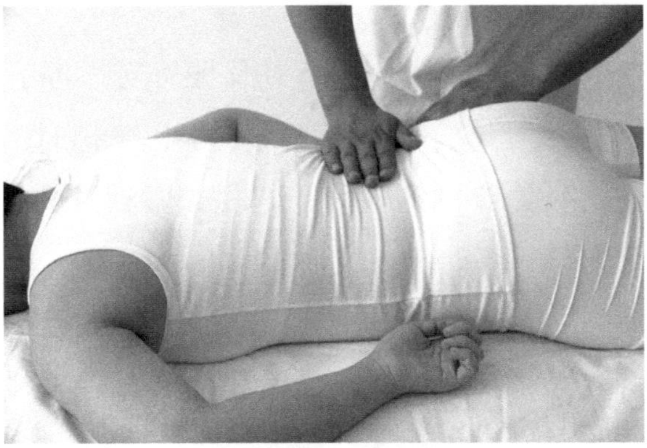

图1–6–4　掌擦法

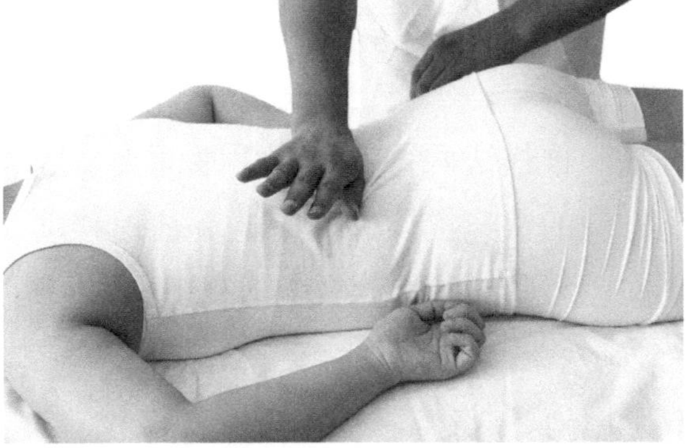

图1–6–5　大鱼际擦法

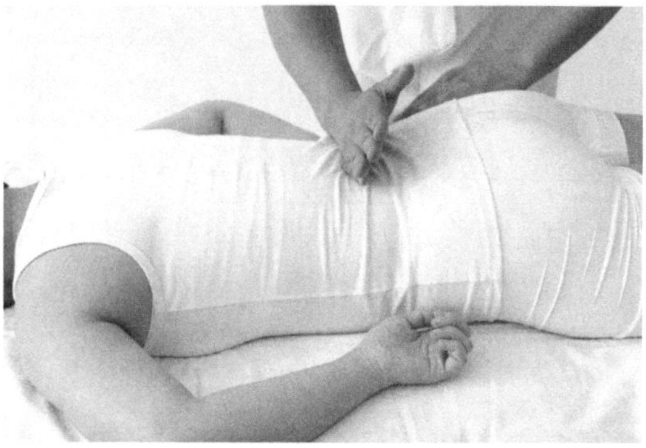

图 1-6-6　小鱼际擦法

【动作要领】

第一，擦法操作时动作要稳，不论是上下摩擦或左右摩擦，均必须直线往返移动，不可歪斜。

第二，摩擦时往返距离要拉长，而且动作要连续不断，不能有间歇停顿。

第三，压力要均匀适中，掌下用力不可太大，以摩擦时不使皮肤起皱褶为宜。

第四，肩部放松，肘关节自然下垂并内收，做到发力于臂，蓄劲于腕，使动作平稳而有节奏性。

【作用】

祛风散寒，温阳益气，调和营卫，消瘀止痛。

（三）搓法

用双手掌面夹住肢体或以单手、双手掌面着力于施术部位，做交替或往返搓动，称为搓法。

【分类与操作方法】

搓法一般有夹搓法和推搓法两种。用双手掌面夹住肢体一定部位，然后两手相对用力，做相反方向的快速搓揉并循序上下往返移动，此为夹搓法，主要用于四肢与胁肋部。推搓法适于背腰部及下肢后侧。如图 1-6-7 所示。

【动作要领】

第一，搓动时双手用力要对称。

第二，搓揉动作要快，但在体表的移动要慢。

第三，操作时不宜将肢体过于夹紧，同时腕关节要放松，使搓揉动作灵活而连贯。

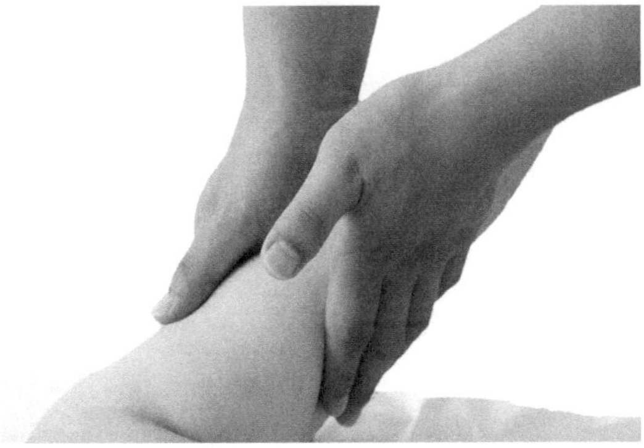

图 1-6-7　搓法

【作用】

调和气血，疏松脉络，缓解强刺激手法引起的不良反应。

（四）摩法

用指或掌在体表作环形摩擦移动，称为摩法。如图 1-6-8 所示。

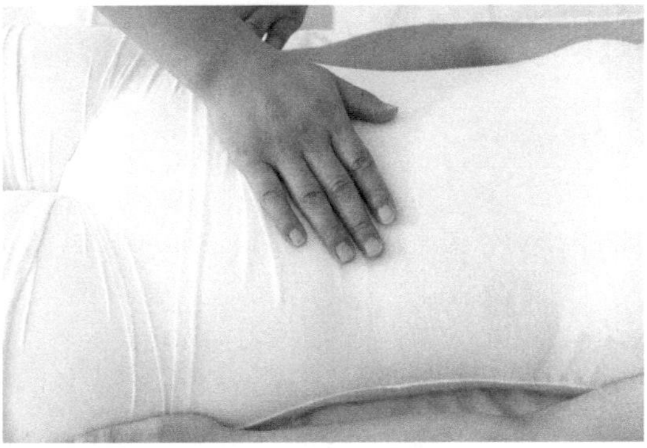

图 1-6-8　摩法

【分类与操作方法】

①指摩法：手指并拢，指掌部自然伸直，腕部微屈，用食指、中指、无名指、小指指面附着于一定部位，随同腕关节做环旋移动。此法多用于头面、手足等部位。

②掌摩法：手掌自然伸直，腕关节微背伸，将手掌平放于体表一定部位上，以掌心、掌根部着力，随着腕关节连同前臂做环旋移动。本法多用于胸腹部。

【动作要领】

第一，按摩师肩、臂、腕均应放松，肘关节微屈，指掌自然伸直，以前臂连同腕、手做环旋抚摩动作。

第二，摩法一般以顺时针方向摩动为主。

第三，动作轻柔，压力均匀。《石室秘录》云："摩法不宜急，不宜缓，不宜轻，不宜重，以中和之义施之。"

【作用】

理气和中，消积导滞，行气和血，散瘀消肿。

二、摆动类手法

摆动类手法是指用指、掌或腕关节做协调性的连续摆动的一类手法。其特点是手法缠绵、持续，操作性强，适用范围广。本类手法包括揉法、㨰法等。

（一）揉法

用指、掌或前臂吸定于一定部位，做轻柔缓和的环旋运动，称为揉法。

【分类与操作方法】

1. 指揉法

①拇指揉法：用拇指指腹着力进行揉动，主要用于某一点、某一线，或面积较小的部位。其"得气"感较强，应用范围较广。

②中指揉法：中指伸直，食指搭于中指背侧，用中指螺纹面揉动。

③多指揉法：食指、中指、无名指或同小指并拢，用其螺纹面着力环旋揉动。可单手操作，亦可双手同时或交替进行。

2. 掌揉法

①全掌揉法：用全掌着力吸附于体表做大面积的回旋揉动，可单掌、叠掌、对掌揉动。多用于胸腹部、腰背部等。如图 1–6–9 所示。

②掌根揉法：用掌根部分着力进行回旋揉动，多以两手重叠加重手法刺激量。此法常用于肩背部、腰臀部。如图 1–6–10 所示。

③鱼际揉法：以大鱼际着力的称为大鱼际揉法；以小鱼际着力的称为小鱼际揉法。本法主要用于肌肉薄、面积小的部位。如图 1–6–11 所示。

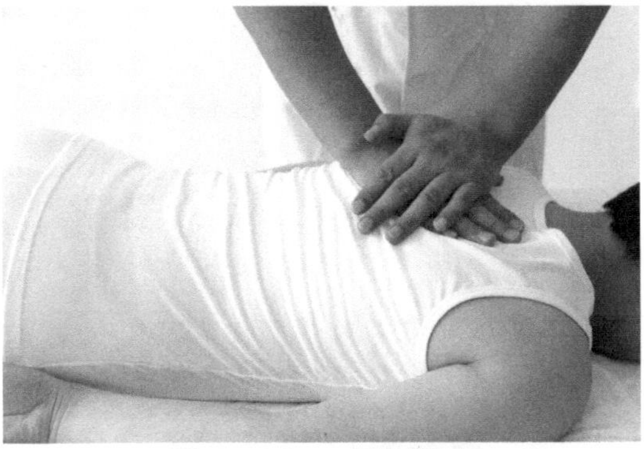

图 1-6-9　全掌揉法

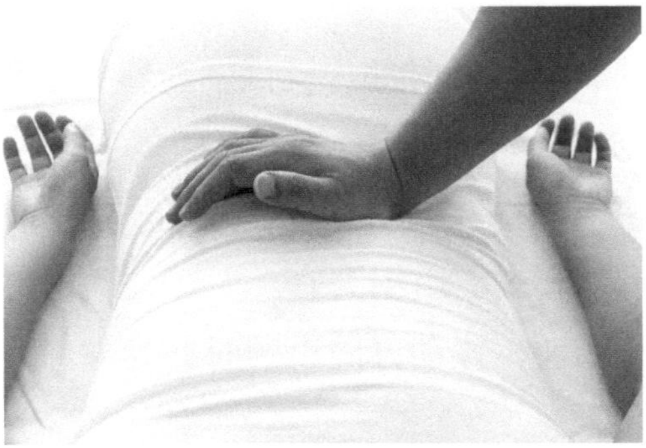

图 1-6-10　掌根揉法

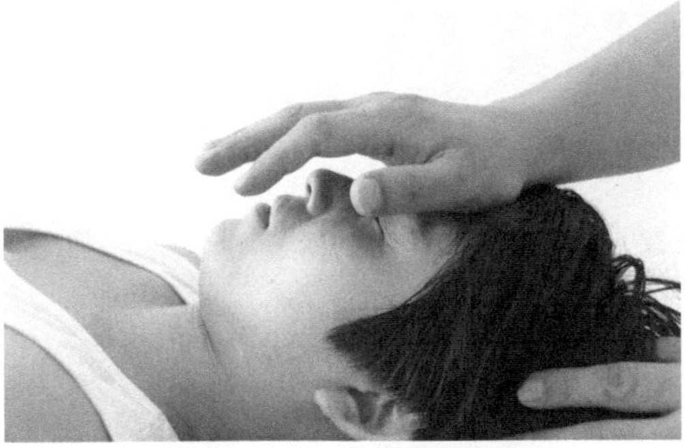

图 1-6-11　鱼际揉法

3. 前臂揉法

肘关节屈曲，用前臂适宜部位着力进行揉动，主要用于肌肉厚、面积大的部位。若以鹰嘴部着力为主称为肘揉法，主要用于腰臀及大腿后侧。如图 1-6-12 所示。

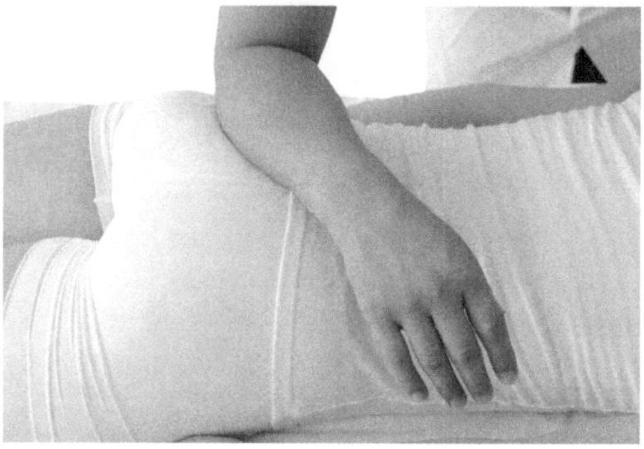

图 1–6–12　前臂揉法

【动作要领】

第一，操作时腕部放松，以肘部为支点，前臂做主动回旋运动，带动腕部做轻柔缓和的揉动。

第二，压力要轻柔，动作要灵活，操作时既不能有体表摩擦，又不能向掌下用太大的压力，以带动起皮下组织为宜。

第三，动作要有节律性，揉动方向以顺时针为主。

【作用】

舒筋活络，活血化瘀，宽胸理气，消积导滞，缓解痉挛，软化瘢痕。

4. 揉腹法

受术者仰卧位，按摩师一手掌劳宫穴对准受术者肚脐，以四指与掌根交替用力，带动腹腔内脏运动起来，产生摩擦而发热。如图 1–6–13 所示。

【动作要领】

用腕关节发力，带动大小鱼际、四指、掌根做顺时针旋转揉动 5 ～ 8 分钟，每分钟 100 次左右为宜，以腹部和腰部发热为止。

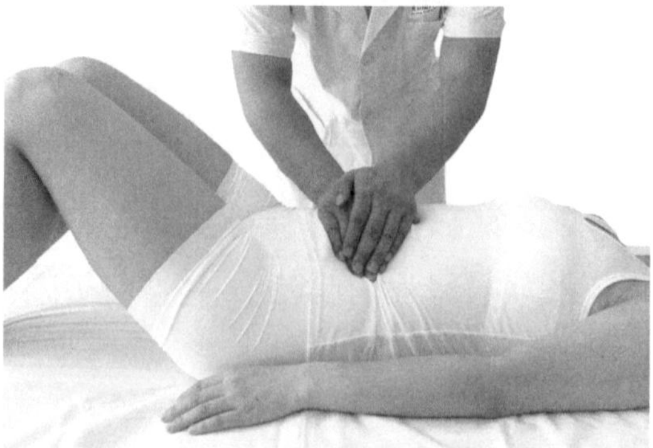

图 1–6–13　揉腹法

【作用】

常用于平衡阴阳、疏通经络、调理脏腑、调节内分泌、提高机体免疫力。

【要求及注意事项】

第一，受术者在接受揉腹前，应排尿。

第二，腹痛过甚者应排除急腹症，再行揉腹。

第三，餐后 1 小时方可揉腹。

第四，手法要柔和，不要有压力，要均匀，不能忽轻忽重、忽快忽慢。

（二）㨰法

用小鱼际侧部或掌指关节部附着于一定的部位上，通过腕关节的外旋和内旋连续运动，进行持续碾动，称为㨰法。

【分类与操作方法】

1. 侧掌㨰法

又称小鱼际㨰法，用小鱼际侧或小指侧近手背部附着于一定部位上，掌指关节处略为屈曲，通过前臂的外旋和内旋，带动腕关节和小鱼际在体表一定部位上持续不断地来回滚动，如图 1–6–14 所示。本法具有刺激面积大、刺激力量强而柔和的特点。适用于全身各部肌肉较丰厚的部位。

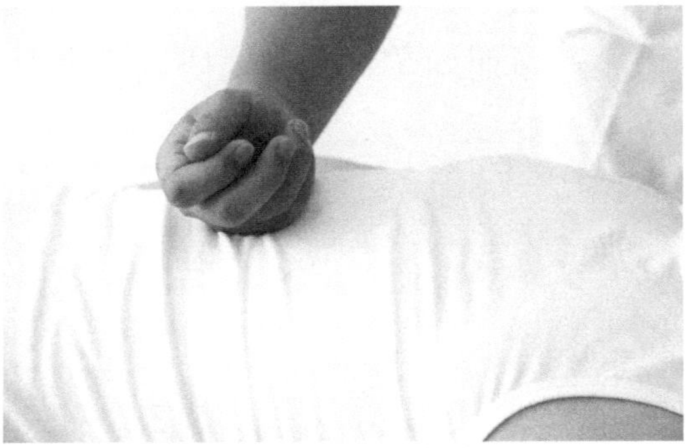

图 1–6–14　侧掌㨰法

2. 握拳㨰法

手握空拳，用食指、中指、无名指、小指四指的近侧指间关节面着力，附着于体表一定部位，前臂与受术者身体呈 65° 角，通过腕关节发力，做均匀的外旋内旋摆动（㨰动幅度应控制在 60° 左右）。本法用于背及腰骶部等。如图 1–6–15 所示。

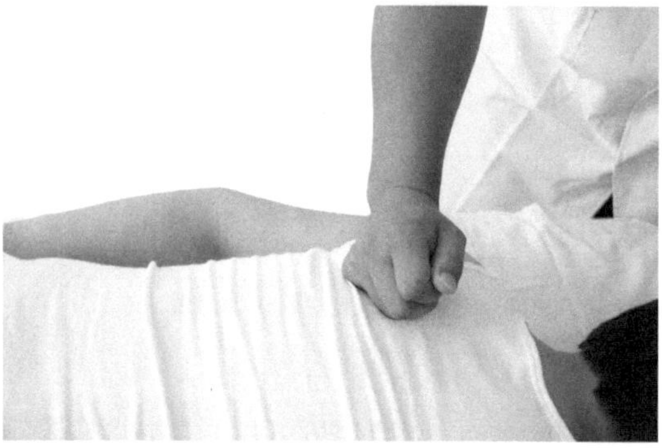

图 1-6-15　握拳㨰法

【动作要领】

第一，肩关节自然下垂，肩臂部放松，上臂与胸臂保持一定的距离。

第二，肘关节屈曲至 120° ~ 140°，要利于腕关节的屈伸活动。

第三，手腕要放松，腕关节屈伸幅度要大，使手背滚动幅度控制在 120° 左右，即当腕关节屈曲时向外滚动约 80°，腕关节伸展时向内滚动约 40°。

第四，小鱼际及掌背小指侧着力点，滚动时要吸附于操作部位上，不可跳动、顶压或使手背拖来拖去摩擦移动。

第五，滚动时手背部接触范围为手背尺侧至中指。

第六，操作时指掌均应放松，手指任其自然，不要有意分开、并拢或伸直，否则会影响手法的柔软性。

第七，手法的压力要适量而均匀，动作要协调而有节律性，不可忽快忽慢或时轻时重。

【作用】

疏通经络，活血化瘀，松解粘连，滑利关节，解痉止痛。

三、挤压类手法

挤压类手法是指用指、掌或肢体其他部分按压或对称性挤压体表的一类手法。故根据用力方向和操作特点又可分为按压和拿捏两类手法。本类手法包括按法、点法、拿法、拨法、捏法、捻法和踩跷法等。

（一）按法

用指、掌或肘按压于体表一定部位或穴位，称按法。

【分类与操作方法】

①指按法：拇指伸直，用拇指指面着力于经络穴位上，垂直向下按压，其余四指张开起支持作用，并协同助力。如图 1–6–16 所示。

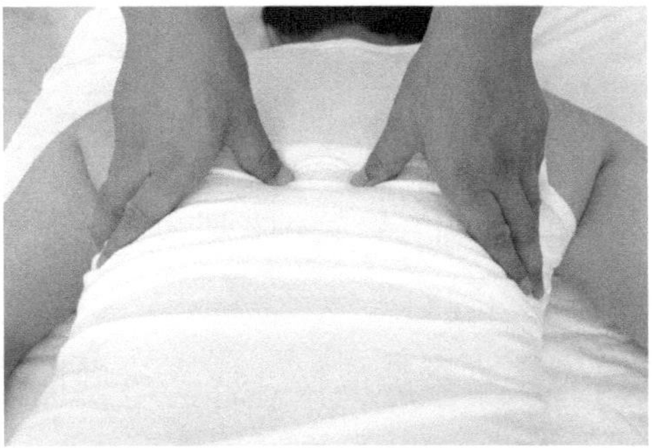

图 1–6–16　指按法

②掌按法：腕关节背伸，用掌面或掌根着力进行按压。单掌或双掌交叉重叠按压均可。若欲增加按压力量，可将肘关节伸直，并使身体略前倾，以借助于自身体重来增加按压力量。本法适用于面积大而又较为平坦的腹部、腰背部及下肢部等。如图 1–6–17 所示。

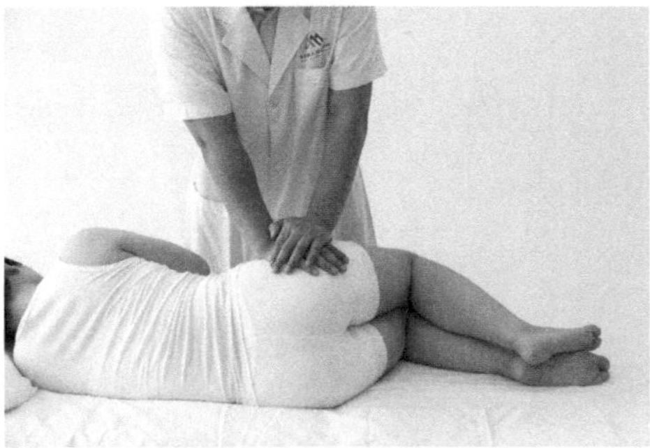

图 1–6–17　掌按法

③肘按法：肘关节屈曲，用肘尖（即尺骨鹰嘴突起部）着力进行按压。本法由于压力相对较大，持续时间较长，故有肘压法之称。主要适用于肌肉发达、厚实的腰臀部及大腿后侧。如图 1–6–18 所示。

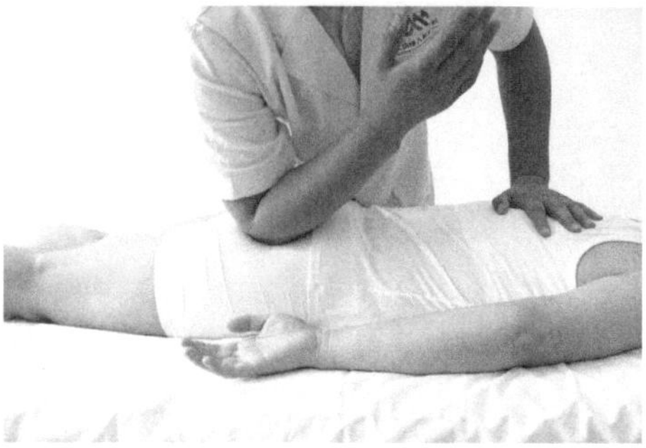

图 1–6–18　肘按法

【动作要领】

第一，按压的方向要垂直向下。

第二，用力要由轻到重，稳而持续，使刺激充分达到机体组织的深部，切忌用迅猛的暴力，以免产生不良反应。

第三，在按法结束时，不宜突然放松，应当缓慢地减轻按压的力量。

【作用】

温中散寒，舒筋通络，解痉止痛，矫正畸形。

（二）点法

用指端或屈曲的指间关节突起部分着力点压一定部位或穴位，称为点法。点法和压法是由按法衍化而来。压法多使用肘部来操作，特点是力量大、刺激较强，常用于肌肉发达的厚实部；而点法特点是接触面积小，刺激性更强，常用于穴位上或骨缝处。

①拇指指端点法：手握空拳，拇指伸直并紧靠于食指中节，用拇指端点压一定部位。如图 1–6–19 所示。

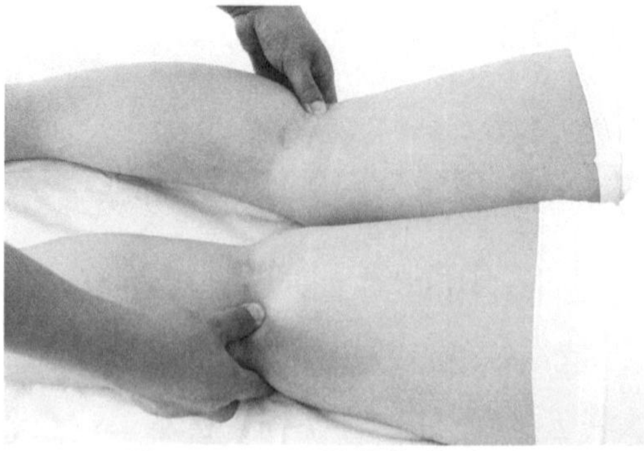

图 1–6–19　拇指指端点法

②屈食指点法：食指屈曲，其他手指相握，用食指近节指间关节突起部分点压一定部位。操作时可用拇指末节尺侧缘紧压食指指甲部，以助力。如图1–6–20所示。

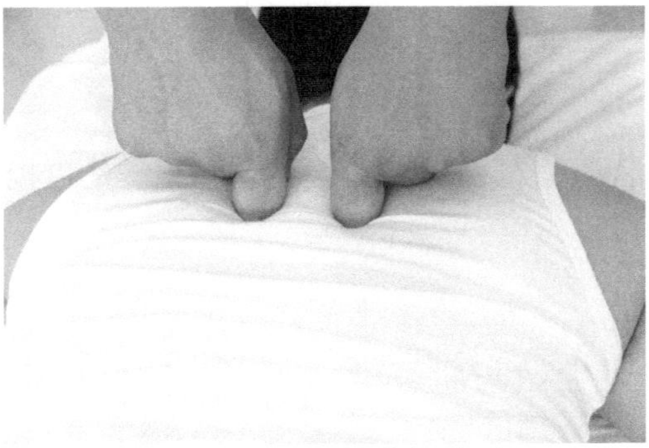

图 1–6–20　屈食指点法

以上点法均适用于骨缝处的穴位或某些小关节的压痛点等部。

（三）拿法

用拇指和其余四指相对用力，提捏一定部位，称为拿法。

【分类与操作方法】

用拇指和其余手指指面相对用力捏住一定部位肌肤，逐渐用力内收，并将肌肤捏而提起，做轻重交替而连续的捏提动作。若用拇指和食、中指着力称为三指拿法，适用于颈肩部；用拇指和食指、中指、无名指、小指着力称为五指拿法，适用于腰背部、腹部及四肢部等。如图1–6–21所示。

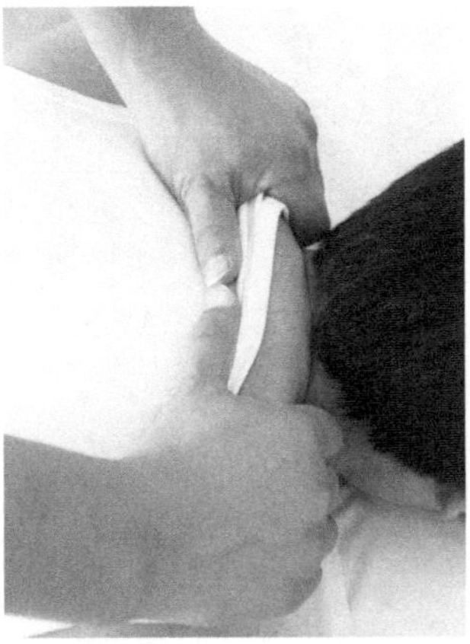

图 1–6–21　拿法

【动作要领】

第一，腕部要放松，使动作柔和灵活。

第二，用指面及掌着力，不能用指端内抠。

第三，用力由轻到重，再由重到轻，不可突然用力。

第四，拿法动作要连续而有节奏。

【作用】

疏经通络，行气活血，祛风散寒，解痉止痛，开窍提神。

（四）拨法

用指端、掌根或肘尖做与肌纤维、肌腱、韧带呈垂直方向的拨动，称为拨法。

【分类与操作方法】

拇指伸直，用拇指指面着力于体表一定部位，适当用力下压至一定深度，待有酸胀感时，再做与肌纤维或肌腱、韧带呈垂直方向的单向或来回拨动，其余四指轻扶于肢体旁，以助用力。如图 1–6–22 所示。

若单手拇指指力不足时，可用双手拇指重叠弹拨。另外，在临床上根据需要，对耐受性较强的腰部、大腿后侧等可用肘尖拨；对肌肉薄、耐受性较差的部位可采用掌根拨。

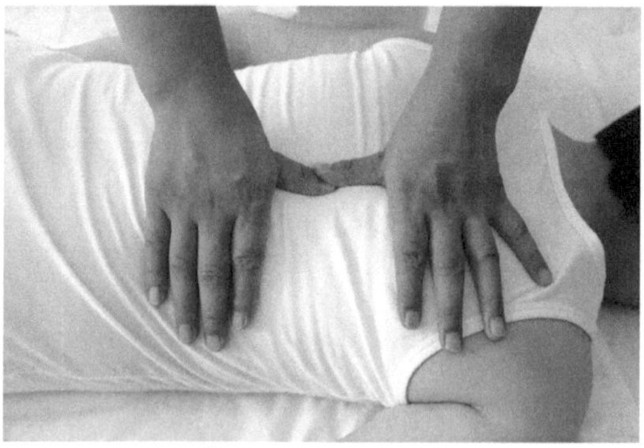

图 1–6–22　拨法

【动作要领】

第一，拨动时着力部分不能在皮肤表面有摩擦移动，应带动肌纤维、肌腱或韧带等一起滑动。

第二，用力要轻重得当，太轻则力浮，太重则疼痛不适。

【作用】

剥离粘连，疏通狭窄，解痉止痛。

（五）捏法

用拇指和其余手指在一定部位做对称性的挤压，称为捏法。

【分类与操作方法】

用拇指和食指、中指指面，或用拇指和其他四指指面夹住肢体或肌肤，做相对用力挤压，随即放松，再用力挤压，并循序移动。如图 1-6-23 所示。

用拇指和食、中指操作，称为三指捏法；用拇指和其余四指操作，称为五指捏法。本法适用于头部、颈项部、背脊部及四肢部等。

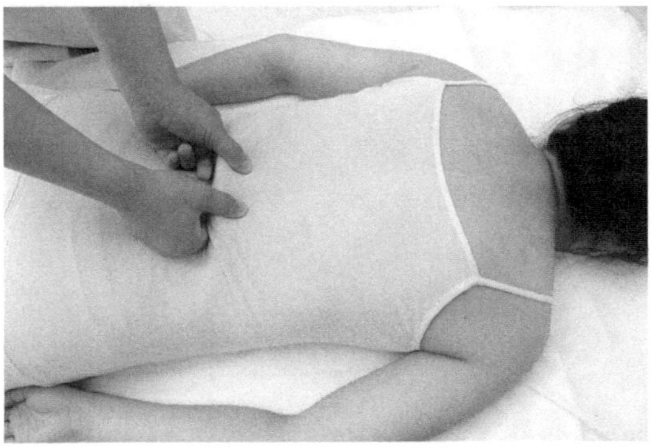

图 1-6-23　捏法

【动作要领】

捏法操作时，动作要连贯而有节奏性，用力要均匀而柔和。

【作用】

舒筋通络，行气活血，化瘀消积。

【附】捏脊法

用捏法沿脊柱两侧进行操作，称为捏脊法。由于这种方法治疗“小儿积滞”一类的疾病有奇效，所以又称为“捏积法”。捏脊法有以下两种操作方式：

①拇食中指捏脊法：双手拇指伸直，指尖相对，指面向上，用拇指桡侧面分别紧靠于受术者脊柱两侧，食指、中指前按，与拇指相对用力将皮肤捏起，

并轻轻提捻，边捏边向上慢慢推进。如图 1-6-24 所示。

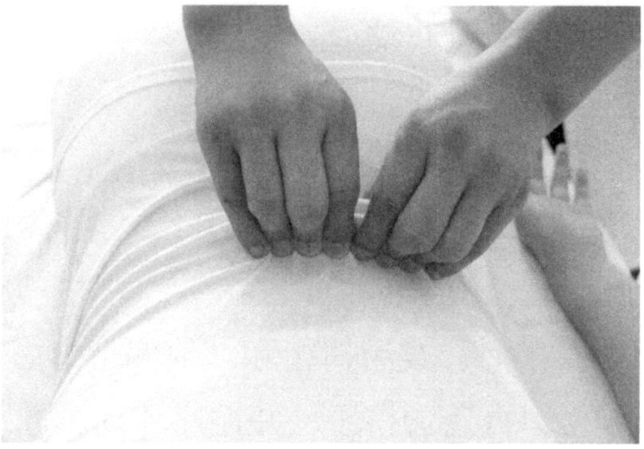

图 1-6-24　拇食中指捏脊法

②拇食指捏脊法：双手做握空拳状，用食指中节的桡侧及背面紧贴于受术者脊柱两侧，拇指伸直前按，指面对准食指中节处，随即将皮肤捏起，并轻轻提捻，随捏随提向上慢慢移动。如图 1-6-25 所示。

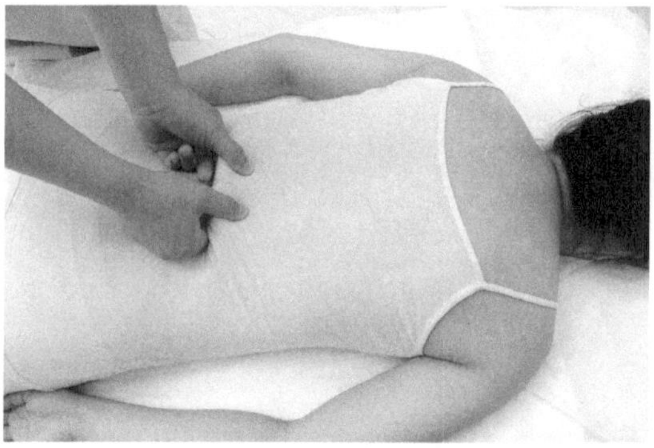

图 1-6-25　拇食指捏脊法

本法每次操作均从龟尾穴开始，沿脊柱两侧向上至大椎穴。一般连续操作 3 ~ 5 遍。为加强手法感应，临床治疗时还常采用捏三提一法，即先捏脊一遍，从第二遍起，每捏捻三次就向上提拿一次。

（六）捻法

用拇、食指捏住一定部位做快速的搓揉，称为捻法。

【操作方法】

用拇指螺纹面和食指桡侧缘，或用拇指螺纹面和食指螺纹面相对捏住一定部位，稍用力做对称性的快速搓揉，如捻线状。如图 1–6–26 所示。

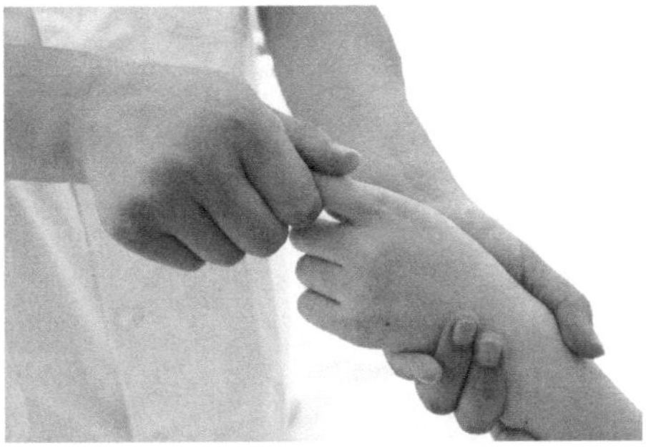

图 1–6–26　捻法

【动作要领】

第一，捻法动作要灵活连贯，用力要柔和，不可呆滞。

第二，拇指、食指的搓揉动作要快（每分钟约 200 次），但移动要慢。

【作用】

滑利关节，消肿止痛，舒筋散结。

（七）踩跷法

用单足或双足踩踏一定部位，称为踩跷法。

【分类与操作方法】

受术者俯卧，在胸部和大腿可垫一两个枕头，使腰部腾空。按摩师双手扶住踩床上的横木，以控制自身体重和踩踏的力量，同时用足的不同部位踩踏受术者的腰部及下肢部。如图 1–6–27 所示。

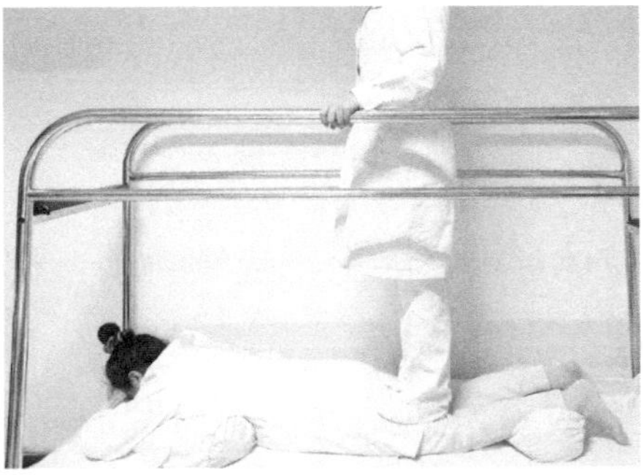

图 1–6–27　踩跷法

①趾踩法：趾钩屈，用趾尖着力踩压，适用于腰骶关节两侧。

②足侧踩法：用足小趾跖侧面着力踩压、拨压。踩腰部两侧时，两足底相对做上下对称的分离震颤动作；踩腘窝时，用单足踩压，用另一足钩起其踝关节。膝关节屈曲放松，术后全膝部有热感为佳。

③足底踩法：用足底面着力，做揉拨、踩压、晃动动作。在腰骶部踩时，两足可以重叠加以震颤。

④足跟踩法：用足跟部着力踩压，踩环跳穴时，为了加重刺激，需单足用力，或肩扛横木或扳横木。在做揉拨、踩压、扭转等动作，或踩腰骶关节时，可用背扛横木，两足跟着力向后下方做蹬推动作。

【动作要领】

第一，踩踏时要有节奏性，弹跳时脚尖不可离开受术者腰部。

第二，嘱受术者呼吸要与弹跳动作配合，即下压时呼气，弹起时吸气，切忌屏气。

第三，踩踏的力量和次数应根据不同的体质和病情来掌握，尽量使受术者感到舒适、肢体热感强烈为好。若受术者难以忍受或不愿配合，应立即停止，不可勉强。

第四，本法适用于体格健壮、感觉迟钝（用手法操作达不到刺激量）的受术者。

【作用】

疏通气血，解除酸沉，缓解深部压痛。

四、振动类手法

振动类手法是指以较高频率的节律性轻重交替刺激，持续作用于人体的一类手法。本类手法包括抖法、振法等。

（一）抖法

用双手或单手握住肢体远端，做上下连续抖动，称为抖法。

【分类与操作方法】

①上肢抖法：受术者取坐位或站立位，肩臂放松。按摩师站在其前外侧，用双手握住腕部，慢慢将其向前外侧方向抬起至60°左右，然后做连续的小幅

度的上下抖动，使抖动的振动似波浪般地传递到肩部。或按摩师一手按其肩，另一手握住其腕部抖动。如图 1–6–28 所示。

②下肢抖法：受术者仰卧位，下肢放松，按摩师站其足端方，用双手握住受术者足踝部，将其抬起离开床面约 30 厘米，然后做连续的上下抖动，使大腿和髋部有舒松感。如图 1–6–29 所示。

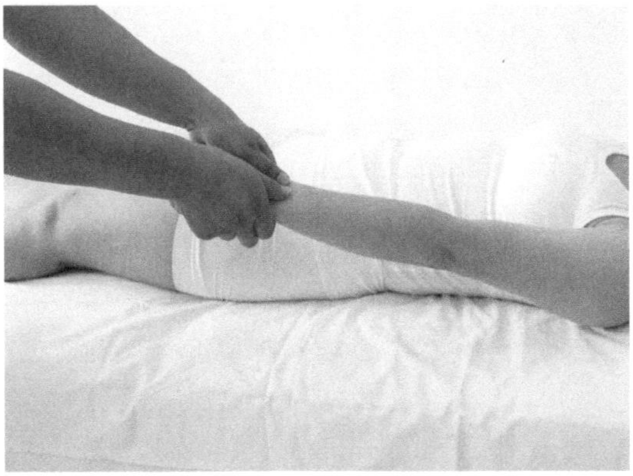

图 1–6–28　上肢抖法

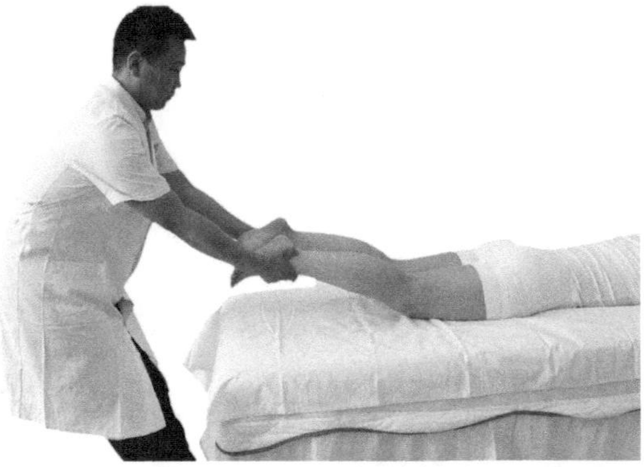

图 1–6–29　下肢抖法

【动作要领】

第一，被抖肢体要自然伸直，使肢体肌肉处于松弛的状态。

第二，抖动的幅度要小，频率要快，且牵引力要适宜，节律均匀。

【作用】

疏通脉络，滑利关节，松解粘连。

（二）振法

以指或掌着力于一定部位做静止性的用力，产生振颤动作，称为振法。

【分类与操作方法】

①指振法：中指伸直，着力于经络和穴位上，食指加压于中指指背，肘微屈，运用手臂的静止性用力，使肌肉强力收缩，发生快速而强烈的震颤，集功力于中指并传递到体内。如图 1–6–30 所示。

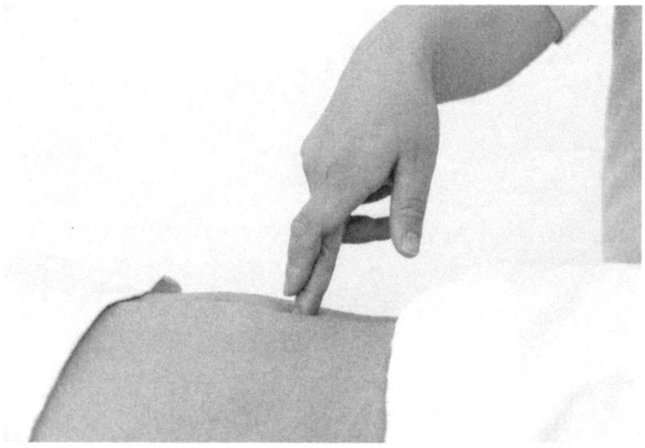

图 1–6–30　指振法

②掌振法：用掌面着力于一定部位做振颤动作。本法多用于腹部、背部及腰骶部。如图 1–6–31 所示。

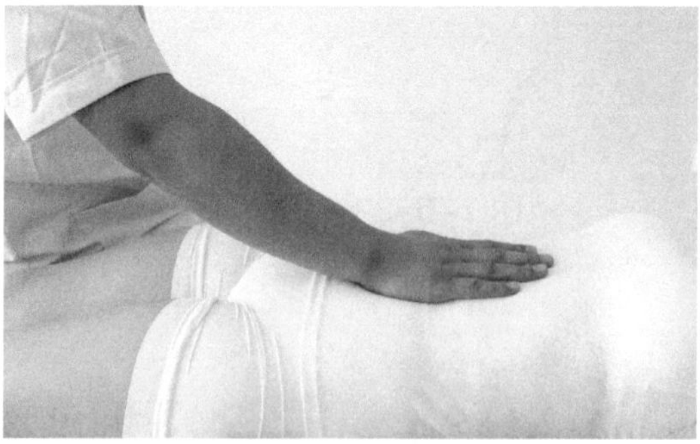

图 1–6–31　掌振法

【动作要领】

第一，指、掌紧贴体表或穴位上。

第二，手、臂做静止性用力，身体其他部位放松，呼吸自然。

第三，动作要连贯，使震颤持续不断地传递到体内。

【作用】

舒经通络，镇静安神，活血止痛，调节肠胃。

【附 1】振腹法

以腕关节静止性发力，使指、掌做快速上下摆动，称振腹法。按摩师一手劳宫穴放于受术者肚脐上，作快速不间断的颤动，使力尽快传导至目标处。并以腰部或全身发热为宜。

【附 2】颤法

以指或掌在施术部位，主动性用力做小幅度的快速压放动作，称为颤法。手掌操作时可用单掌或双掌重叠进行，常用于腹部。颤法与振法不同，颤法除手臂部的肌肉需要绷紧外，还要进行主动性的用力，使手臂产生规律性的颤动；而振法是手臂部的肌肉群交替性、静止性用力。再者，颤法较振法颤动的幅度大而频率低，颤法频率一般在 200 ~ 300 次 / 分钟，振法频率约在 600 ~ 800 次 / 分钟。

五、叩击类手法

叩击类手法是指用指、掌、拳或特制器械有节奏地叩打体表的一类手法。本类手法操作虽简单，但节奏性强，需做到击打含力蓄劲、收放自如、刚柔相济。手法包括拍法、击法、叩法、啄法、弹法等。

（一）拍法

五指自然并拢，掌指关节微屈，用虚掌拍打体表，称拍法。

【操作方法】

五指并拢，掌指关节微屈，使掌心空虚。腕关节放松，前臂主动运动，上下挥臂平稳而有节奏地用虚掌拍击施术部位。可单手操作，亦可双手操作，用双掌拍打时，宜双掌交替进行。拍法常用于肩背部、腰骶部和下肢后侧。如图 1–6–32 所示。

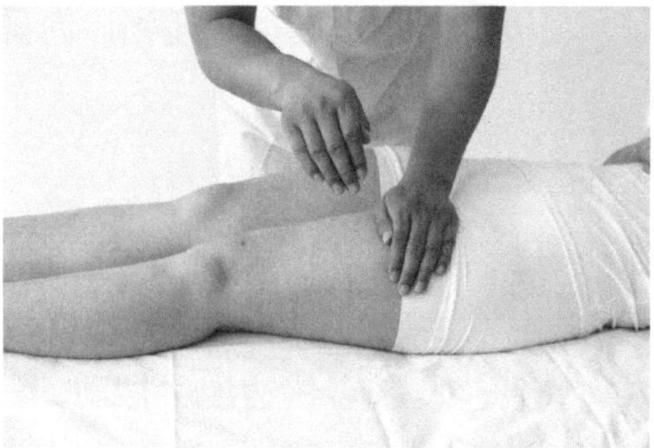

图 1-6-32　拍法

【动作要领】

第一，拍击时动作要平稳，让整个手指、手掌周边部位同时接触体表，声音清亮而无疼痛。

第二，腕部要放松，上下挥臂时，力量通过腕关节传递到掌部，使刚劲缓化为柔和。

第三，直接接触皮肤拍打时，以皮肤轻度充血发红为度。

【作用】

舒筋通络，行气活血。

（二）击法

用拳背、掌根、掌侧或桑枝棒击打体表一定部位，称为击法，又有打法之称。

【分类及操作方法】

①拳击法：手握空拳，腕关节伸直，用拳背或拳心周围平击操作部位。可单手或双手交替击打。如图 1-6-33 所示。

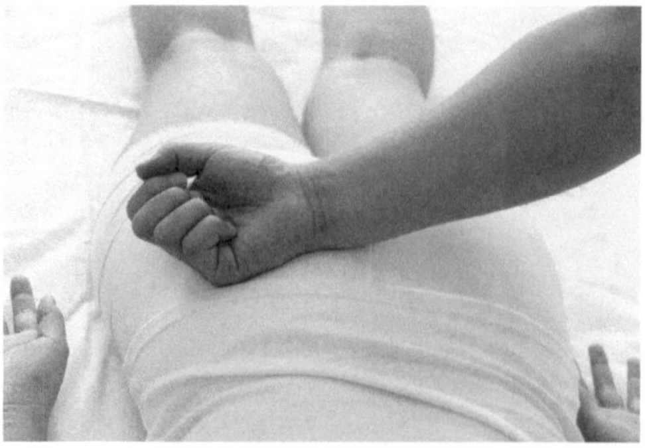

图 1-6-33　拳击法

②掌击法：手指伸直或自然微屈，腕关节背伸，以掌根着力击打。如图 1–6–34 所示。

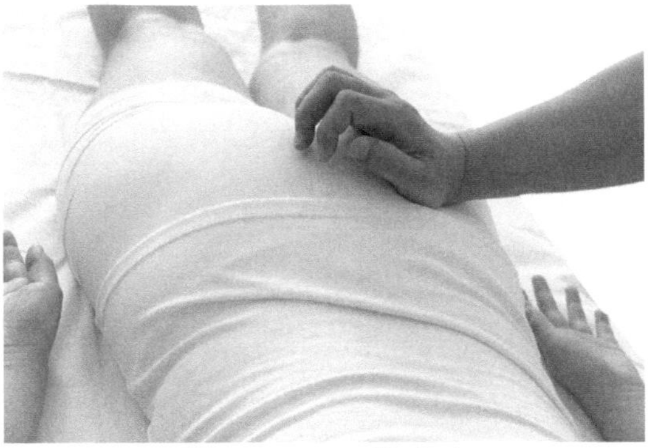

图 1–6–34　掌击法

③棒击法：用特制的桑枝棒或其他器械击打体表的一种方法。

击法是叩击类中用力最重、刺激量较强的一种手法，主要用在背腰、骶臀及下肢后侧等肌肉丰厚处。

【动作要领】

第一，击打时用力要稳，要含力蓄劲，收发自如。

第二，击打时要有反弹感，当一触及受力部位后即迅速弹起，不要停顿或拖拉。

第三，击打动作要连续而有节奏，快慢要适中。

第四，击打的力量要适中，应因人、因病而异，避免暴力击打。

【作用】

舒筋通络，宣通气血，祛风除湿，解痉止痛。

（三）叩法

用小指侧及掌侧连续击打体表一定部位，称为叩法。叩法刺激程度较击法为轻，故有“轻击为叩”之说。

【操作方法】

手指自然微屈分开，用双手小指侧及手掌侧轻轻地交替叩击施术部位。也可手指自然分开伸直，双手合掌弹击施术部位，叩法节奏性强，叩击时可发出“哒、哒”响声。本法常用于肩背、腰及四肢部。如图 1–6–35 所示。

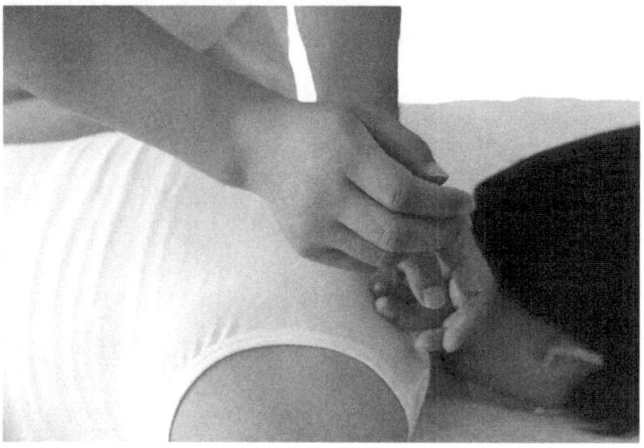

图 1-6-35　叩法

【动作要领】

叩击时节奏感要强，力量适中，切忌过重，一般双手操作，或交替进行如击鼓状。

【作用】

行气活血，舒筋通脉。

（四）啄法

用五指端轻快而有节奏地叩击体表施术部位，称为啄法。

【操作方法】

五指微屈，分开成爪形或聚拢成梅花形，用腕关节的屈伸运动，使指端叩打体表。若用食指或中指的指端进行叩打，又有捣法之说。啄法轻快舒适，适用于头部和背部。如图 1-6-36 所示。

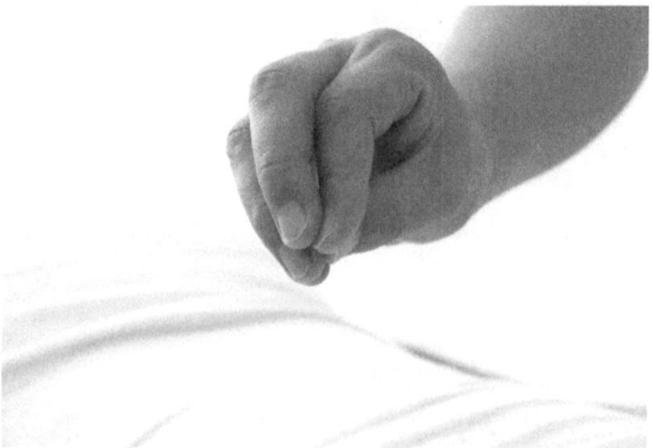

图 1-6-36　啄法

【动作要领】

叩击力的方向要与施术部位相垂直，腕部放松，指间关节自然屈曲。手指端着力时要轻快有弹性，如鸡啄米状。

【作用】

安神醒脑，疏通气血。

（五）弹法

用手指指甲部弹击体表的方法，称为弹法。

【操作方法】

用拇指指面压住中指或食指的指甲，然后用力迅速弹出，如此连续弹击施术部位。此法可适用于全身多部，尤常用于头面部、四肢端。如图 1–6–37 所示。

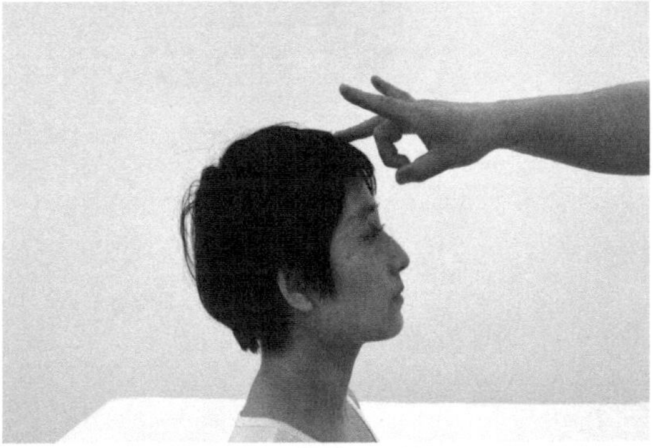

图 1–6–37　弹法

【动作要领】

动作要灵活自如，持续弹击时，力量要均匀，不能忽轻忽重，弹击的强度以不引起疼痛为度。

【作用】

舒通经络，祛风散寒。

六、运动关节类手法

运动关节类手法是指对关节做被动性活动，使其在生理范围内进行屈伸、旋转或内收、外展等运动的一类手法，又称动法。其特点是手法节奏明快，技巧性强，整复松筋效果明显，正骨按摩使用此类手法较多。本类手法包括摇法、拔伸法和屈伸法等。

（一）摇法

使关节做被动的环转运动，称为摇法。包括颈项部、腰部和四肢关节摇法。

【分类与操作方法】

①颈项部摇法：受术者坐位，颈项部放松。按摩师立于其背后或侧后方，用一手扶住其头顶后部，另一手托住下颌，双手协同做相反方向的左右环转摇动。如图 1–6–38 所示。

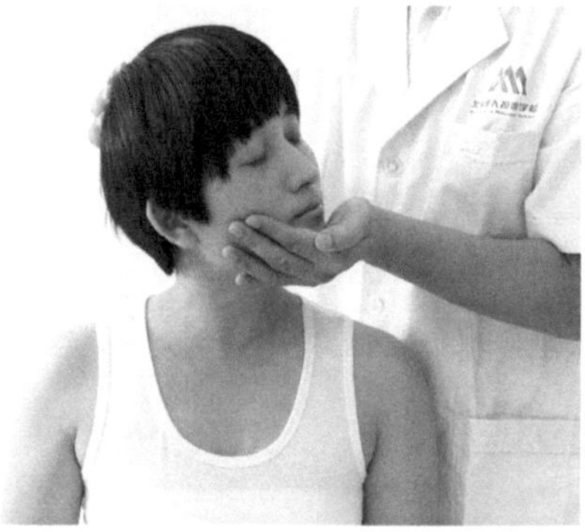

图 1–6–38　颈项部摇法

②肩关节摇法：受术者坐位，按摩师立于其后侧，用一手扶住肩部，另一手握住腕部或托住肘部，做环转摇动。如图 1–6–39 所示。

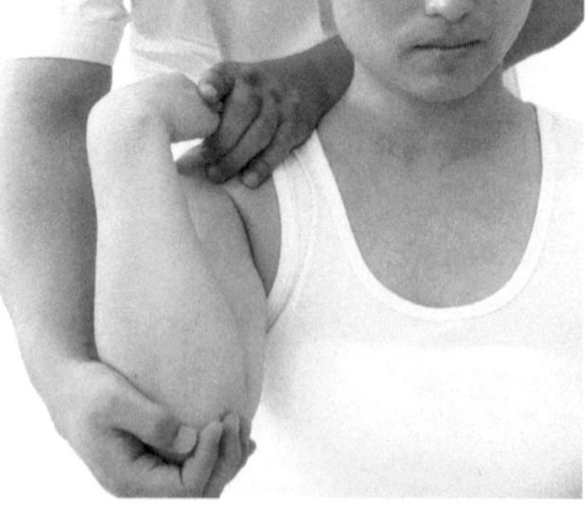

图 1–6–39　肩关节摇法

③肘关节摇法：受术者坐位，屈肘约 45 度左右。按摩师一手托握住其肘后部，另一手握住腕部，使肘关节做环转摇动。如图 1–6–40 所示。

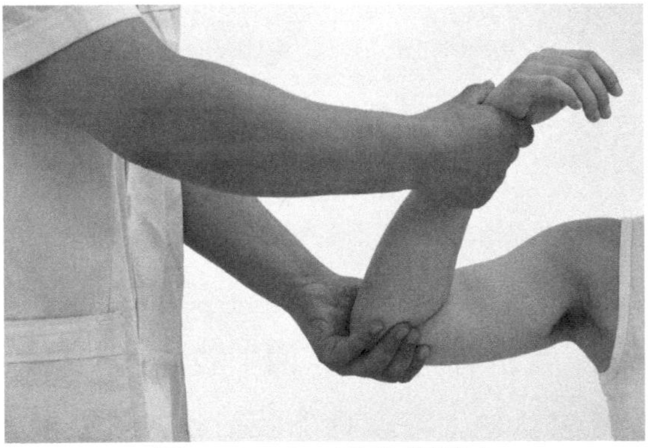

图 1–6–40　肘关节摇法

④腕关节摇法：受术者坐位，掌心朝下。按摩师一手握其腕关节上部，另一手握住四指或手掌部，做腕关节环转摇动。如图 1–6–41 所示。

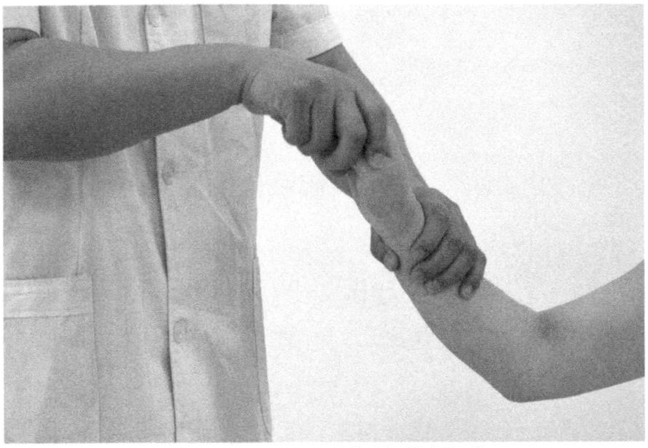

图 1–6–41　腕关节摇法

⑤掌指关节摇法：按摩师一手握住受术者掌部，另一手握住其五指中的某一指，做环转摇动。如图 1–6–42 所示。

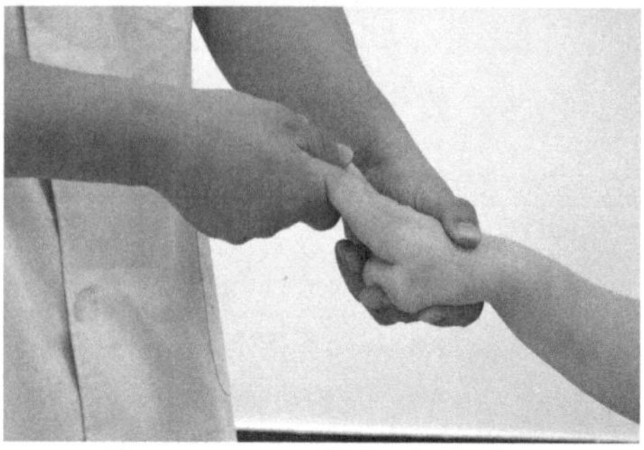

图 1-6-42　掌指关节摇法

⑥腰部摇法：腰部摇法方法较多，在此主要介绍两种。

一是俯卧位摇腰法：受术者俯卧位，两下肢伸直。按摩师一手按压其腰部，另一手托抱住两下肢膝关节稍上方，将下肢抬起，然后做腰部环形旋转。如图 1-6-43 所示。

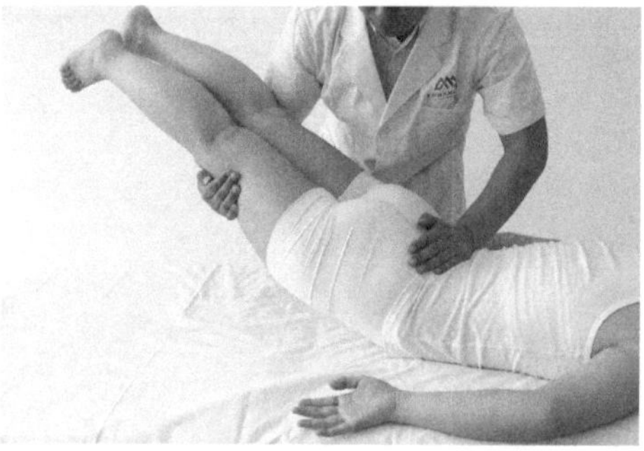

图 1-6-43　俯卧位摇腰法

二是仰卧位摇腰法：受术者仰卧位，两下肢并拢，屈髋屈膝。按摩师双手分按其两膝部，或一手按膝，另一手按于足踝部，两手臂协调用力，做腰部环转摇动。如图 1-6-44 所示。

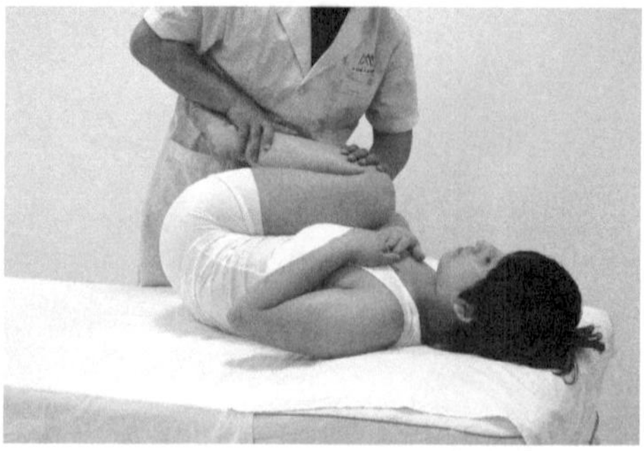

图 1-6-44　仰卧位摇腰法

⑦髋关节摇法：受术者仰卧，一侧下肢屈髋屈膝。按摩师一手扶按其膝部，另一手握住足踝部，做髋关节环转摇动。如图 1–6–45 所示。

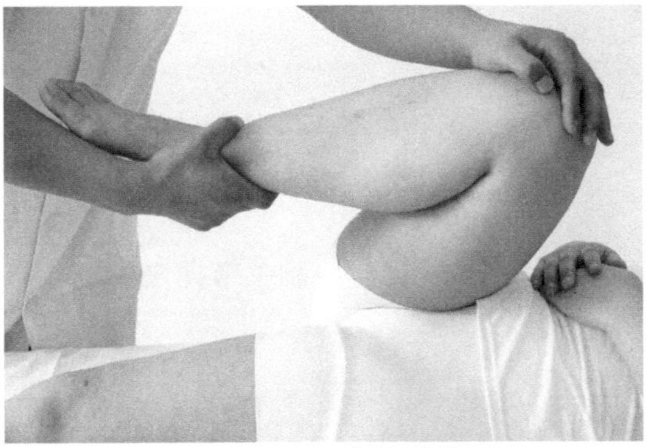

图 1–6–45　髋关节摇法

⑧膝关节摇法：受术者俯卧，一侧下肢屈曲。按摩师一手按于其腘窝上部，另一手握其踝部，使屈曲的膝关节做环转摇动。如图 1–6–46 所示。

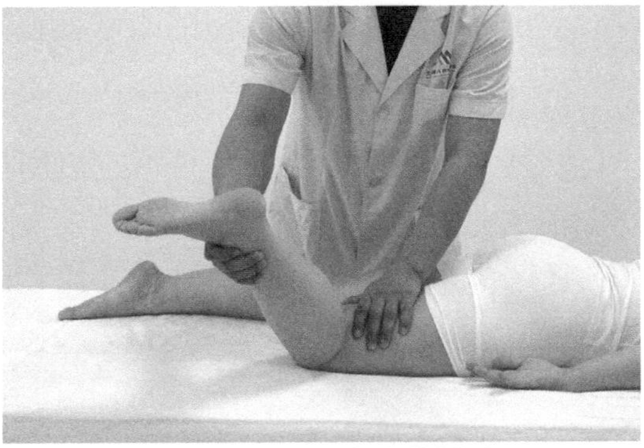

图 1–6–46　膝关节摇法

⑨踝关节摇法：受术者仰卧，下肢伸直。按摩师一手托其足跟，另一手握住足趾部，做踝关节环转摇动。亦可在受术俯卧位，下肢屈曲，按摩师一手扶按其足跟，另一手握住其足趾部，两手协调施力，做踝关节的环转摇动。如图 1–6–47 所示。

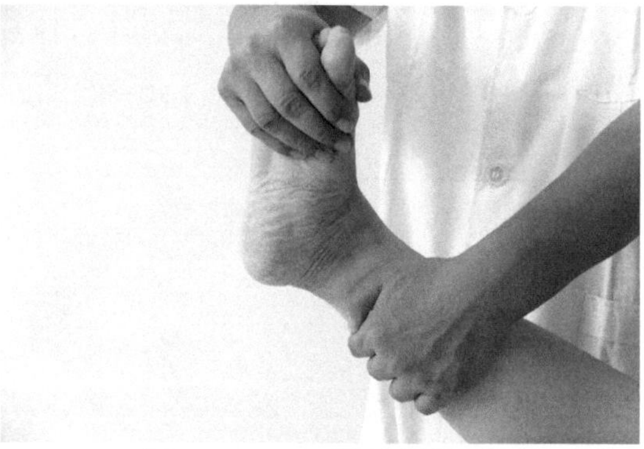

图 1-6-47　踝关节摇法

⑩跖趾关节摇法：按摩师一手握受术者足跖部，另一手握住其某一足趾，做环形摇动。

【动作要领】

第一，摇转的幅度要在人体生理范围内进行，应由小到大逐渐增加。可否使用摇法或摇动的幅度大小，取决于该关节的解剖结构。

第二，摇转速度宜慢，不可突然快速或大幅度摇转。

第三，摇动时施力要协调、稳定，除被摇的关节或肢体运动外，其他部位不应随之晃动。

第四，对椎骨及其他骨性病变或外伤，应禁用或慎用摇法。

【作用】

舒筋活血，滑利关节，松解粘连，增强关节活动性。

（二）拔伸法

应用对抗力量对关节或肢体进行牵拉，使关节伸展，称为拔伸法，也称牵引法。

【分类与操作方法】

1. 颈部拔伸法

①掌托拔伸法：受术者坐位，按摩师站于其一侧，用一手掌托着下颌，一手虎口卡住后枕部，然后两手同时用力向上拔伸。如图 1-6-48 所示。

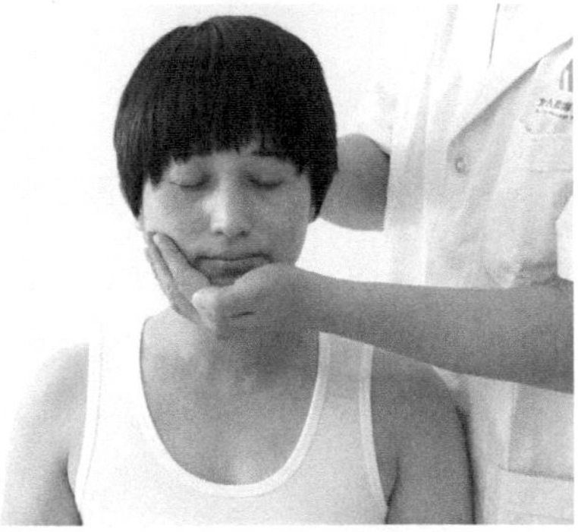
图 1–6–48　掌托拔伸法

②肘托拔伸法：体位同上，一手扶住其枕后部，另一手用肘窝部托住其下颌，手掌则扶住对侧颞部，两手同时用力向上拔伸。如图 1–6–49 所示。

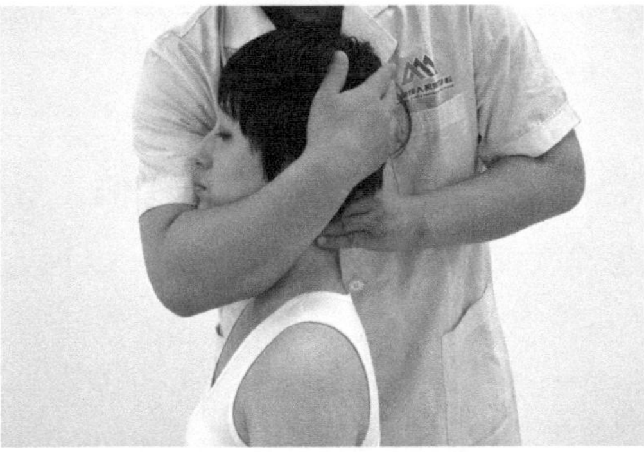
图 1–6–49　肘托拔伸法

③仰卧位拔伸法：受术者仰卧，头颈部在床沿之外，按摩师置方凳坐于其头端，用一手托扶其枕部，另一手托扶或用肘窝微抱其下颌部，两手协同用力，做颈部拔伸。如图 1–6–50 所示。

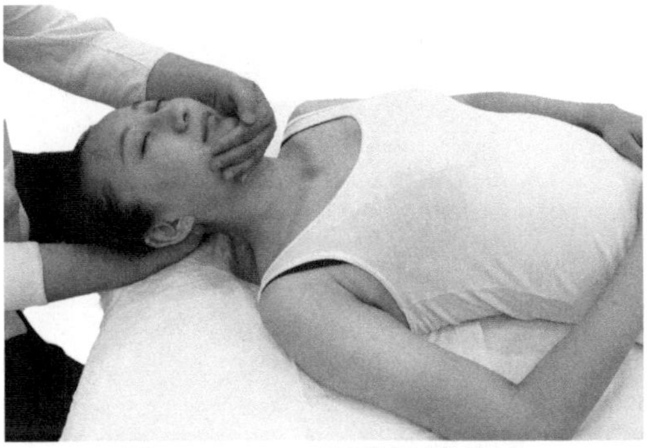
图 1–6–50　仰卧拉拔伸法

2. 肩关节拔伸法

①对抗拔伸法：受术者坐于低凳上，上肢放松，按摩师站于其后外侧，用双手握住其腕部或肘部，逐渐用力向外拔伸，嘱受术者身体向另一侧倾斜或由一助手协助固定其身体，与牵拉之力相对抗。如图 1–6–51 所示。

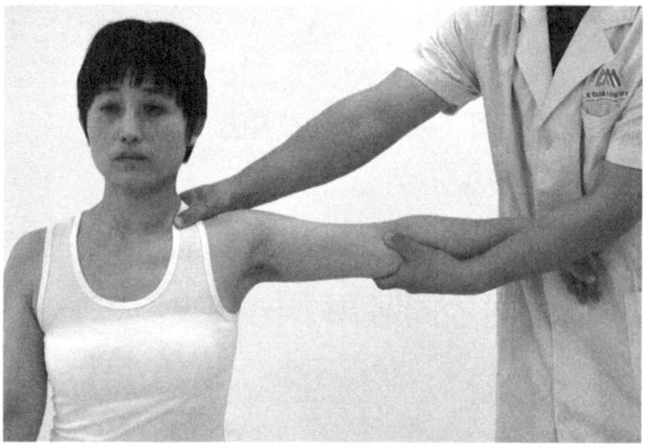

图 1–6–51　对抗拔伸法

②上举拔伸法：受术者坐位，按摩师立其一侧，双手握其腕部，将其上肢外展或前屈向上抬起并缓慢拔伸，至阻力位时，以钝力持续进行牵引。如图 1–6–52 所示。

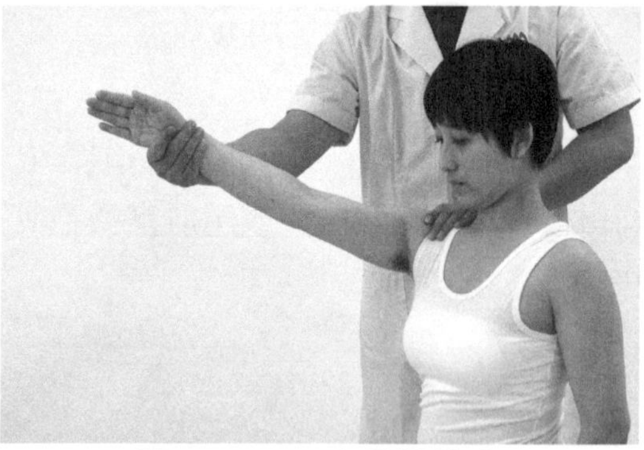

图 1–6–52　上举拔伸法

3. 肘关节拔伸法

一手握受术者上臂下端，另一手握其腕部，两手相对用力做肘关节拔伸活动。如图 1–6–53 所示。

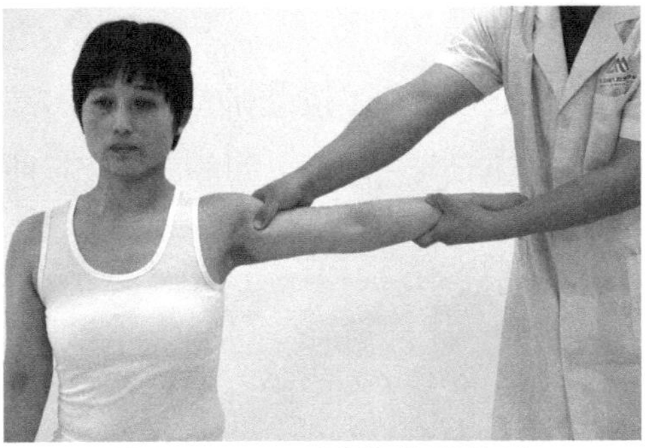

图 1-6-53　肘关节拔伸法

4. 腕关节拔伸法

一手握受术者前臂下端，另一手握其手掌部，两手相对用力做腕关节拔伸活动。如图 1-6-54 所示。

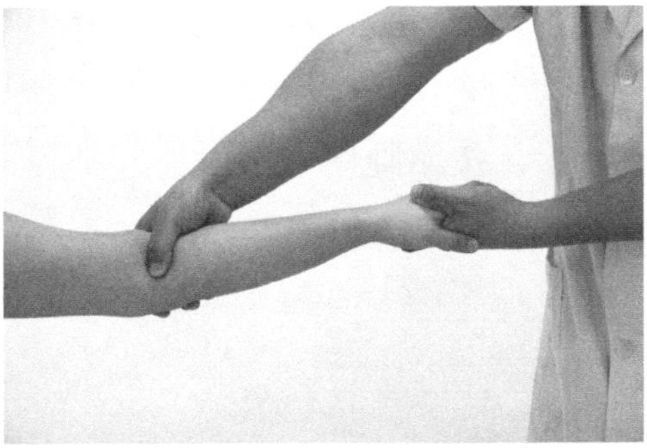

图 1-6-54　腕关节拔伸法

5. 指关节拔伸法

一手握住受术者被拔伸关节近侧端，另一手捏住其远侧端，两手相对用力做掌指关节或指间关节的拔伸。如图 1-6-55 所示。

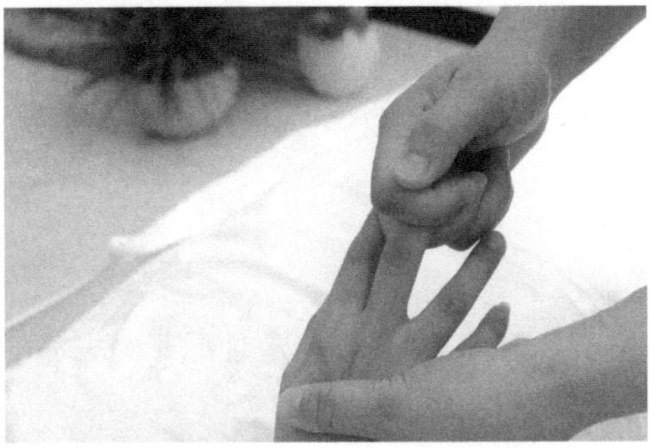

图 1-6-55　指关节拔伸法

6. 腰部拔伸法

受术者俯卧，双手用力抓住床头，按摩师立于其足端方，两手分别握住其两踝部，然后逐渐用力做腰部拔伸牵拉活动。如图 1–6–56 所示。

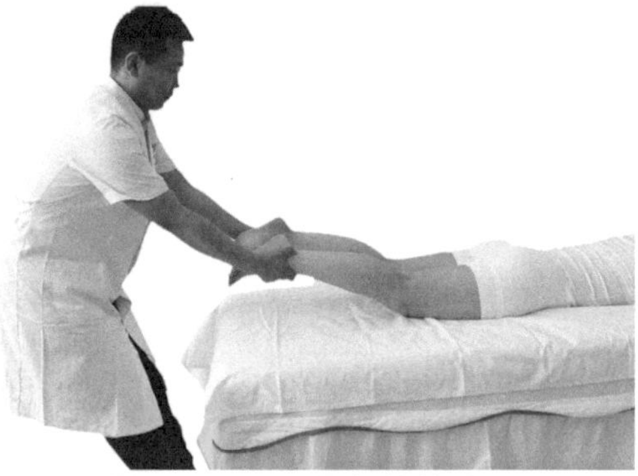

图 1–6–56　腰部拔伸法

7. 踝关节拔伸法

受术者仰卧或坐于床上，按摩师用一手握住其小腿下端，另一手握住其足跖部，两手协同用力，做相反方向的拔伸。如图 1–6–57 所示。

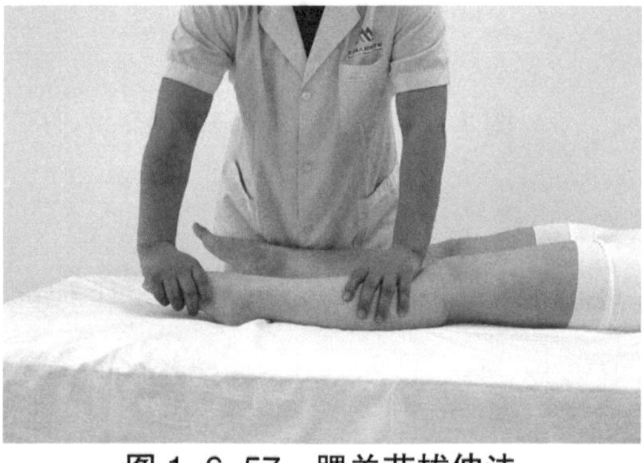

图 1–6–57　踝关节拔伸法

【动作要领】

第一，拔伸动作要稳而缓，用力要均匀而持续。不可用突发性的暴力进行拔伸。

第二，用力要由小到大，逐渐增加。拔伸到一定程度后，则需要一个稳定而又持续的牵引力。

第三，操作方法要规范，根据受术者体质、病情和施术部位的不同，控制好拔伸的力量、方向和角度。

【作用】

舒筋通络，松解粘连，整复错位。

（三）屈伸法

使关节做被动屈伸活动，称为屈伸法。

【分类与操作方法】

①颈部屈伸法：一手扶于受术者前额部，另一手扶于其枕部，做颈部前屈后伸活动。如图 1–6–58 所示。

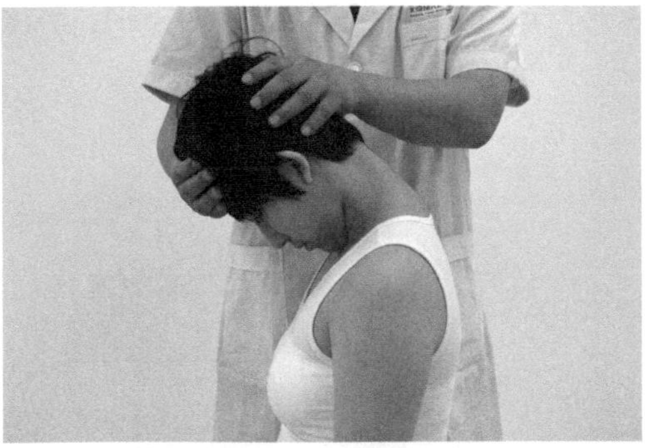

图 1–6–58　颈部屈伸法

②颈部侧屈法：双手掌分别置于受术者头的两侧，进行左右侧屈活动。如图 1–6–59 所示。

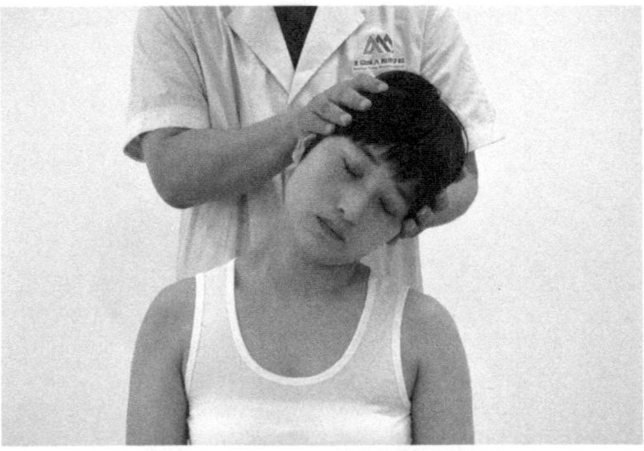

图 1–6–59　颈部侧屈法

③肩关节屈伸法：一手扶于受术者肩部，另一手握其腕部，做肩关节前屈后伸活动。如图 1–6–60 所示。

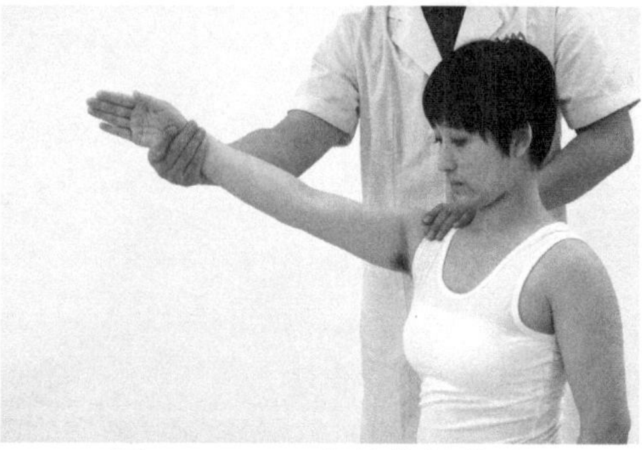

图 1-6-60　肩关节屈伸法

④屈肘过度后伸肩关节法：以右侧为例，受术者肘关节屈曲，肩关节后伸，按摩师左臂肘窝抵住其肘下部，左右手十指交叉置于其肩上部，继而用力向上抬肘，使肩关节过度后伸。操作时应使肩关节尽量内收，以防损伤肩周软组织。如图 1-6-61 所示。

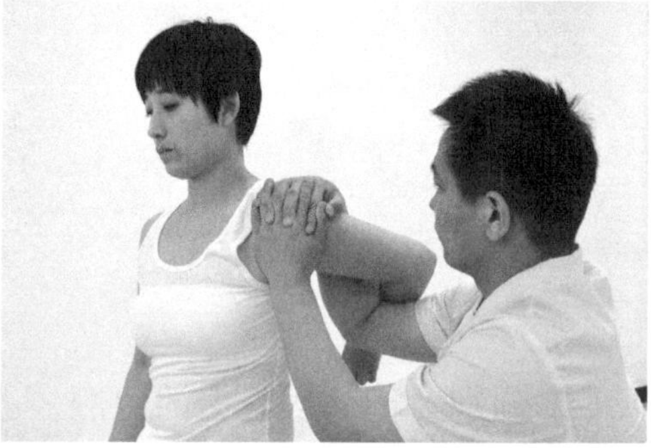

图 1-6-61　屈肘过度后伸肩关节法

⑤肘关节屈伸法：一手握受术者肘部，另一手握其腕部，做肘关节的屈伸活动。如图 1-6-62 所示。

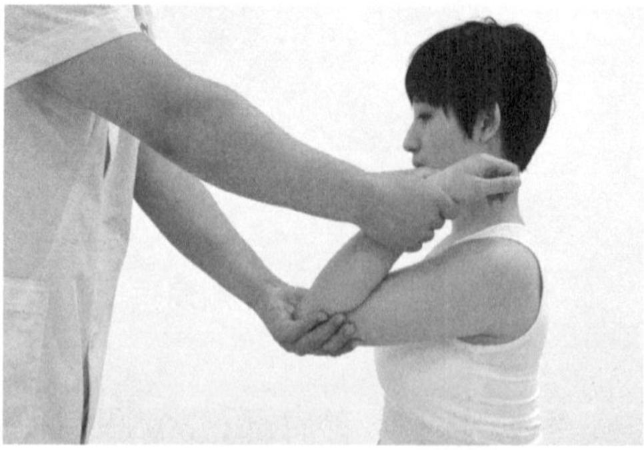

图 1-6-62　肘关节屈伸法

⑥腕关节屈伸法：一手握受术者腕部，另一手握住其四指，做腕关节的屈伸活动。如图 1–6–63 所示。

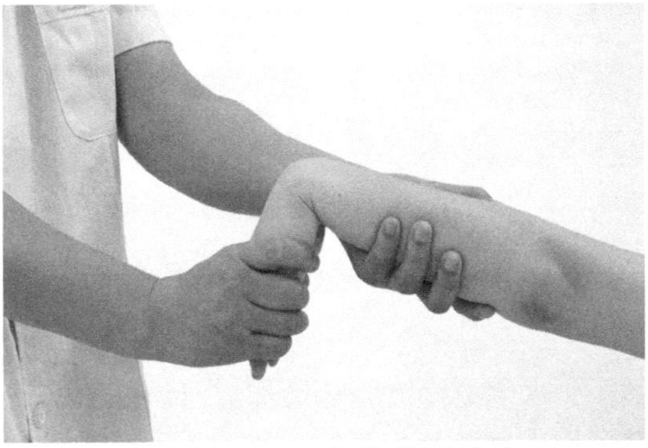

图 1–6–63　腕关节屈伸法

⑦腰、髋部屈伸法：受术者仰卧，双腿自然伸直。按摩师立于足侧，并用大腿前侧分别顶住受术者的足底部，然后，用双手分别握其腕部，用力牵拉，使其坐起。稍顿，在受术者主动后仰（倒）的同时，按摩师随之前倾伸臂，使受术者恢复仰卧位。如此反复做腰、髋部屈伸活动。如图 1–6–64 所示。

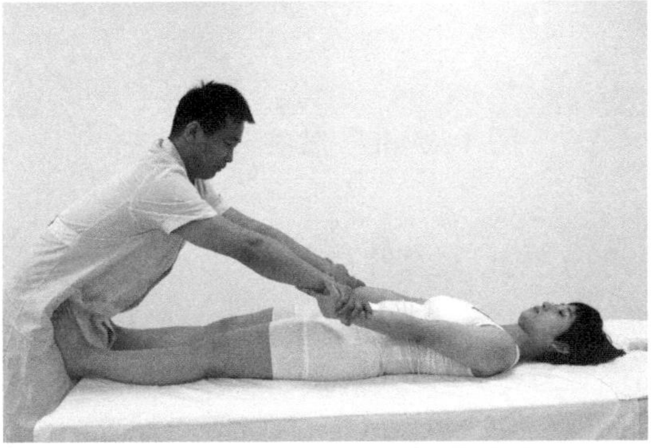

图 1–6–64　腰、髋部屈伸法

⑧髋、膝关节屈伸法：受术者仰卧，按摩师站于一侧，一手按住其膝部，另一手握其足踝部，使髋、膝关节同时屈曲，随即拉伸复原。如图 1–6–65 所示。

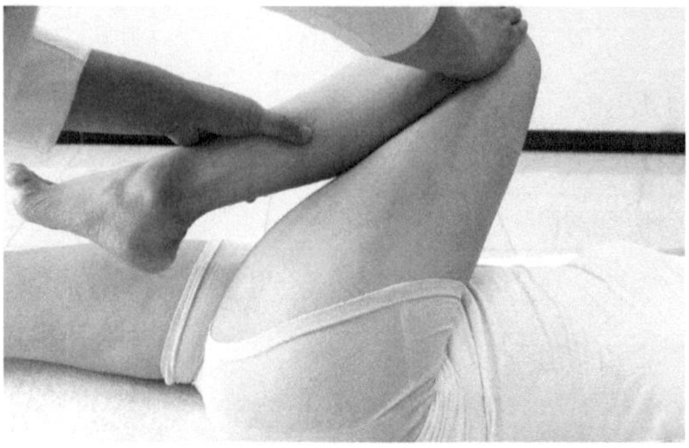

图 1-6-65　髋、膝关节屈伸法

⑨膝关节屈伸法：受术者俯卧，按摩师站于一侧，一手扶其腘窝上部，另一手握其踝部，做膝关节屈伸活动。如图 1-6-66 所示。

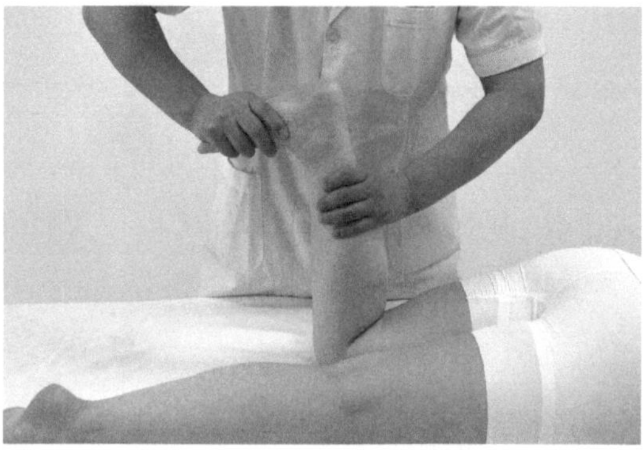

图 1-6-66　膝关节屈伸法

⑩踝关节屈伸法：一手托受术者踝部，另一手握其足跖部，做踝关节屈伸活动。如图 1-6-67 所示。

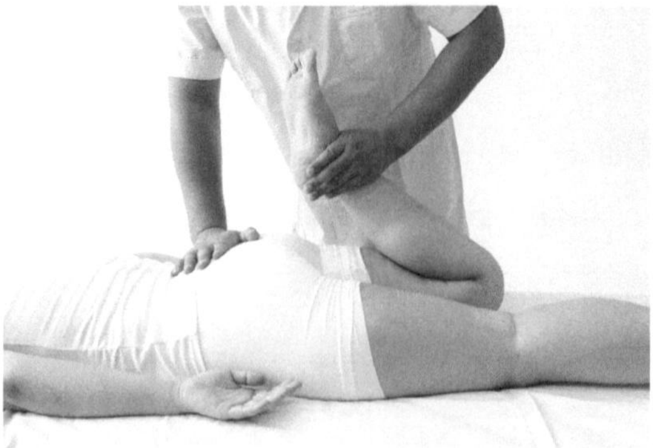

图 1-6-67　踝关节屈伸法

【动作要领】

屈伸幅度以生理活动范围为限，依关节的解剖特点而定，不可强用。频率要由慢到快，幅度要由小到大，讲求稳妥灵活，不可生拉硬拽。

【作用】

行气活血，滑利关节，松解粘连。

【复习题】

1. 按摩手法分几类？
2. 摩擦类手法有哪些？
3. 挤压类手法有哪些？

【附】小儿按摩常用手法

一、推法

【操作】

用拇指桡侧缘或螺纹面，或食指、中指螺纹面，在一定部位或穴位上沿一定方向推动，称“推法”。分直推法、旋推法、分推法三种。

直推法：以拇指桡侧缘或螺纹面，或食指、中指螺纹面在穴位上做单方向的直线推动（附图 1–1）。

旋推法：以拇指螺纹面在穴位上做顺时针方向的旋转推动（附图 1–2）。

分推法：用两手拇指桡侧缘或螺纹面，或用双手食指、中指螺纹面自穴位中间向两旁做横线或弧线推动（附图 1–3）。

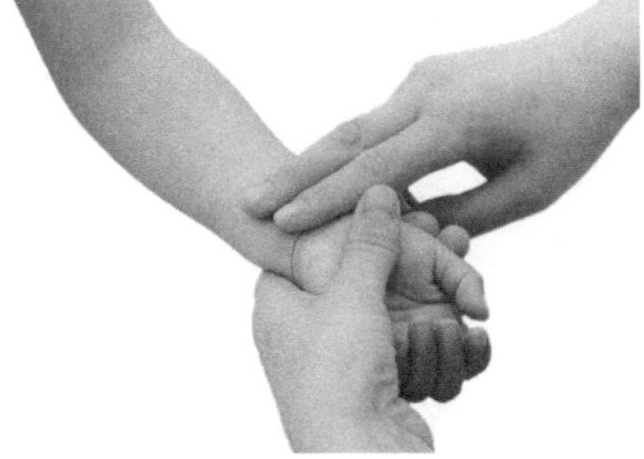

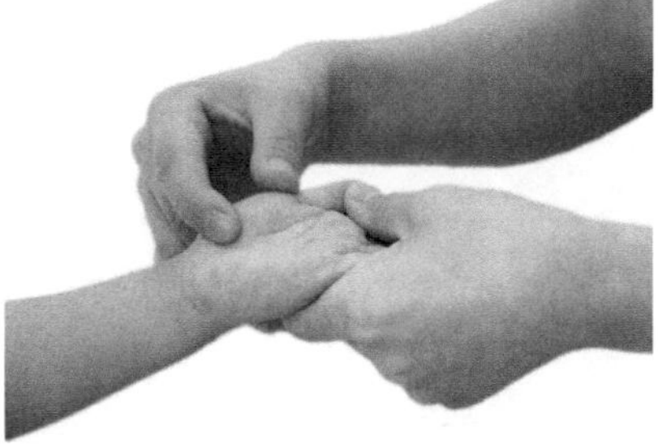

附图 1–1　直推法

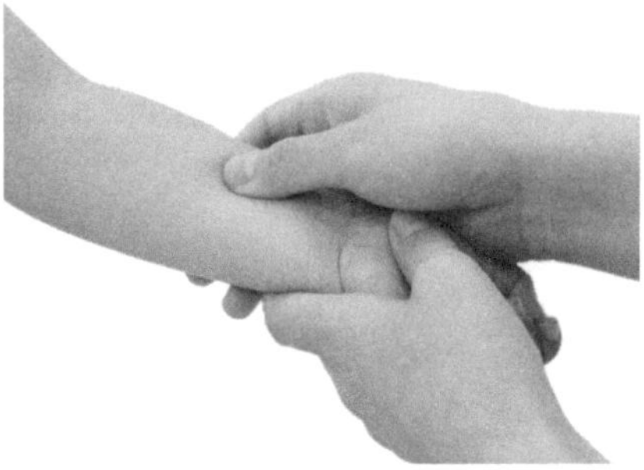
附图 1–2　旋推法

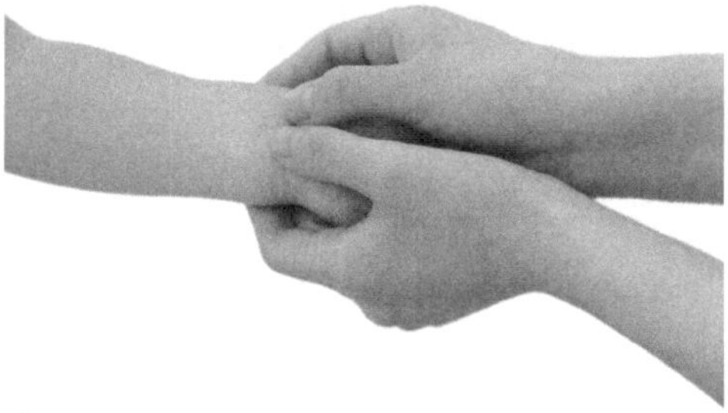
附图 1–3　分推法

【要求】

推法要有节律，用力均匀柔和，始终如一，同时注意是在体表进行操作，不要推及皮下组织。速度每分钟 200 次左右。

【作用】

补虚泻实，消积导滞，健脾和胃。

二、拿法

【操作】

用拇指和食、中二指，或用拇指与其余四指对称用力，提捏一定的部位或穴位，进行一紧一松的拿捏，称“拿法”。分三指拿法、五指拿法（附图 1–4、附图 1–5）。

【要求】

刚柔结合，用力由轻到重。

【作用】

发汗解表，止惊定搐，舒筋通络。

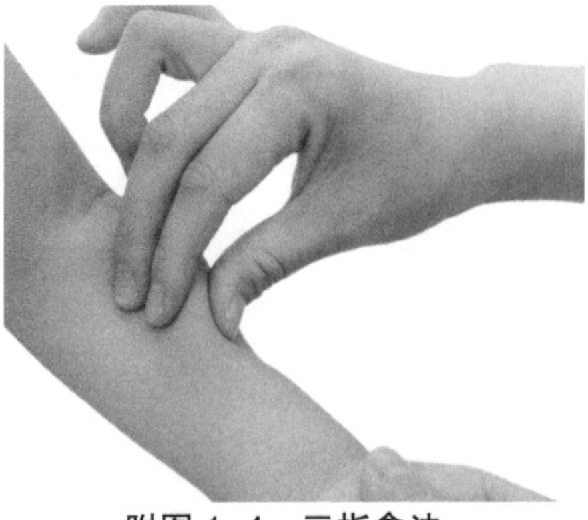
附图 1–4　三指拿法

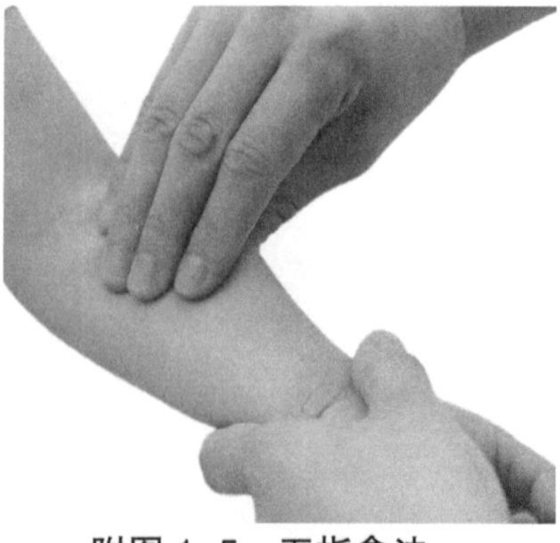
附图 1–5　五指拿法

三、按法

【操作】

用拇指螺纹面或掌根在一定的部位或穴位上，逐渐用力按压且按而留之，称按法（附图 1–6）。

【要求】

垂直向下，缓缓用力，稳而持续。

【作用】

镇静安神，疏通经络。

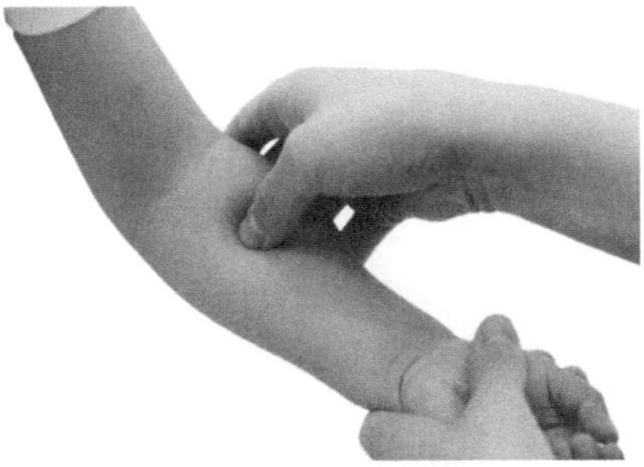

附图 1–6　指按法

四、摩法

【操作】

用食指、中指、无名指指面或手掌掌面附着于一定部位或穴位上，以腕关节连同前臂做顺时针或逆时针环形抚摩，称摩法。分指摩法、掌摩法两种。（附图 1–7）

【要求】

摩法动作要轻快柔和，用力平稳均匀，仅达皮下，不带动深层组织，每分钟 120 次左右。

【作用】

宽胸理气，健脾和胃，消积导滞，活血化瘀，消肿止痛。

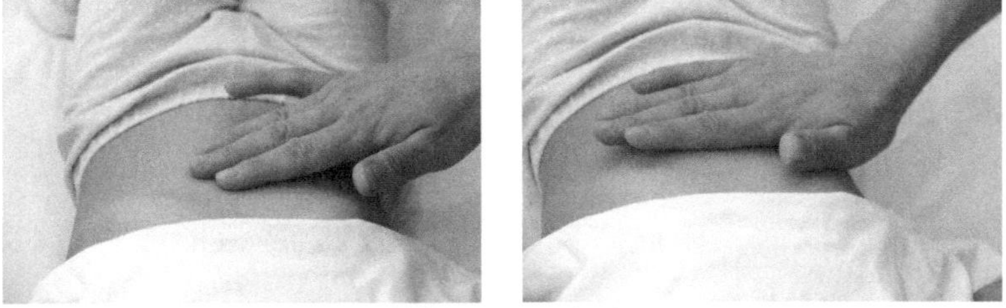

附图 1–7　摩法

五、揉法

【操作】

用手指螺纹面或大、小鱼际及掌根等部分，吸定于一定的部位或穴位上做回旋揉动，称“揉法”。揉法分指揉法（附图 1–8）、鱼际揉法（附图 1–9）、掌根揉法（附图 1–10）三种。指揉法中仅用拇指或中指螺纹面揉，称单指揉法；用食、中两指分揉两穴者，称对指揉法。

【要求】

揉法用力要轻快柔和，均匀着实，要带动皮下筋脉一起滑动，速度为每分钟 120 ～ 160 次。

【作用】

宽胸理气，健脾和胃，消积导滞，活血化瘀，消肿止痛。

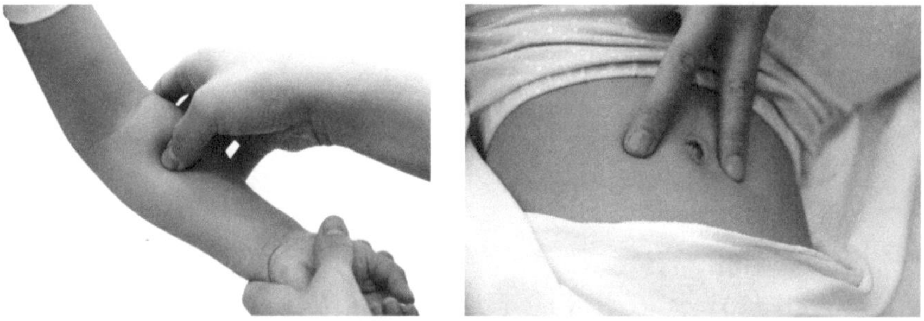

附图 1–8　指揉法

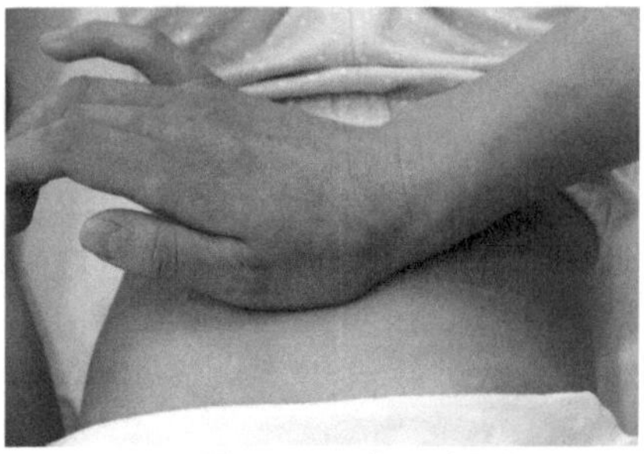

附图 1–9　鱼际揉法

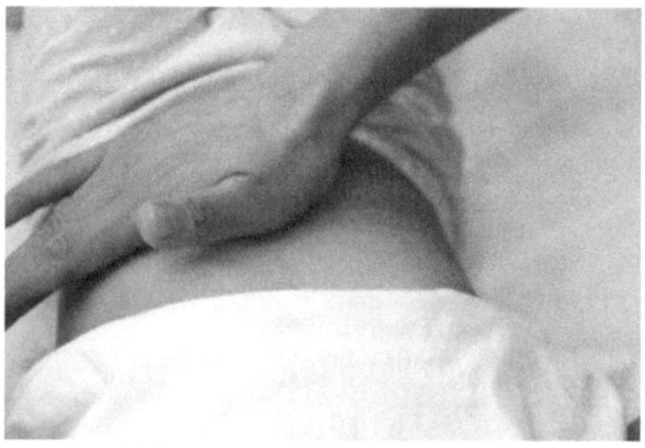

附图 1–10　掌根揉法

六、运法

【操作】

用拇指或中指螺纹面，由此穴向彼穴或在穴周做弧形或环形移动，称运法（附图 1–11）。

【要求】

宜轻不宜重，宜缓不宜急，在体表旋绕摩擦推动，不带动深层肌肉组织，速度为每分钟 80 ～ 120 次。

【作用】

调和气血，疏通经络。

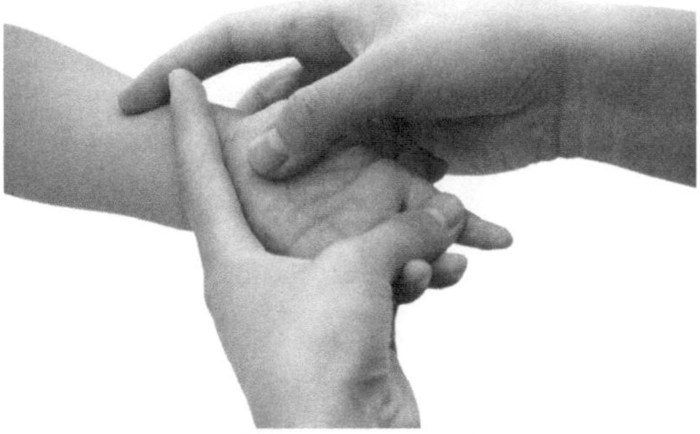

附图 1–11　运法

七、掐法

【操作】

用拇指指甲垂直用力，重刺穴位，称掐法（附图 1–12）。

【要求】

逐渐用力，不能抠动而掐破皮肤，掐后轻揉局部以缓解不适。每次掐 3 ～ 5 次。

【作用】

醒神开窍。

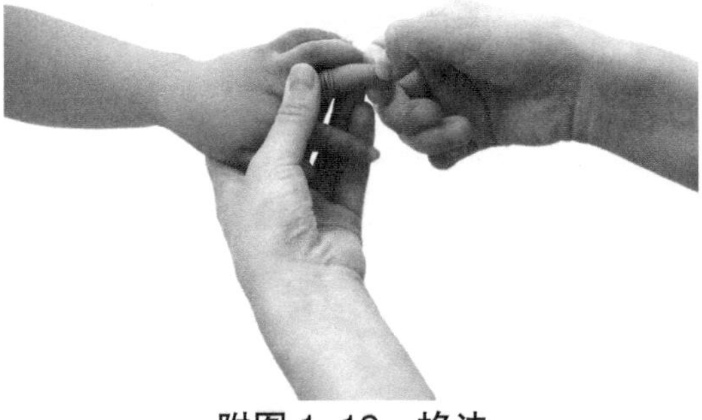

附图 1–12　掐法

八、捏法

【操作】

用拇指和食、中二指在肌肤上做对称性挤捏，随即放松，称捏法。捏法沿脊柱部进行操作，称捏脊法。捏法又分拇食指捏脊法、拇食中指捏脊法。（附图 1–13、附图 1–14）

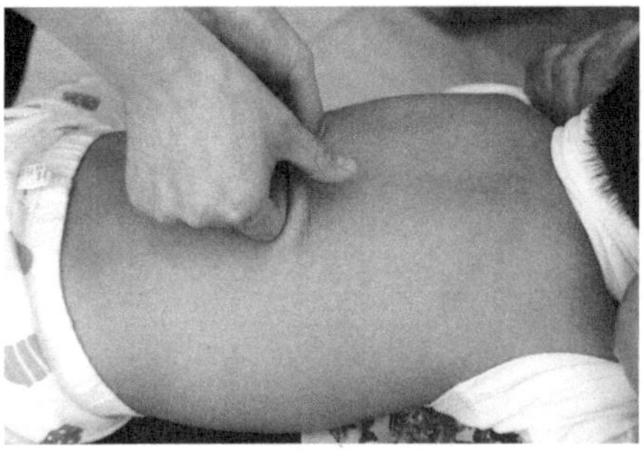

附图 1–13　拇食指捏脊法

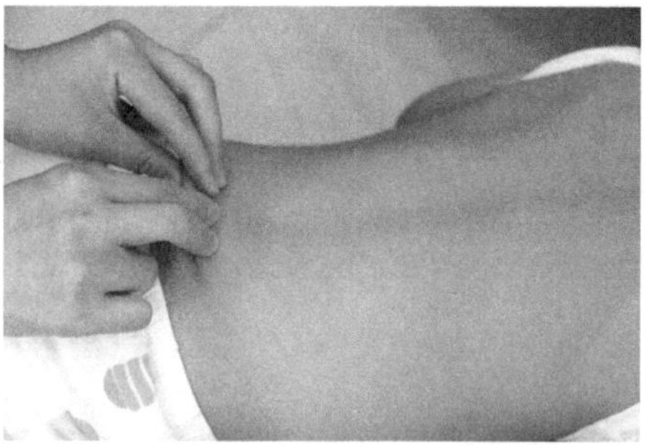

附图 1–14　拇食中指捏脊法

①拇食指捏脊法：以食指屈曲，用食指中节桡侧缘顶住皮肤，拇指前按，两指同时用力提拿肌肤，双手交替捻动向前推行。

②拇食中指捏脊法：用拇指桡侧缘顶住皮肤，食中两指前按，三指同时用力提拿肌肤，双手交替捻动向前推行。

【要求】

着力要均匀柔和，持续连贯，不可拧转。

【作用】

疏通经络，调和气血，健脾和胃，培补元气。

九、摇月斗肘法

【操作】

用左手拇、食指、中指三指托患儿肘部，再以右手拇、食二指插入虎口，同时用中指按定板门穴，然后屈腕上下摇之（附图 1–15）。

【次数】

20 ~ 30 次。

【临床应用】

顺气活血，通经活络，主要用于食欲不振、疳积等症的治疗。

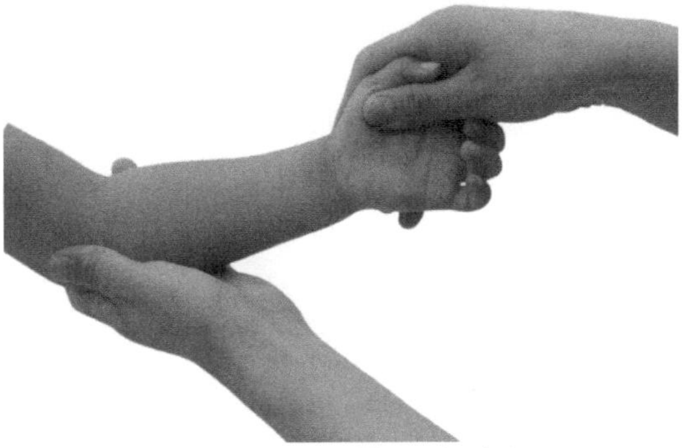

附图 1–15　摇月斗肘法

十、黄蜂入洞法

【操作】

用食、中二指指端在两鼻孔下缘揉动（附图 1–16）。

【次数】

50 ～ 100 次。

【临床应用】

开肺窍、通鼻息、发汗解表，主要用于外感风寒、发热无汗及鼻塞不通等症的治疗。

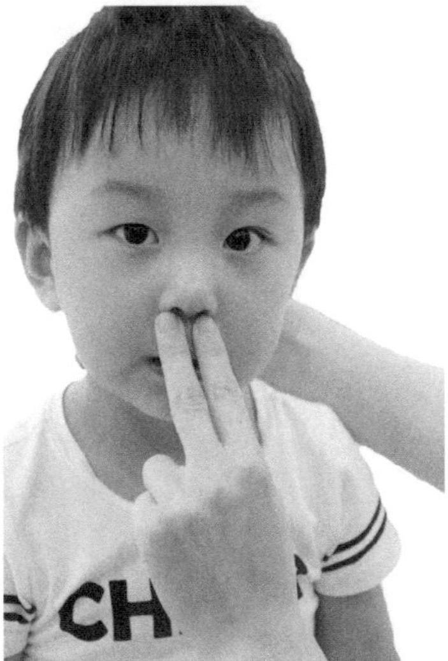

附图 1–16　黄蜂入洞法

十一、猿猴摘果法

【操作】

用两手食、中二指夹住患儿两耳尖向上提 10 ~ 20 次；再用拇、食二指捏两耳垂向下拉 10 ~ 20 次，如猿猴摘果状（附图 1–17）。

【临床应用】

驱寒祛热，常用于寒热往来、疟疾、寒痰、食积等症的治疗。

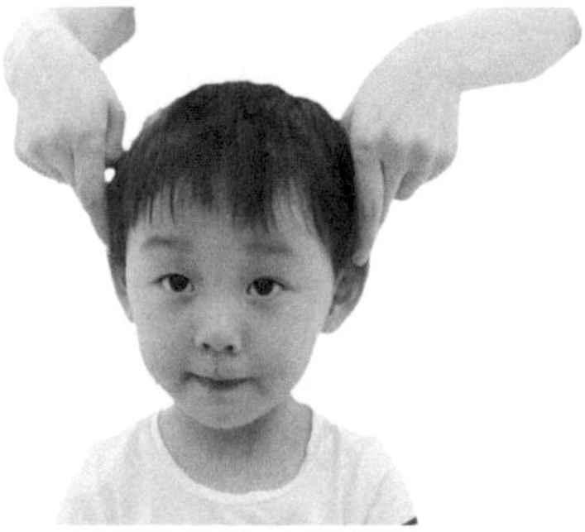

附图 1–17　猿猴摘果法

十二、苍龙摆尾法

【操作】

用左手托患儿肘部，右手拇、食二指拿患儿食、中、无名三指，左右摇动如摆尾状（附图 1–18）。

【次数】

20 ~ 30 次。

【临床应用】

开胸理气，退热除烦，常用于治疗发热、躁动不安等症。

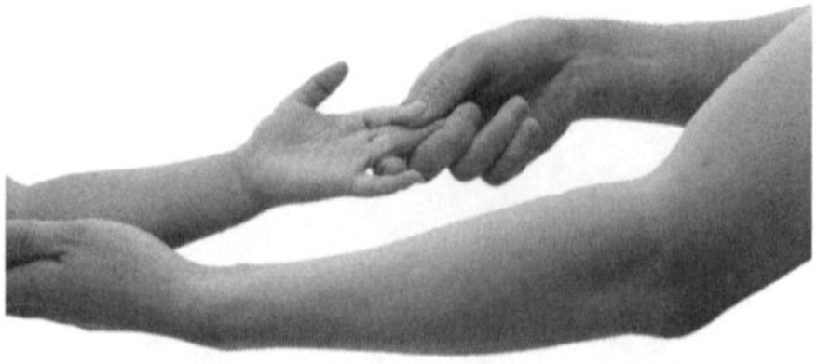

附图 1–18　苍龙摆尾法

十三、凤凰展翅法

【操作】

用两手食、中二指，固定患儿腕部，同时拇指掐患儿精宁、威灵二穴，并上下摇动，如凤凰展翅状（附图 1–19）。

【次数】

20 ~ 30 次。

【临床应用】

宣通气机、祛寒解表，用于治疗因风寒困扰而致的呃逆等症。

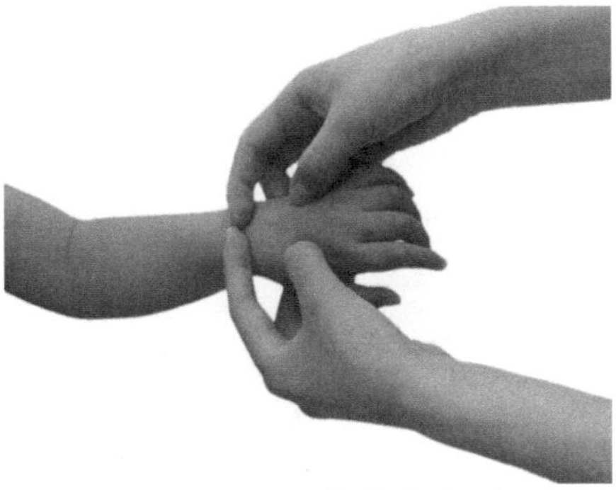

附图 1–19　凤凰展翅法

十四、水底捞月法

【操作】

用左手握患儿四指，掌心向上，右手滴凉水于患儿内劳宫处，用拇指端蘸水由小指根推运起，经掌小横纹至内劳宫，边推运边吹凉气（附图 1–20）。

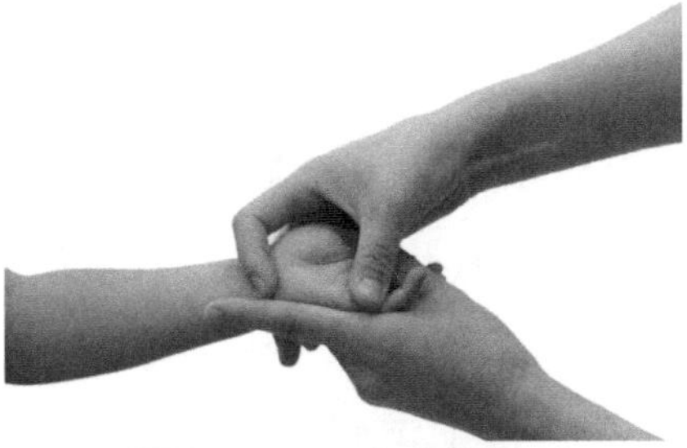

附图 1–20　水底捞月法

【次数】

30 ~ 50 次。

【临床应用】

水底捞月为清热大法，能清热凉血、宁心除烦，对高热神昏、烦躁不安、邪入营血之症，疗效尤佳。

十五、打马过天河法

【操作】

运内劳宫后用右手食、中二指指面蘸凉水，从总筋穴起，弹打至洪池穴，边弹打边吹凉气（附图 1–21）。

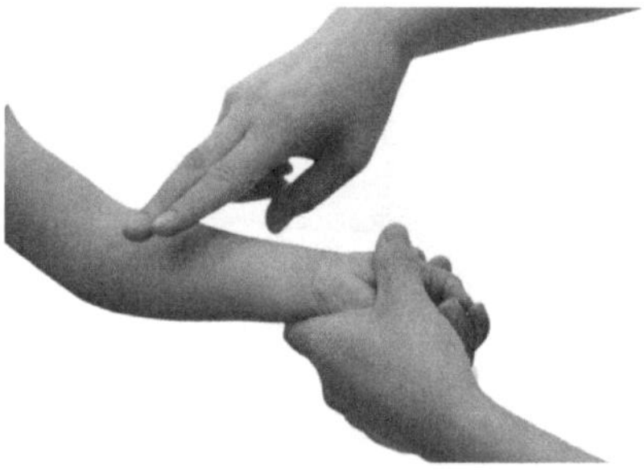

附图 1–21　打马过天河法

【次数】

10 ~ 20 次。

【临床应用】

打马过天河法能通经络、退热，用于治疗高热、神昏谵语、上肢麻木抽搐等实热证。

十六、揉脐及龟尾法并推七节骨法

【操作】

患儿仰卧，按摩师一手食指、中指揉脐，另一手食指、中指揉龟尾；再令患儿俯卧，自龟尾推至七节骨处为补法，反之为泻法（附图 1–22）。

【次数】

揉脐及龟尾 50 ~ 100 次，推七节骨 300 次。

【临床应用】

本法用补能健脾止泻，治疗腹泻；泻法能泄热通便，治疗便秘。

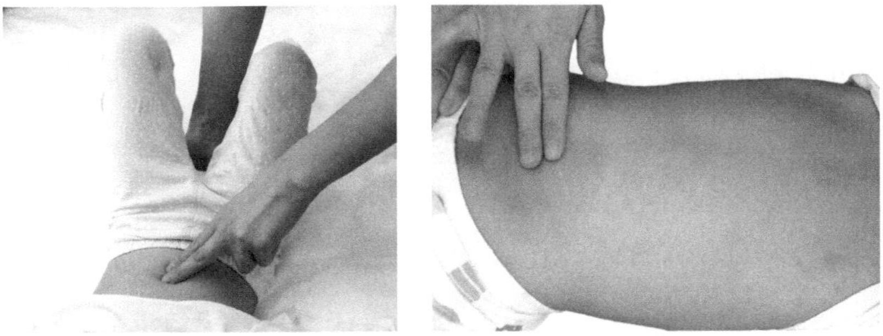

附图 1-22　揉脐及龟尾法、推七节骨法

十七、开璇玑法

【操作】

首先从璇玑穴开始，沿胸肋间隙自上而下向左右两旁分推，接着从鸠尾穴处向下直推脐部，然后再在脐腹处左右摩挪，最后再从脐中推下小腹（附图 1–23a、附图 1–23b、附图 1–23c、附图 1–23d）。

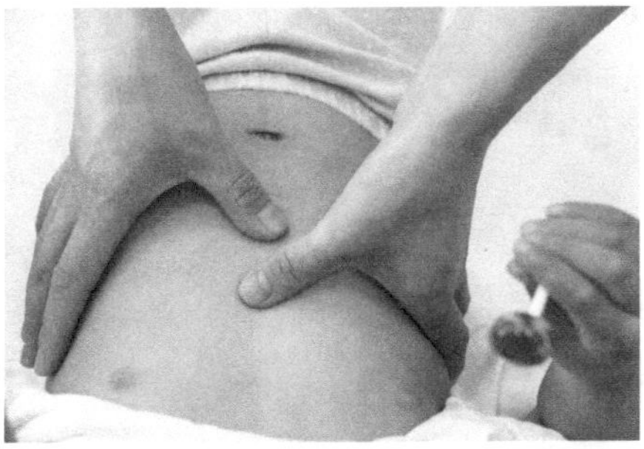

a

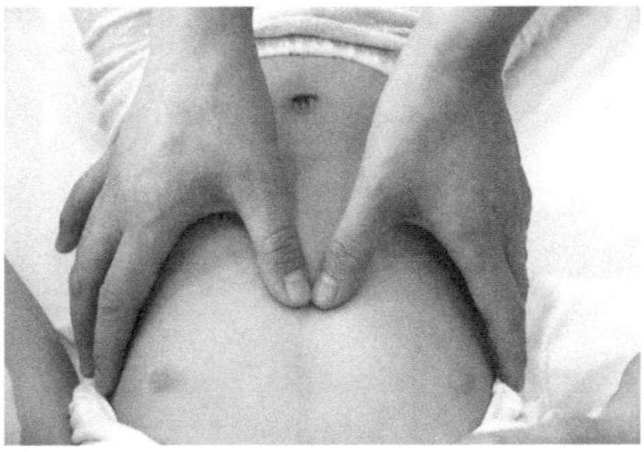

b

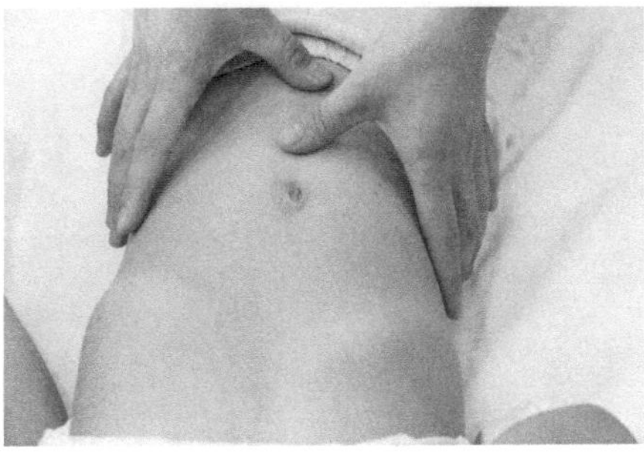

c

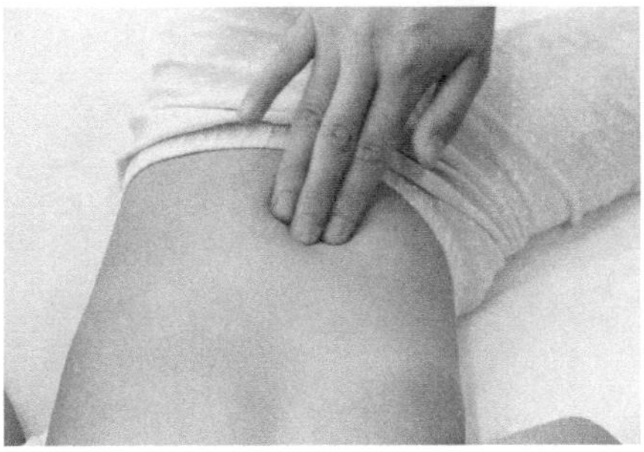

d

附图 1-23　开璇玑法

【次数】

各 50 ~ 100 次。

【临床应用】

开璇玑法，能开通脏腑，因此临床上对于痰邪壅阻、食积不化引起的胸闷气促、咳痰不畅、腹痛、呕吐、泄泻等实热证均可运用。

十八、二龙戏珠法

【操作】

按摩师一手拿捏患儿食指、无名指的指端，并使其掌心向上，前臂伸直；另一手拇、食指自患儿阴池、阳池穴起，以指端缓缓向上移动按捏至曲池穴（附图 1–24）。

【次数】

按 20 ~ 30 遍。

【临床应用】

二龙戏珠法性温和，能调和阴阳，既能通阳散寒，又能退热镇惊，用于治疗四肢抽搐、惊厥等症。

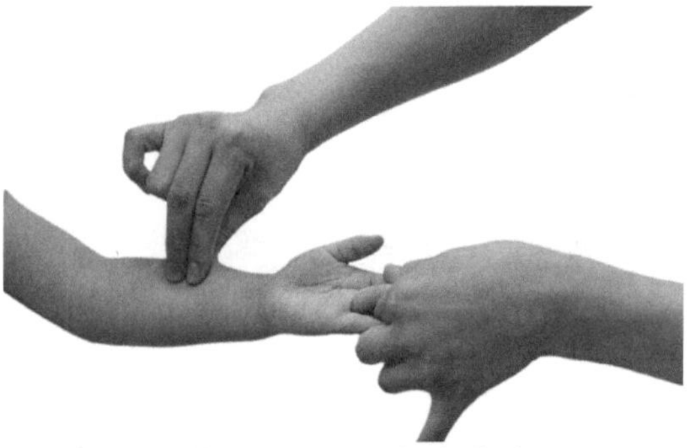

附图 1–24　二龙戏珠法

第七节　按摩练功

按摩练功是一种通过特定的姿势动作，并配合呼吸运动以及借助其他器械来强身健体、锻炼功力的方法。按摩练功是按摩学的一个重要组成部分，其主要目的在于提高保健按摩师的身体素质和专业技能，包括基本的指力、臂力和腰腿部力量，以及对力的体验、把握和运用。

按摩手法是按摩师防治疾病的主要手段，按摩手法的功力、技巧是疗效差异的关键。良好的手法必须是“柔和、均匀、持久、有力”。这就需要按摩师有一定的指力、臂力、腰腿力等身体整体力量和灵巧娴熟的动作。而按摩练功方法重视肌肉等伸缩能力的训练，使这种肌肉运动所产生的力更适合于手法所需要的“力”。

按摩是一种脑力和体力相结合的劳动，按摩师在具备良好心理素质的同时，还必须具备良好的身体素质。按摩练功为按摩师具备上述条件打下了基础。

按摩练功动作明确、锻炼全面、针对性强。练功中，首先强调步势，要求通过下肢各种屈曲、起伏动作，使下肢肌肉、韧带以及腹肌、腰肌、背肌等得到全面锻炼。长期练习，可使下肢肌肉充实，力量大增。练功还通过各部分肌肉的伸展收缩，可使指掌、上肢肌肉力量得到更大锻炼，有助于振法、抖法、扳法的学习。通过较长时间肌肉紧张性锻炼，可增强手法耐力，是保持手法持久性和连贯性的基础。所以说，功法是手法的基础。进一步手法学习和训练，能够使功法锻炼水平更加增强与提高，如滚法、按法等许多手法的练习，均要求在一定的步势下进行。随着手法练习的进行，一方面使功法基础不断加强，另一方面使练习者对功法要领的理解不断加深。功法与手法相结合，可使按摩手法技术日渐纯熟，达到临床治疗的基本要求，即“一旦临证，机触于外，巧生于内，手随心转，法从手出”。

八段锦是我国广泛流传的一种医疗练功法，历来深受人们喜爱。八段锦被比做精美的丝织品，因其有八个动作，故名八段锦。其特点为招式简单易练，舒展大方，有调五脏、强健四肢、增加肌力之效。八段锦练功方法有数种，如“文八段”“武八段”等。下面我们介绍“文八段”。

一、两手托天理三焦

【预备】

①立正，两臂自然松垂身侧，十指伸展，躯体自然正直。

②两脚平行分开，与肩同宽，足趾抓地，足心稍离地上提。

③如上势站立片刻，鼻吸口呼，意守头顶中央“百会”。

【动作】

①两手掌心朝上，指尖相对，拇指向前，从脐下耻骨部起向上升提至胸前两乳处。

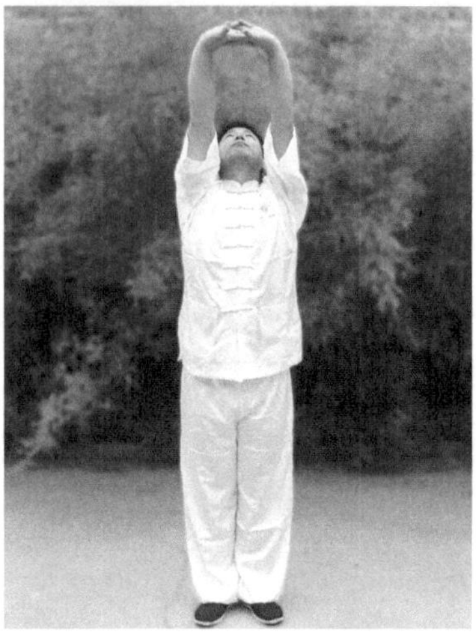

图 1–7–1　两手托天理三焦

②翻掌 360°，并向头顶上方举起，两臂伸直，两手指尖相对，掌心朝上，如托天之势。同时，两脚跟提起离地，仰头目视双掌。如图 1–7–1 所示。

③两手经胸前自然放下复原。同时，两脚跟放下着地。

以上动作反复做 8 ～ 12 次。宜配合呼吸：两手上托时吸气，放下复原时呼气。

二、左右开弓似射雕

【预备】

立正，两手自然下垂。

【动作】

①左脚向左踏出一步，两膝弯屈成马步。

②两臂内收上屈，在胸前交叉，左臂在内，右臂在外，两手十指伸展，掌心朝内下，交于对侧肩臂。

③两手握拳，同时配合动作如射箭：左手如握弓，食指与拇指伸直呈“丫”形，左臂向左抽出并伸直，头随之左转，眼看左手食指。同时，右手握拳如执箭，从左手食指、拇指上方经过，展臂向右平拉，如拉弓射箭状。如图 1–7–2 所示。

④两臂自然放下复原，然后，出右脚，做右侧“开弓射雕”，动作同上，方向相反。

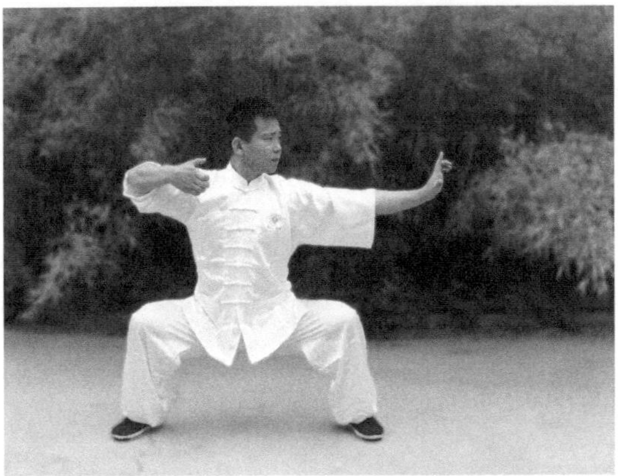

图 1-7-2　左右开弓似射雕

⑤以上动作反复 8 ~ 12 次（一左一右为 1 次）。宜配合呼吸：展臂拉弓时吸气，松臂复原时呼气。

三、调理脾胃臂单举

【预备】

立正，两臂自然松垂身侧，两腿靠拢，膝关节伸直。

【动作】

①左脚向旁迈一步与肩同宽，自然站立，两肘屈曲，两臂平举，弯曲于胸前，掌心向下，指尖相对。

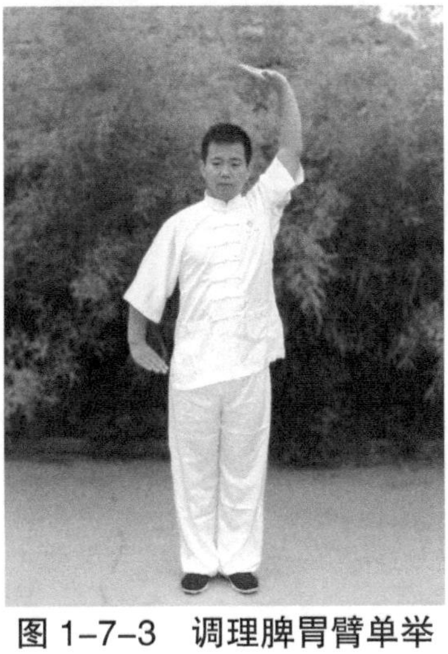

图 1-7-3　调理脾胃臂单举

②左手翻掌向上高举过头，指尖向右，掌心向上；同时，右手用力伸肘下按，掌心向下，指尖向前；吸气。

③两臂保持伸直状态，从身体两侧自然放下，左脚回收，两足并拢，还原直立，呼气。

④左右换手，动作同上。如此反复 8 ~ 12 次（一左一右为 1 次）。

四、五劳七伤向后瞧

【预备】

立正，两臂垂身侧，挺胸收腹。

【动作】

①两足分立，与肩同宽，两臂伸直，掌心向后，指尖向下。

②上体不动，仅头颈部慢慢向左转，眼向左后方看，同时深吸气，两臂尽量外旋，使掌心向外。复原，呼气。如图 1–7–4 所示。

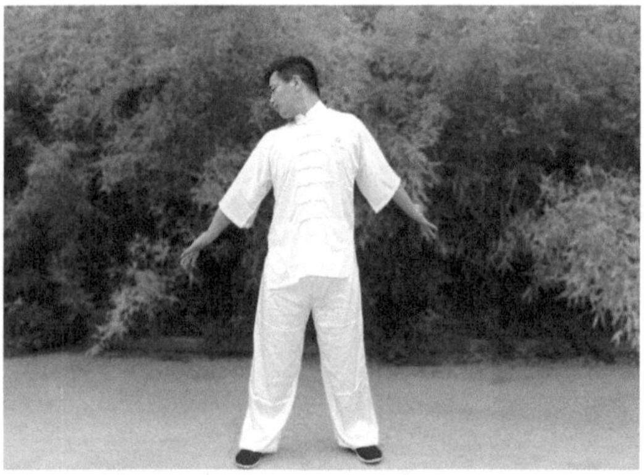

图 1–7–4　五劳七伤向后瞧

③上体不动，仅头颈部慢慢向右转，眼向右后方看，同时深吸气，两臂尽量外旋，使掌心向外。复原，呼气。

④如上反复 8 ~ 12 次（一左一右为 1 次）。

五、摇头摆尾去心火

【预备】

两腿分开约一肩半宽，屈膝成马步，两手虎口向内置于膝上。

【动作】

①上体及头向左转，摆动 3 次，吸气，与此对应，臀部向右摆动。复原，呼气。

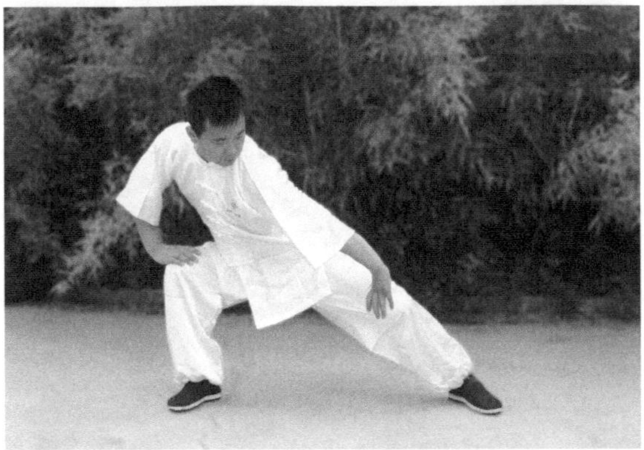

图 1–7–5　摇头摆尾去心火

②上体及头向右转，摆动 3 次，吸气，与此对应，臀部向左摆动。复原，呼气。

③重复如上动作 8 ~ 12 次（左右摆动为 1 次）。

六、两手攀足固肾腰

【预备】

立正，两腿靠拢，两膝伸直。

【动作】

①两手反锁（一手掌心握住另一手掌背）在背后，抵撑住腰骶部，两肘微屈上体后仰，脸面朝上。

②上体向前弯屈，两手松开，两臂垂下，两膝保持挺直，两手指尽量触捏两脚尖，自然呼吸。

③直立复原。再重复如上动作 8 ~ 12 次（一仰一屈为 1 次）。

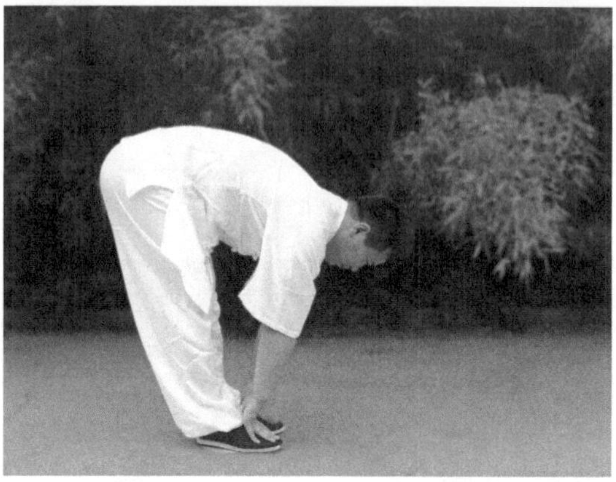

图 1-7-6　两手攀足固肾腰

七、攥拳怒目增气力

【预备】

两腿分开，屈膝成马步，两手握拳放在腰旁，拳心向上，怒目瞪眼，虎视前方。

【动作】

①右拳头向右或前方内旋冲出，由缓趋急，臂直平肩，拳心向下，稍作停留。拳头向前方冲击时，呼气带有爆发声“嘿”。拳头回收腰旁，复原，吸气。

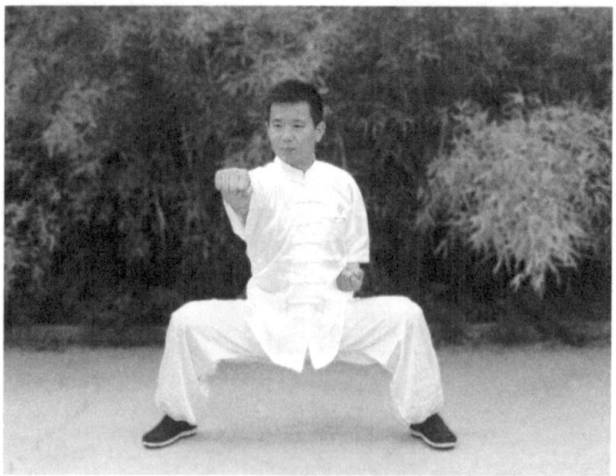

图 1-7-7　攥拳怒目增气力

②接着冲出左拳，动作同上。

③重复 8 ~ 12 次（一右一左为 1 次）。

八、背后七颠诸病消

【预备】

立正，两腿靠拢，直膝，挺胸。

【动作】

①两手反剪（一手指掌心握住另一手食指、中指）在背后。

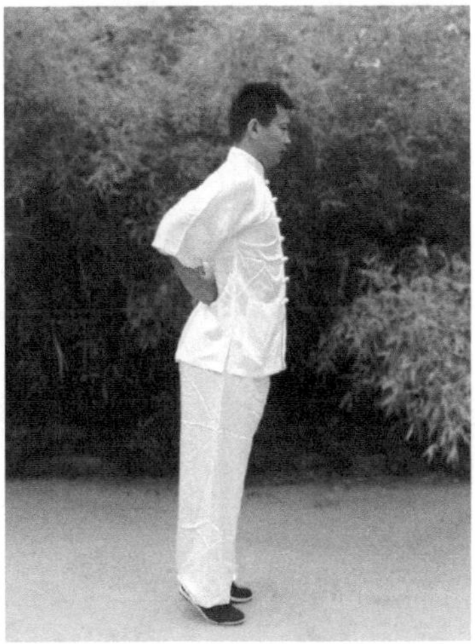

图 1-7-8　背后七颠诸病消

②双脚跟尽量向上缓缓提起，向上伸颈，头向上顶，同时吸气。

③身体尽量放松，脚跟自然落下，当稍触及地面时又把脚跟向上提起，整个身体似弹性般上下反弹，抖动 7 下，同时呼气复原。

④双脚跟又尽量向上缓缓提起，重复以上动作 8 ～ 12 遍（抖动 7 下为一遍）。

第二章　按摩精油相关知识

第一节　植物精油概述

植物精油又称植物精质或植物挥发性油，是芳香植物中含有浓厚气味的液态成分，是从特定的植物特定部位，如植物的根茎、躯干、树脂、种子、叶子、果实、花朵中提炼（萃取）出来的具有挥发性和香气，且不溶于水的物质。

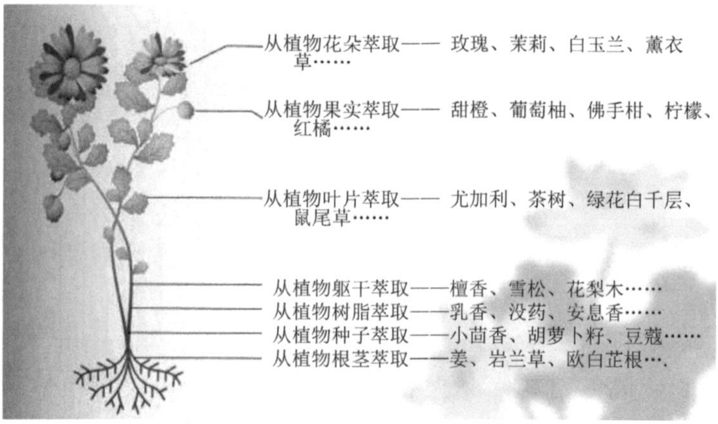

图 2-1-1　植物萃取精油示意图

一、植物精油的形成

精油是植物通过叶绿体，利用太阳释放出的电磁能进行一系列生物化学反应所制造出来的能量有机物质。

靠着光合作用，植物不仅为自己生产粮食，某些植物还能进一步把这些养分再制成具有挥发性的芳香分子，以抵抗病虫害，或是在森林大火时，使地上枝叶迅速燃烧以保住根部。这些芳香分子被储存于植物不同部位的腺囊体中，高温下或挤压时即会释出。

二、精油的萃取方法

（一）压榨法

没有经过高温高压，氧化也减到最低程度，所得精质气味与成分最接近原植物状态。如：柑橘类的精油，甜橙、柠檬、佛手柑等。

（二）蒸馏法

主要设备分三部分，即蒸馏桶、冷却桶、分离桶。

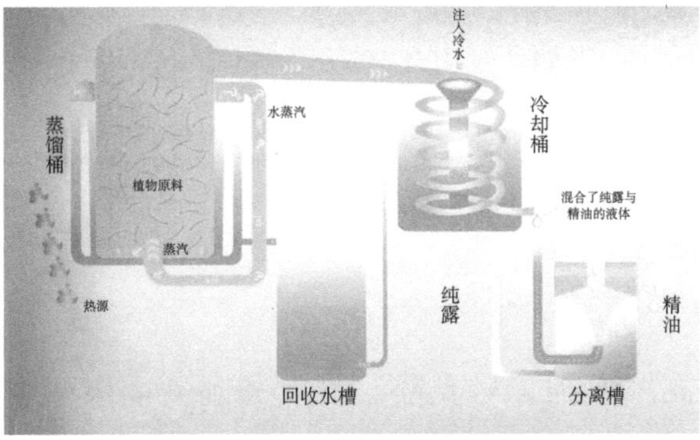

图 2-1-2　蒸馏过程示意图

蒸馏法可分为两种：一种是用水蒸馏法，另一种是蒸汽蒸馏法。有时候，两种方法也同时交替进行。

蒸汽蒸馏是将从蒸锅炉中出来的高压蒸汽管通到蒸馏器内；水蒸馏的原理则是在蒸馏器内加满水，然后加热使其煮沸而产生蒸汽。蒸汽带着芳香精油的分子，再进入一个有冷却系统的冷却桶，冷却过程让漂浮在蒸汽中的芳香分子回落到水中，随之流入分离桶，此时油水分离，油即为植物的精质（通常称为精油），水即为纯露。

蒸馏法是目前最常用的萃取芳香植物精质的方法。另外，还有循环水蒸馏法、渗透蒸馏法和低温蒸馏法。

（三）脂吸法

脂吸法是利用油脂来吸收芳香精华，是萃取精油最古老的方法。在层层相叠的玻璃片中涂抹厚厚的油脂（猪油或牛油），放入花朵后盖上静置，期间更换花朵，直到油脂吸满芳香分子，再将油脂与芳香精质分离，需时20天至30天。所产精油浓度高、气味饱满，称为原精（Absolute）。但时间长，成本高。

（四）溶剂萃取法

溶剂萃取法是替代脂吸法萃取珍贵花香类的方式。以乙烷为溶剂。萃取时间短，约一小时，萃油率高，成本低，乙烷可以回收，相应精油价格较便宜。

（五）超临界二氧化碳（CO_2）萃取法

此方法是目前最新的萃取精油的方式之一。CO_2在改变温度和强大气压下呈液体状态，萃取出精油后恢复正常数值，CO_2呈气体挥发，完全不用高温，不破坏原植物的芳香分子结构，也不产生化学变化。但这种设备昂贵，所萃取的精油也价格不菲。

三、精油的保存

植物精油具有高挥发性，对光线、温度和湿度都很敏感，因此，在保存上要注意以下几点：

其一，精油应该用深色的玻璃瓶盛装，因为过强的光线会破坏精油的品质；精油会腐蚀塑胶，所以绝不可用塑胶瓶装瓶；

其二，精油要放在通风良好、干燥、阴凉的房间内，以木盒储存为佳，避免与药物同放置；

其三，使用后应立即盖紧瓶盖，避免精油过分接触空气，造成氧化和污染。

四、精油品质的鉴别

（一）嗅觉

没有什么方法和工具能比我们自己的鼻子更方便、更准确地辨别精油的纯正与否了。

作为从事芳香保健工作的人员，一定要训练自己有敏锐的嗅觉能力，能清晰地分辨精油的优劣。

（二）包装

包装是辨别精油的“第一印象”。在国外的专业单方精油的包装标签上，一般都要求注明以下几项内容：精油的通俗名称、拉丁学名、纯度标示、植物原产地、萃取部位、有机认证标签、容量、制造商、批号、注意事项、萃取日期等。

由于我国没有相应的行业规范，所以暂以国外的标准为准则。

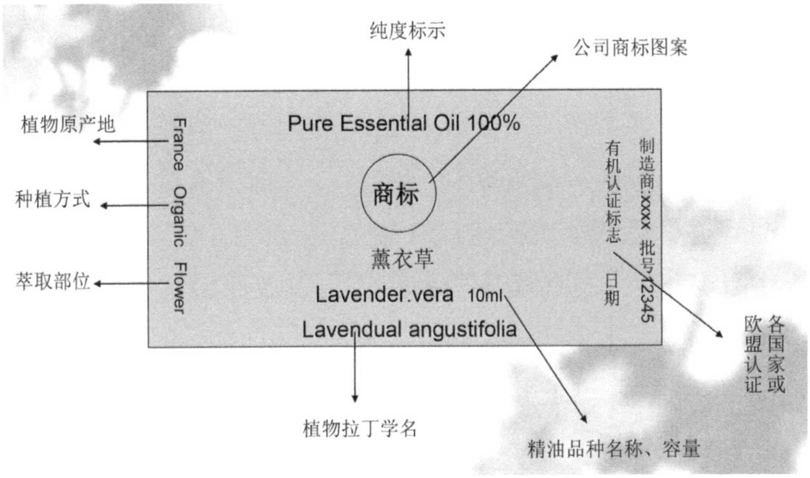

图 2-1-3　包装标签内容

1. 植物学名

植物学名也叫“拉丁学名”。“学名”就是“学术名称”的意思。1753 年，瑞典植物学家林奈（Carolus Linnaneus，1707—1778）出版《植物种志》，以拉丁文替植物命名分类；1864 年，世界第一个植物学会开始普遍使用拉丁学名。

由于不同国家、不同地区对同一株植物有不同的冠名，或同一株植物在当地有多种叫法，或同属不同种的植物容易被混淆，所以按国际惯例，以植物拉丁学名为植物“验明正身”，如在我国的广藿香，又称为刺蕊草；鼠尾草，它们有多个品种，其化学成分和疗效都不相同。所以，在精油包装上除了俗名，更应注明拉丁学名，以便区分掌握特定品种与成分差异。

2. 萃取部位

不同的萃取部位会影响精油的特性，在价格上也会有相当的差异。如丁香，从枝叶萃取的精油在止痛上有卓著的功效，但花苞萃取的精油却有更多的功能，价格也较贵。又如一棵橙树，它的叶、花、果皆可萃取精油，但各自的化学成分、功效和价格都差别很大。所以，标明萃取部位，对精油的选择和使用很重要。

3. 原产地

阳光、水土、气候、海拔高低都会影响精油的成分。某些芳香植物适合在特定的气候环境生长，如果环境改变，其品质也会受到影响，如法国普罗旺斯的高地薰衣草（海拔 800 ～ 1000 公尺）被认为是品质最佳的薰衣草；还有中国的姜、天竺葵，澳洲的茶树、尤加利，印度的豆蔻、黑胡椒，意大利的佛手柑、柠檬等，这些都被认为品质上佳。

4. 栽种方式、有机认证

若是有机种植，通常都有有机认证机构的标签。有机种植表示该农场种植芳香植物的土地，三年内没有使用化学肥料，植株没有喷洒农药或杀虫剂，所萃取出的精油经过有机认证机构通过气相色谱分析仪（GC/MS）检测，确认其精油中没有残留农药、化肥等有害物质，方可发放有机标签。

5. 纯度标示

如果产品经过稀释，则提供精油的百分比浓度，以及用于调和的植物油名称。

五、精油调配及注意事项

（一）精油的调配比例

通常以 5 毫升植物（基础）油为一个计量单位，作为一个百分比（100%），不同年龄滴入纯精油的剂量不同，也就是调配的剂量不同。

0 ～ 6 岁的安全剂量：0.5%（即 5 毫升的基础油中滴入 0.5 滴的纯精油）。

7 ～ 14 岁的安全剂量：1% ～ 2%（即 5 毫升的基础油中滴入 1 ～ 2 滴的纯精油）。

14 岁及以上的安全剂量：1.5% ～ 3%（即 5 毫升的基础油中滴入 1.5 ～ 3 滴的纯精油）。

（二）单方精油和植物油（基础油）的选择

一个优秀的芳香保健师，在调配配方时，除了要考量对方的年龄，更应视对方的身体状况、心理状况以及对香气的喜好，提出精油的搭配和使用方法上的建议。

一个配方中滴入三至五种单方精油（勿超过五种），精油的选择要考量精油的化学成分和香气组合，同一配方也勿连续使用超过三至四个月。

在选择基础油时，也应视对方的皮肤状况，进行复方基础油的搭配，如天气寒冷，顾客皮肤干燥、发痒，基础油可用甜杏仁油配搭小麦胚芽油或鳄梨油，有滋润皮肤、预防干裂的作用。

（三）纯精油的使用原则

原则上不能将纯精油直接使用在皮肤上，除紧急情况外，如烫伤，可直接将薰衣草纯精油滴在烫伤部位。纯精油必须经由基础油稀释，才可以涂抹或按摩在皮肤上，含酚类的精油（如百里酚百里香、丁香、肉桂等）对皮肤有极强的刺激作用。

【思考题】

1. 植物精油的萃取方法有哪些？
2. 植物精油的保存要注意什么？

第二节　精油的主要化学成分及其特性

植物精油大部分的分子化合物都是由碳氢或碳（C）、氢（H）和氧（O）等元素所组成。精油本身的化学结构由两大因素所决定：一是人为的，即经过蒸馏过程；二是植物本身的生物合成。

精油蒸馏的过程中只萃取出植物中具挥发性和不溶于水的物质，如萜烯类和萜品类化合物以及苯基衍生物。植物中一些水溶性物质，例如，酸和糖因为分子太大或太重（单宁酸、类黄酮、类胡萝卜素和多糖等）而无法存留在精油中。

一种植物精油是由100种或以上的成分（目前世界上还没有哪位化学家将天然植物的化学成分的种类研究清楚）所组成的，其主要的化合物种类包括萜烯类、醇类、酯类、醛类、酮类、酚类以及内酯。

一、单萜烯（Monoterpenes）

单萜烯含10个碳原子（2个异戊二烯），在大部分的精油化学结构中都可发现，容易在空气中氧化。

特性：单萜烯脂溶性佳，分子小，很快能穿透皮肤与受体结合，最能促进体内神经传递物质的活跃，具有滋补抗感染的作用，可调节人体的免疫功能。

种类：月桂烯、萜品烯、松油萜、对伞花烃、柠檬烯、樟烯等。

代表精油：单萜烯含量较高的有柑橘属、松科、柏科的植物，如葡萄柚、柠檬、杜松果、丝柏、黑胡椒、欧白芷根等。

注意事项：不宜长期过量使用，否则会造成皮肤和黏膜组织的过度刺激。

二、单萜醇（Monoterpene alcohols）

特性：精油中含有单萜醇的分子呈阳性反应，具有杀菌、抗真菌和抗病毒的特性，可有效改善身体的感染症状；可调节人体免疫球蛋白。

种类：龙脑、侧柏醇、沉香醇、萜品烯四醇、薄荷醇、牻牛儿醇、香茅醇等。

代表精油：茶树、花梨木、沉香百里香、橙花、大马士革玫瑰、马郁兰、甜罗勒、胡椒薄荷等。

三、单萜酮（Ketones）

单萜酮由一个氧原子双键和一个碳原子相连，同时此碳原子和其他两个碳原子单键相连。

特性：单萜酮有强化神经的作用，非常利脑；可分解黏液和脂肪，促进细胞再生。

种类：樟脑、龙脑酮、侧柏酮、薄荷脑、马鞭草酮、大西洋酮、双酮、三酮、香芹酮、胡薄荷酮等。

代表精油：鼠尾草、牛膝草、樟脑、迷迭香、艾草、绿薄荷等。

注意事项：含单萜酮比例高的精油注意谨慎使用，孕妇、婴幼儿、癫痫患者忌用。

四、酯类（Esters）

酯类是由醇和酸变化而来。

特性：具有镇静的特性，尤其是对中枢神经有放松的效果，可抗痉挛、止痛。

种类：苯基酯、乙酸龙脑酯、乙酸沉香酯、水杨酸甲酯、邻氨基苯甲酸甲酯等。

代表精油：罗马洋甘菊、高地薰衣草、快乐鼠尾草等。

五、醛类（Aldehydes）

醛类含有一个氧原子双键，在一个碳原子的尾键相接，第四键经常接着一个氢原子。

特性：有强大的消炎、抗感染、抗病毒作用；可镇定中枢神经，降血压、扩张血管；健胃整肠。

种类：柠檬醛、香茅醛、橙花醛、肉桂醛、牻牛儿醛等。

代表精油：柠檬、香茅、香蜂草、马鞭草、尤加利、小茴香、山鸡椒等。

注意事项：使用剂量勿过高，造成皮肤刺激；肉桂醛容易造成皮肤过敏，勿直接在皮肤上使用。

六、酚类（Phenols）

当一个醇羟基群和一个苯相接所形成的环状就是酚类。酚类的机构呈很强的阳性反应，其化学性也很活泼。

特性：强效杀菌，其作用在精油中是最强的，抗病毒、抗细菌、抗寄生虫；激励免疫系统，提升血压。

种类：百里酚、丁香酚、香荆芥酚、香芹酚、蒌叶酚等。

代表精油：丁香、肉桂、百里香、野马郁兰、印度藏茴香等。

注意事项：对皮肤和黏膜组织有严重刺激，绝不可直接使用在皮肤上；不可长期高剂量使用，有损肝脏。

七、倍半萜烯（Sesquiterpenes）

倍半萜烯为精油中仅次于单萜烯的重要分子，含有15个碳原子。

特性：具有很强的舒缓、镇静效果；抗肿瘤、抗痉挛；还有保护神经、抗组织胺的作用；含有母菊天蓝烃的精油更有强效抗发炎的效果，如德国洋甘菊。

种类：母菊天蓝烃、双氢母菊天蓝烃、榄香脂烯、古巴烯、雪松烯、金合欢烯、姜黄烯等。

代表精油：德国洋甘菊、依兰、西洋蓍草、没药等。

八、倍半萜醇（Sesquiterpene alcohols）

特性：其特性是多重的，包括抗过敏、活络肝脏、活络内分泌腺、抗发炎，甚至有些还有抗肿瘤或增强免疫系统的特性。

种类：α-β-檀香烯、胡萝卜醇、岩兰草醇、广藿香醇等。

代表精油：檀香、广藿香、岩兰草、胡萝卜籽等。

九、倍半萜酮（Sesquiterpene ketones）

特性：倍半萜酮有别于单萜酮，不具神经毒性，非常安全。它有消解黏液、分解脂肪、安定神经的作用。

种类：三酮、β-双酮、α-β-大西洋酮、紫罗兰酮、印蒿酮等。

代表精油：大西洋雪松、永久花、紫罗兰等。

十、氧化物（Oxides）

氧化物结构里包含一个氧原子形成一个环状，主要出于醇类。

特性：能活络呼吸系统的黏膜腺体，具有很强的祛痰、化解黏液的作用；也有清凉、止痛的效果。

种类：1.8 桉油醇、丁香油烃氧化物、沉香醇氧化物等。

代表精油：澳洲尤加利、绿花白千层、月桂、高地牛膝草等。

【思考题】

1. 植物精油的主要化学成分有哪些？

2. 单萜烯类植物精油有什么特性？

第三节　精油的应用方法

一、吸嗅（薰香、蒸脸、桑拿）

吸嗅精油中的芳香分子，可用于减缓感冒流涕、晕车晕船，提神醒脑，改善情绪，调节气氛，净化空气等。

二、按摩（面部、局部、全身）

脸部精油按摩，不仅可紧实皮肤，更能加速精油渗透至皮下组织，促进细胞生长，使皮肤更具弹性和富有光泽，起到美容效果。

全身精油按摩，可释放压力，消除身体和心理的紧张感；促进身体血液循环和淋巴循环，加速新陈代谢；还可缓解肌肉疼痛、僵硬。

三、沐浴（泡澡、淋浴、足浴）

精油泡澡是一种愉快的放松方式，不仅能缓解压力、放松神经、帮助睡眠，还可加速身体血液和淋巴液循环、促进新陈代谢，帮助减肥。

精油足浴是将精油滴在热水盆里，双脚浸泡其中一段时间。浸泡中，脚底可迅速吸收精油，对呼吸道感染有很好效果。天气寒冷时，睡前用精油泡脚，可加速血液微循环，预防四肢冰冷。

四、敷贴（冷敷、热敷）

对于长久的慢性疼痛可使用精油热敷；新近受伤的急性疼痛可使用精油冷敷；冷热交替敷贴则用来改善局部血液循环。

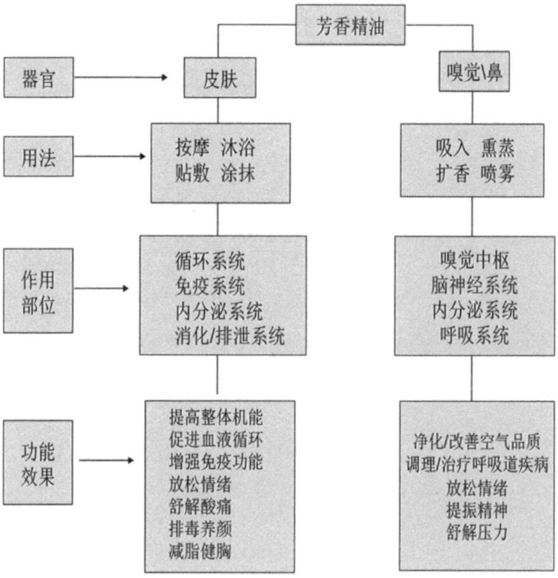

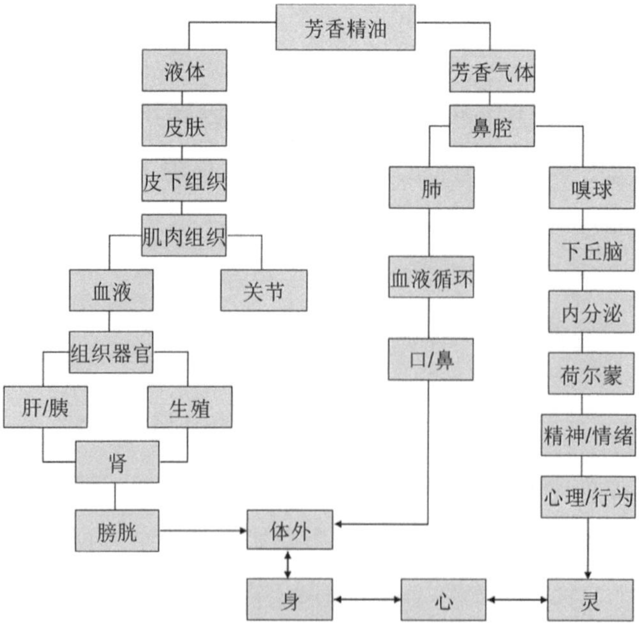

图 2-3-1　精油在人体的循行路径及代谢过程

五、润肤油或乳液

有些精油护肤效果很好。将精油与基础油调配好后，可作为脸部及身体保养的精华油，或制作成润肤乳液使用。

总之，并非要在特定环境、特定时间使用精油，只要需要，随时随地都可使用精油。

【思考题】

1. 植物精油在人体的代谢过程是怎样的？
2. 植物精油的应用方法有哪些？

第四节　精油对人体的作用

精油的科学基础在于每种单方精油皆能测出其内含化学成分，而每个化学分子都具有不同或相同的疗效。

精油是植物活性灵魂的聚合物。因为环境的改变，同种植物在不同季节、不同年度所产精油的成分并不完全一样，呈现出不同的化学型。要了解一种精油的作用，首先需了解这种精油的主要化学组成，即精油的化学型。芳香精油的整体效用包括身体、心理、社会和灵性层面。

一、对身体的作用

①杀菌：精油对抗细菌的方式是破坏其生长环境，同时提升个体免疫功能。含有单萜烯醇、酚类、单萜烯、倍半萜烯的精油都具有协助身体杀菌的作用。

②淋巴排毒：精油能够增加淋巴液流动，从而加速体内废物的排除。因此，精油对瘦身、疾病预防有一定效果。

③强化免疫力：精油通过刺激淋巴结形成抗体以提升机体免疫力。以单萜烯醇成分为主的精油平衡免疫系统为主；而含有酚类的精油则以振奋免疫系统为主。

④保持肌肤弹性：所有精油分子都具有挥发性，原子量都小于 500amu，能够穿透人体皮肤，经血液循环作用于细胞。其微小分子能到达真皮组织层，从而发挥抗氧化功能，刺激皮肤细胞修复与再生。

⑤抗病毒：精油分子能和特定病毒竞争细胞膜的受体蛋白，或直接附着于病毒表面以阻止病毒入侵人体细胞。此外，精油还通过阻止病毒细胞物质代谢，以遏止病毒复制。抗病毒类精油主要含有单萜烯醇、醛类、酚类、单萜烯。

⑥抗真菌：含有单萜烯醇、醛类、酯类和酮类精油能抑制霉菌与酵母菌的生长。

⑦消炎、止痛：组织细胞受损会释放出前列腺素，引发一连串疼痛、炎症反应，精油能抑制前列腺素的合成而达到消炎、止痛的效果。

⑧抗过敏：特定含倍半萜烯的精油能稳定肥大细胞细胞膜，从而抑制组织胺过度分泌。

⑨排痰：特定精油能提高支气管黏膜纤毛振动频率，以促进痰液排出。此外，含桉油醇的精油能刺激支气管黏膜纤毛分泌稀薄黏液，防止因炎症造成黏液变稠而导致细菌易于附着的情形。

⑩消除血肿：特定含双酮及三酮的精油，能快速吸收血肿及输送红细胞代谢物，具有较好的消除血肿作用，如松红梅、永久花。

⑪ 消除胀气、抗痉挛：含酯类、酮类、醚类的精油能放松肠道平滑肌，具有促进消化、刺激肝细胞、调节月经等作用。

二、对心理的作用

精油分子通过刺激嗅觉神经，将刺激传至大脑中枢，使大脑产生兴奋，从而起到调节神经的功能。

不同植物因其特质不同而具有独特的功效，富含氧化物的白千层、澳洲尤加利、土耳其香桃木、绿花白千层、桉油樟、蓝胶尤加利常常能给人带来理性与坚强，从而增强逻辑能力、注意力、记忆力、判断力和远见，并能唤醒活力、强化毅力。此外，精油有助于减缓恐惧、情绪低潮、激动及不安等情绪。对于神经紧绷的人，精油可以协助其全身心放松；而对于萎靡不振的人，则可使用提振精油刺激其产生精神动力。

部分精油已被证实能提升体内神经递质 5- 羟色胺的含量，从而能够促进人际交流，给心灵带来自在与安宁。

三、对社会的作用

植物生长在自然环境中，它们知道如何与闪电雷鸣、疾风骤雨相处，也知道如何通过根茎、枝叶、花朵展示自己的独特魅力。精油是从植物的花、叶、根、茎或果实中萃取出来的芳香分子，是浓缩了植物生命力的珍贵素材。使用精油，可以使人类与自然更好地融合成一体。

现今社会，由于压力过大，导致许多人出现焦虑、忧郁、紧张等不良情绪，精油可以影响情绪，具有抗抑郁和鼓舞作用，还可平静、振奋、平衡身心。在社会层面上，能够给个体带来空间与时间的无限延伸。

此外，精油还能给个体带来奇妙的关系变化，这种关系不仅仅局限于人际关系，还包括个体的内在关系，与周边环境的关系以及与自然的关系。

四、精油可能产生的负面反应及注意事项

（一）精油致敏性

光敏性：有些柑橘属果实类精油具有光敏性（含呋喃香豆素），使用后晒太阳会灼伤并产生色斑，如佛手柑、柠檬等。一般情况下，精油的成分两小时后就会从体内代谢掉。

致癌性：如樟树、龙艾、热带罗勒、白菖蒲中的黄樟素、甲基醚蒌叶酚等，如长期（每天连续使用超过三星期）、高剂量（每日使用20%以上）使用，有可能会致癌并刺激皮肤。

神经毒性（痉挛）：含有茴香脑、松樟酮、樟脑、侧柏酮等单萜酮类的精油，例如：茴香、牛膝草、樟脑迷迭香、穗花薰衣草、鼠尾草、艾菊、苦艾等，婴幼儿、孕妇、神经系统疾病（癫痫）受术者规避使用。

肝毒性：醚（茴香、洋茴香中的反式洋茴香脑）、芳香醛（肉桂）、甲基醚蒌叶酚（龙艾、热带罗勒）、丁香酚（丁香、多香果），胡薄荷酮（胡薄荷）、黄樟素（黄樟）等，会抑制肝脏谷光甘肽酵素的解毒作用。但是在长期（一年以上）大量（每次10毫升纯精油）使用的情况下才会产生肝毒性。

（二）精油的“排毒反应”

使用具有养肝、利胆、利尿、促进细胞再生、促进新陈代谢等药学属性的精油时，若身体这些相应的代谢管道不够畅通，就会从别的管道排出，即所谓的“替代性排除”；或诱发出累积的疼痛或问题，这说明身体正进入循环和调整阶段。此类精油有鼠尾草、快乐鼠尾草、圆叶当归、柠檬薄荷、马鞭草酮迷迭香、侧柏醇百里香、永久花、胡萝卜籽等。

“排毒现象”多为起疹子，部位多在腿部内侧（肝经）、外侧（胆经）、小腹与尾椎。若是全身起疹子，可能与其长期使用药物有关，或生活、工作环境污染严重、饮食偏差等因素造成。

可能为“排毒反应”的还包括长痘、晕眩、腹泻、身体酸痛等。

（三）精油使用注意事项

原则上不能将纯精油直接应用在皮肤上，除紧急情况外，如烫伤可直接将薰衣草纯精油滴在烫伤部位。一般情况下，纯精油必须经基础油稀释，方可应用在皮肤上。

孕妇、婴幼儿、高血压受术者、心脏病受术者、癫痫症受术者不可使用酮、酚含量高的精油，如鼠尾草、艾草、牛膝草、丁香、肉桂、野马郁兰等。另外，孕妇不可应用通经作用的精油，如鼠尾草、茉莉、玫瑰、丝柏、艾草、茴香、罗勒、薄荷、马郁兰等。

剂量是安全的关键，并不是剂量越高，效果就越好。如低剂量薰衣草有催眠作用；而高剂量薰衣草反而会起到振奋提神作用，让人无法入睡。

【思考题】

1. 植物精油对身体的作用是什么？
2. 植物精油对心理的作用是什么？

第三章　反射区按摩相关知识

第一节　足部反射区基本知识

人是自然界的一部分，人的生老病死是大自然的规律。随着人们物质生活和精神生活水平的提高，人们都希望自己能健康长寿，度过健康而又幸福的一生。这是现代人积极追求而又在不断探索的大课题。人不可能长生不老，也无法抗拒死亡的自然规律。但是，延年益寿，延缓衰老，以享受人间的自然年寿，却并非是梦想，也不是可望而不可即之事。关键在于人们在当前这种讲求高效率、快节奏的生活方式中，如何加强自我保健。现代医学科研证明，人类的生命进程确实存在着一定程度的可逆性，这是养生防病、祛病延年的科学依据。手足是人体重要的外部器官。机体生命力的旺盛与衰弱，在很大程度上取决于手足功能的强盛与否。一般来说手足灵活，说明四肢发达，人体生命力旺盛。手足羸弱，行动迟缓，说明人体机能状态衰弱或衰老。

足是人体重要的组成部分。足处在人体最低部位，它由 52 块骨骼、66 个关节、40 条肌肉和多条韧带组成。这些解剖特点使双足既结实有力又动作灵活，并能协调地承受着身体的全部重量，与身体健康有着密切关系。早在 1400 多年前，我国古代医学家孙思邈就提出了“足下暖”的科学见解，认为足部受寒，势必影响内脏（特别是脾、胃、肾的功能），引起胃痛、腰腿痛、月经不调等疾病。我国古医书记载，人有四根——耳根、鼻根、乳根、足根，足是四根之一，足为精气之根。俗话说：“人老足先衰，木枯根先竭。”若把人体比喻为一棵树的话，那么足即为其根部，树根枯竭则枝折叶落，大树夭折。足作为人体的基石，它若出现异常，人体的各组织器官必将出现异常。因此，双足是人体健康之基石，是人体的第二心脏。

一、足部反射区按摩基本手法

足部反射区保健按摩手法有别于传统的按摩手法，有它的差异性和特殊性。由于足部的面积相对全身面积要小，足部肌肉组织坚实松软的程度不一。足部存在着各组织器官的反射区，各个反射区的位置形态各异，需要采取相应有效的特殊按摩手法。

（一）基本手法

1. 拇指平推法

动作要领：用拇指罗纹面着力，在足部反射区部位做单方向的直线移动，移动要缓慢，压力要均匀，如图 3–1–1 所示。

适用反射区：胸、横膈、肩胛骨、胸椎、腰椎、骶骨、髋关节、坐骨神经等反射区。

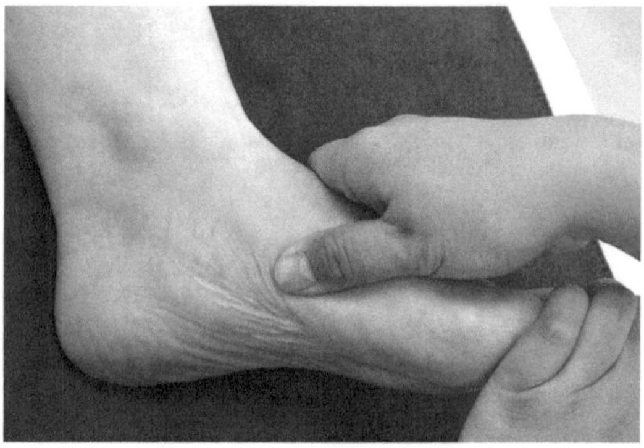

图 3–1–1 拇指平推法

2. 拇指旋推法

动作要领：用拇指罗纹面紧贴于足部反射区上，其余四指挟持住足部，起配合作用，拇指罗纹面做均匀有力地回旋推动、边推边揉，按揉结合，如图 3–1–2 所示。

适用反射区：鼻、三叉神经、心、脾、胃、胰、十二指肠、肛门、胸、内耳迷路、肋骨、上下身淋巴腺等反射区。

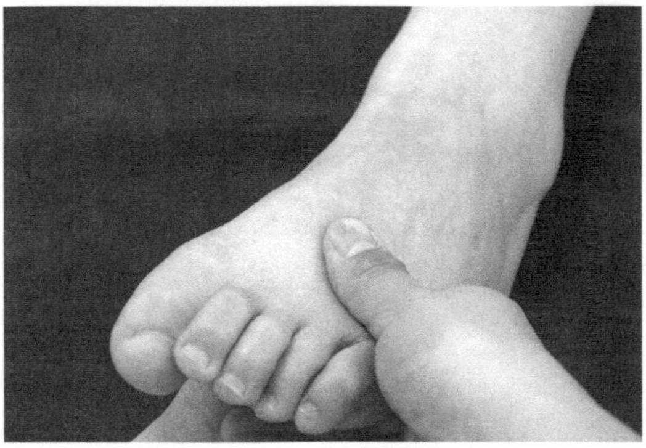

图 3–1–2　拇指旋推法

3. 拇指揉按法

动作要领：用拇指罗纹面紧贴于足部反射区上，其余四指挟持住足部，起配合作用，拇指罗纹面做均匀有力地按揉，如图 3–1–3 所示。

适用反射区：鼻、小脑及脑干、胃、胰、十二指肠、膝、肘、肩、颈项、三叉神经、上颌、下颌等反射区。

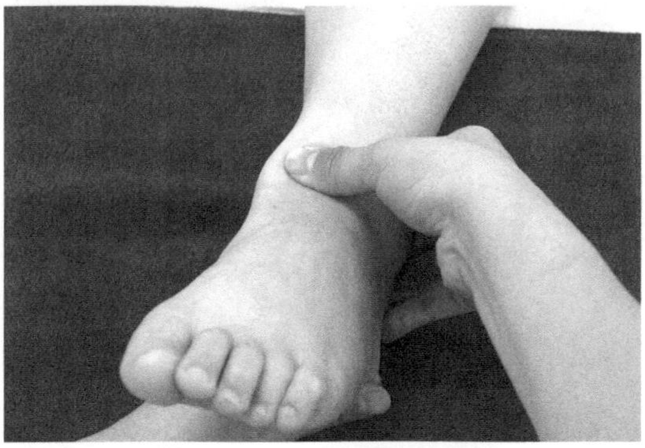

图 3–1–3　拇指揉按法

4. 拇指扣拳法

动作要领：一手握足，另一手拇指指间关节背侧面着力压刮足部反射区，如图 3–1–4 所示。

适用反射区：额窦、头、脑垂体、眼、耳、肾上腺、肾、输尿管、膀胱、肝、胆、大肠、小肠、生殖腺等反射区。

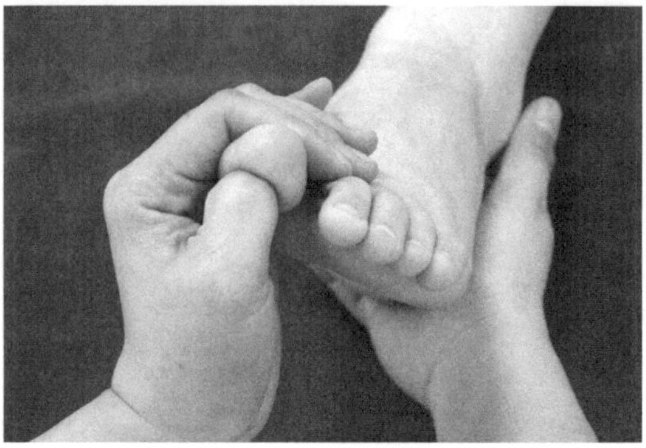

图 3–1–4　拇指扣拳法

5. 食指钩掌法

动作要领：一手握足，另一手半握拳，食指弯曲，拇指固定，用食指近节指间关节背侧着力压刮足部反射区，如图 3–1–5 所示。

适用反射区：甲状腺、尾骨内侧、尾骨外侧、髋关节、子宫、前列腺、生殖腺等反射区。

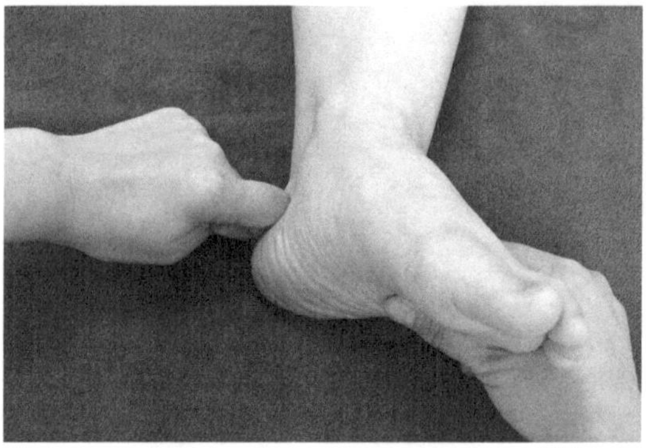

图 3–1–5　食指钩掌法

6. 单食指刮压法

动作要领：食指、拇指张开，其余三指半握拳，用食指桡侧缘在足部反射区上进行压刮，如图 3–1–6 所示。

适用反射区：肺、斜方肌、生殖器、直肠、乙状结肠、腰椎、骶椎、尾椎等反射区。

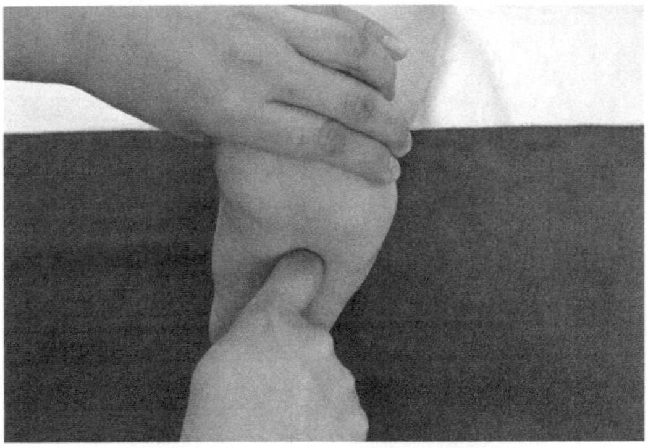

图 3–1–6　单食指刮压法

7. 双指钳法

动作要领：一手握足，另一手食、中两指屈曲呈钳状，相对用力钳夹反射区或做均匀的推动，如图 3–1–7 所示。

适用反射区：颈项、颈椎、胸椎、腰椎、肩等反射区。

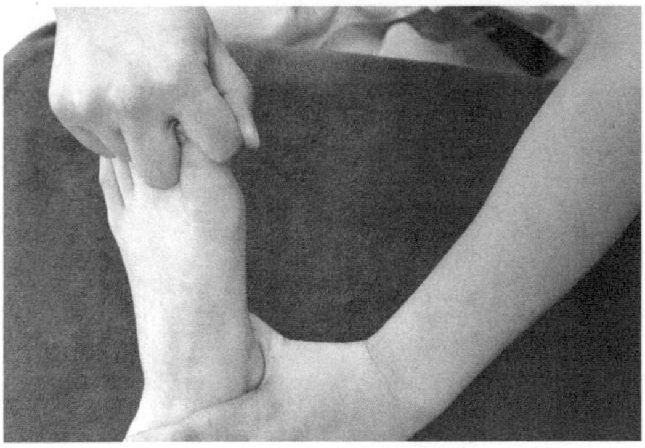

图 3–1–7　双指钳法

8. 双指拳法

动作要领：一手握足，另一手半握拳，以食、中两指的近节指间关节在足部反射区上压刮，如图 3–1–8 所示。

适用反射区：小肠、肘关节等反射区。

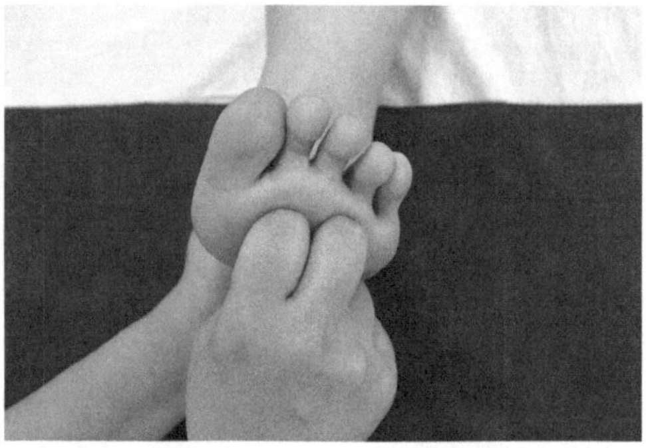

图 3–1–8　双指拳法

9. 双掌握推法

动作要领：双手掌分别握持足部内外侧，同时推抚足底及足背，往返操作，或一手握持足部一侧，另一手推抚，双手交替进行，如图 3–1–9 所示。

适用反射区：作用整个足部，包括足底、足背及足内外等反射区。

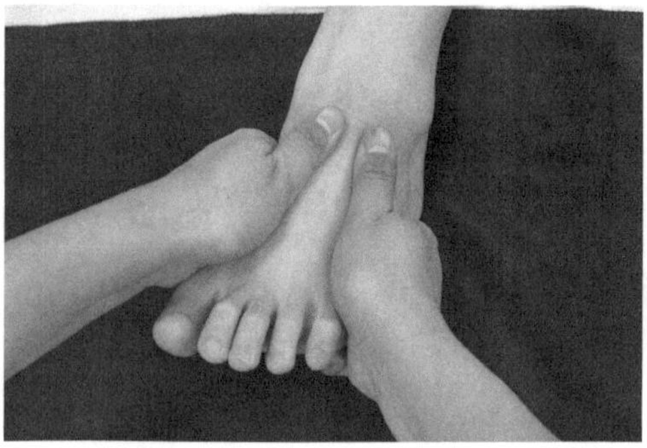

图 3–1–9　双掌握推法

（二）注意事项

一是按摩环境要安静、整洁，温度适当，保持空气流通，不要使受术者受凉、受寒。

二是按摩师的手要保持温暖。天气寒冷时，先将两手掌搓热，或将手泡热水中温热，也可用热水袋暖热后方行按摩。

三是按摩师在操作前要修剪指甲，保持手的清洁卫生，去掉戒指、手链、手表等硬物，以免划破受术者的皮肤。

四是每次按摩后半小时内，让受术者饮温白开水 500 毫升左右，以促进排泄功能（肾脏病者不要超过 150 毫升）。

五是避免压迫受术者的骨骼部位，防止骨膜发炎或溢血水肿现象（患血小板减少症者容易发生青紫肿块，需要特别注意）。

六是饭后1小时和饭前半小时内不宜按摩，以免损伤受术者的胃部，影响疗效。

七是在做足部按摩时，因长期按摩感觉迟钝者，可用盐水泡脚半小时，以增强敏感，提高疗效。

八是按摩后，如受术者感觉疲劳，可以休息片刻，但要加盖衣被，以防感冒。

九是若按摩时，受术者突然出现头晕、恶心、面色苍白、出虚汗、脉搏加快等现象，按摩师不要慌，让其平卧床上，再掐其人中、十宣穴，按揉印堂、内关、足三里、大椎等穴。

（三）足部按摩的力度

按摩力度的大小是取得疗效的重要因素，力度过小则无效果，反之则无法忍受，所以要适度均匀。所谓适度，是指被按摩处有酸痛感为原则，而所谓均匀，是指按摩力度要渐渐渗入，缓缓抬起，并有一定的节奏，不可忽快忽慢，时轻时重。在按摩时，关键是要找准敏感点，这样不需要用太大的力度，被按摩处就会有酸痛感觉，才会有疗效。

（四）足部按摩反射区的分布规律

1. 双足并置

人体双足并置在一起，恰似一个人端坐，如图3-1-10所示。

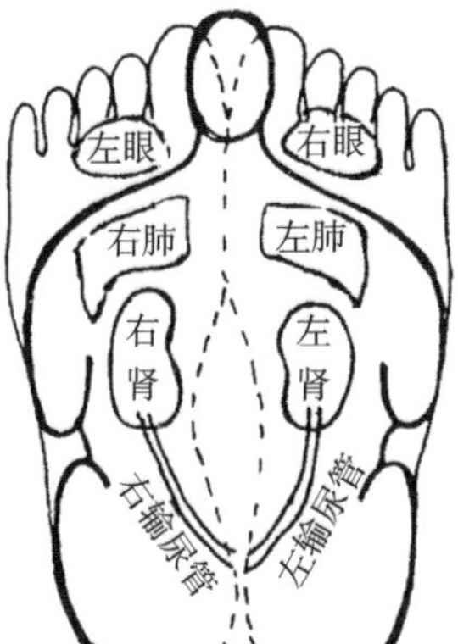

图3-1-10　双足反射区分布规律

2. 内侧脊柱外关节

从足内侧看去，恰似人体中线结构；从足外侧看去，恰似人体侧面肩肘膝结构，如图 3–1–11 所示。

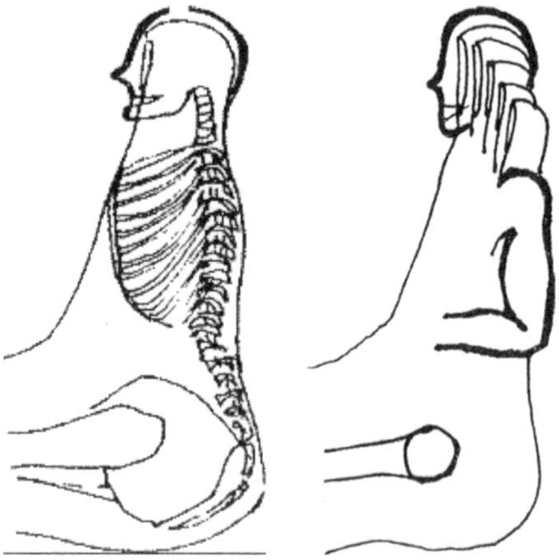

图 3–1–11 内侧脊柱外关节

3. 人体单器官的整体性

人体的单个器官，如果靠近人体左侧，其反射区就在左脚上，如心、脾反射区；而靠近人体右侧的单个器官，其反射区就在右脚上，如肝、胆反射区，如图 3–1–12 所示。

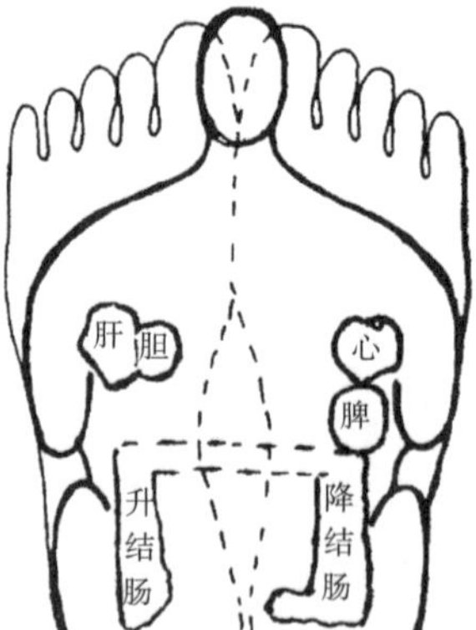

图 3–1–12 单器官的整体性

4. 人体双器官的对称性

凡在人体上成对存在、左右对称的组织、器官，其反射区在双足部也左右对称的存在。双器官的反射区包括斜方肌、肺、肾、输尿管、坐骨神经、肩、肘、膝、肩胛骨、肋骨等，如图 3–1–13 所示。

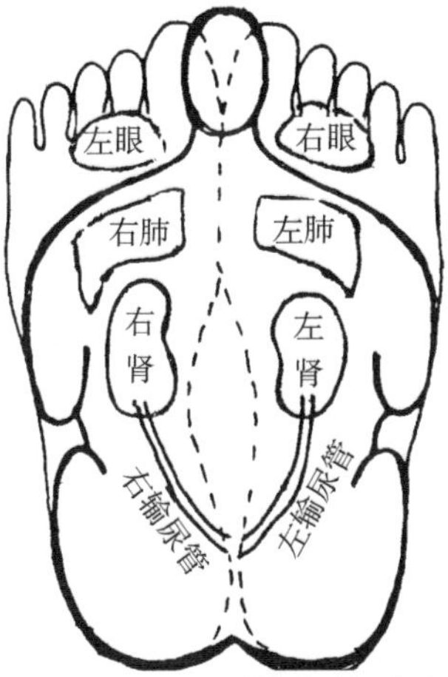

图 3–1–13 双器官的对称性

5. 人体中部单器官的特殊性

有些器官位于或接近人体中线，这些器官所对应的反射区在双足部的分布也有“对称性”，如图 3–1–14 所示。

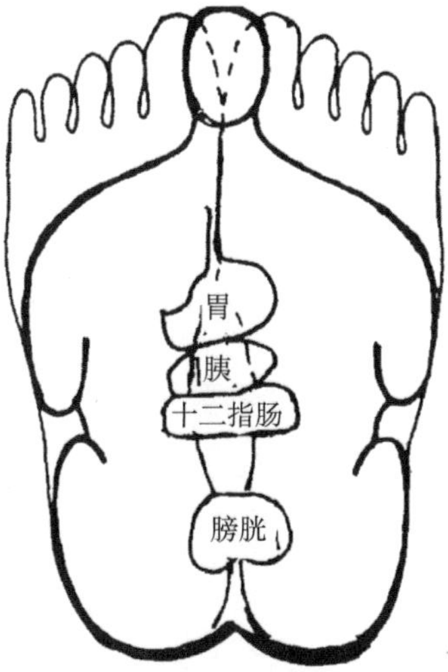

图 3–1–14 中部单器官的特殊性

6. 人体颈部以上各器官的交叉性

左侧的组织器官的反射区在右足上，右侧的组织器官的反射区在左足上，如图 3–1–15 所示。

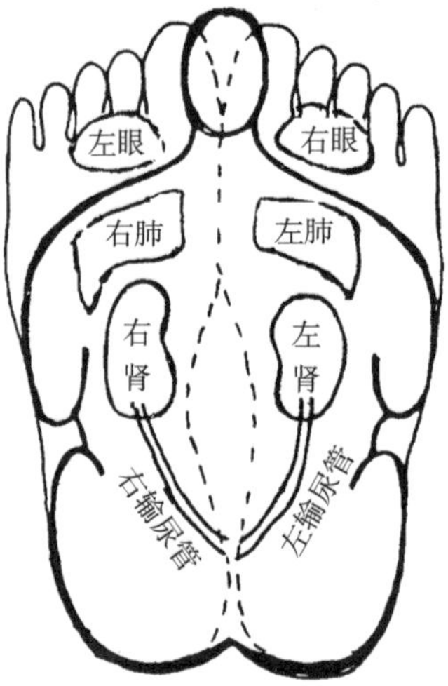

图 3–1–15　颈部以上器官交叉性

二、足部心脏反射区检查

【正常解剖位置】心脏位于胸腔内，横膈的上方，两肺之间，约三分之二在左侧，三分之一在右侧，相当于第二至第五肋间。

【生理功能】维持生命，推动血液流动，维持正常的代谢功能。

【反射区位置】位于左足脚掌第四、五跖骨间，肌肉缝下方的部位约一横指处。如图 3–1–16 所示。

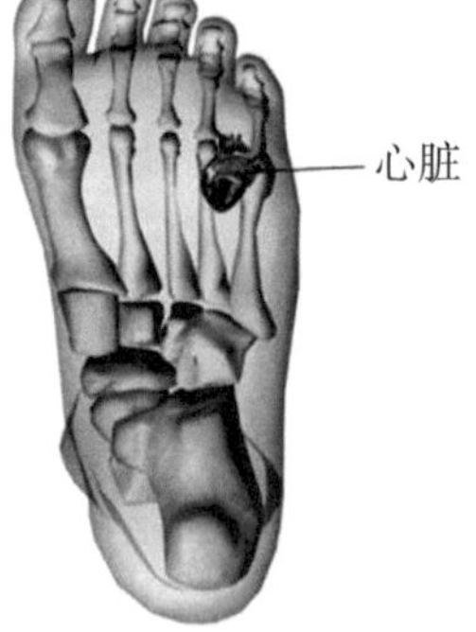

图 3–1–16　心脏反射区位置

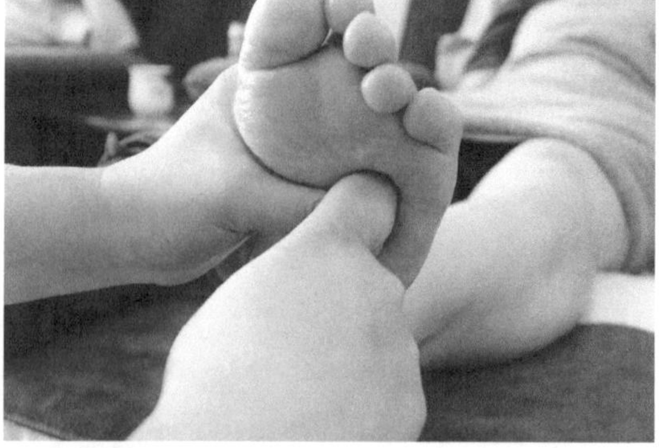

图 3–1–17　心脏反射区操作手法

【适应症】心绞痛、心肌供血不足、心肌炎、心肌梗塞、休克等。

【手法】检查心脏三部曲：第一，拇指推法（轻）。第二，单食指刮法（中）。第三，以单食指扣拳法（重）。由轻至重垂直定点顶压 3 遍。如图 3–1–17 所示。

【阳性意义】一是外观：出现茧、鸡眼，多见于心脏器质性病变。二是触及气泡：多见于心律不齐。三是触及颗粒：多见于心肌肥厚。

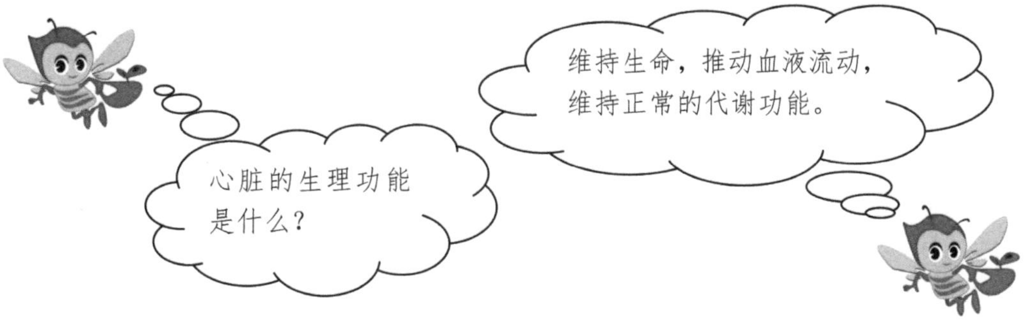

三、足部基本反射区按摩

（一）肾上腺

【正常解剖位置】肾上腺左右各一，位于两侧肾的上方。左肾上腺呈半月形，右肾上腺为三角形，两侧共重 10 ~ 15 克。

【生理功能】维持正常发育，有调节糖盐代谢和心血管功能。对消炎、抗过敏、排毒有良好的作用。

【反射区位置】位于双足底第二、三跖骨之间，足底人字形交叉点下。如图 3–1–18 所示。

【适应症】心律不齐、哮喘、风湿病、疼痛、过敏。

【手法】以食指扣拳法或握足扣指法由轻至重定点按压 3 遍。如图 3–1–19 所示。

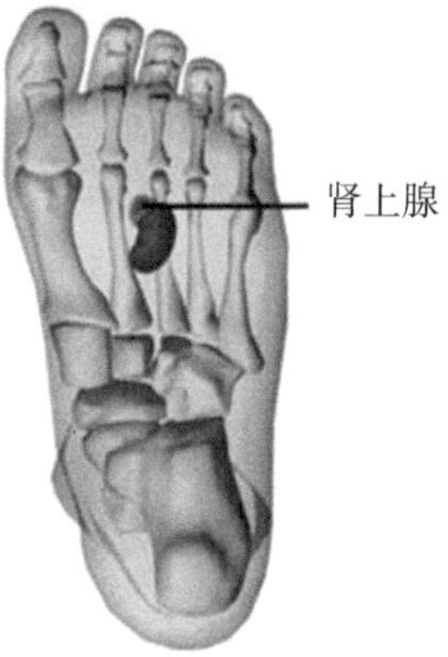

图 3-1-18　肾上腺反射区位置

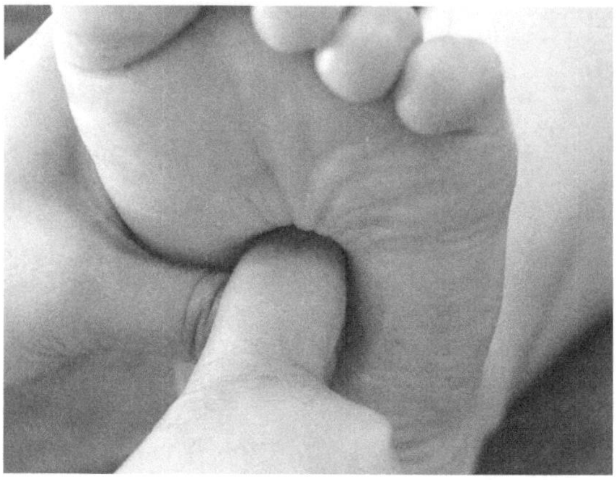

图 3-1-19　肾上腺反射区操作手法

【阳性意义】一是肾上腺反射区按之较实，提示肾虚或有炎症。二是双足部及脸部出现浮肿，提示肾脏疾病。

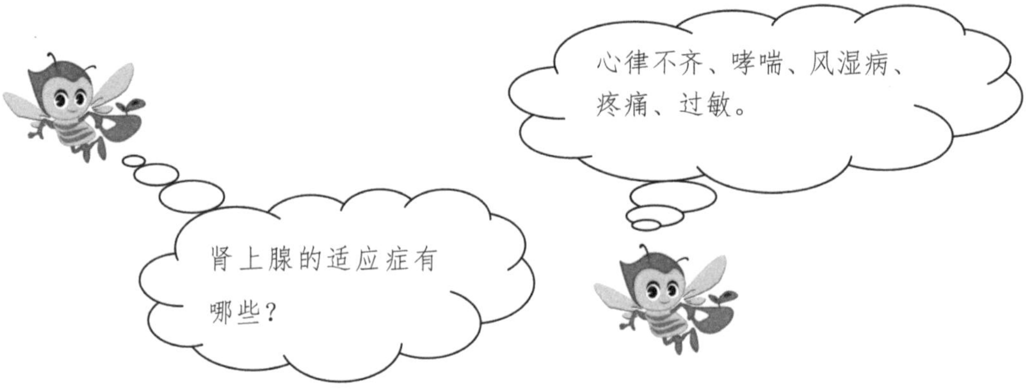

（二）腹腔神经丛

【正常解剖位置】腹腔神经丛是最大的内脏神经丛，位于横膈内侧和腹主动脉上段的前方，左、右肾上腺之间，腹腔干和肠系膜上动脉根部周围。

【生理功能】具有调节腹腔内脏腑的活动及保护功能。

【反射区位置】位于两足底中心，围绕肾反射区周围。如图 3-1-20 所示。

【适应症】神经性胃肠病症、胀气、腹泻、胃肠紧张、烦燥等。

【手法】以食指扣拳法由足趾到足跟方向压刮长约 1 寸。如图 3-1-21 所示。

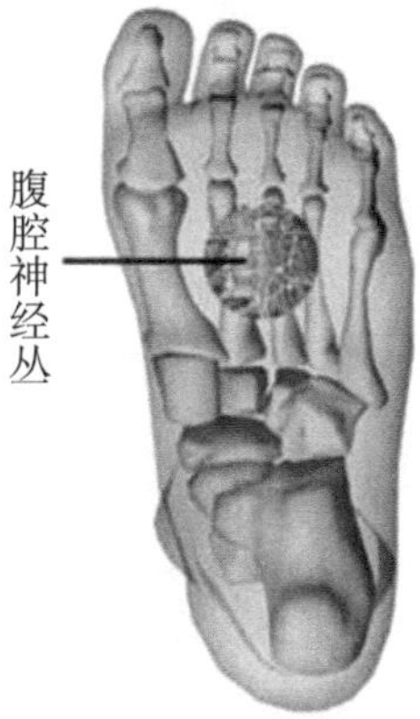

图 3-1-20　腹腔神经丛反射区位置

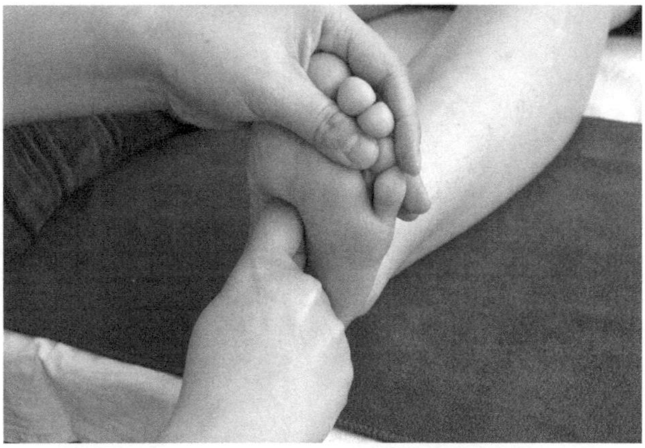

图 3-1-21　腹腔神经丛反射区操作手法

【阳性意义】刮压时出现条索状物及颗粒等，多见于植物神经功能紊乱、消化不良等。

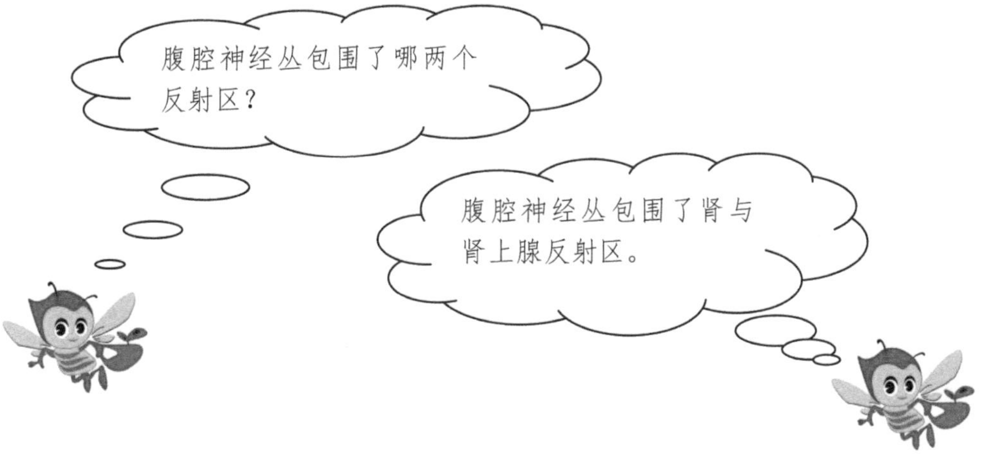

（三）肾

【正常解剖位置】肾位于脊柱两侧，紧贴腹后壁，左右各一。

【生理功能】主藏精纳气、生长发育和生殖功能，负责排泄尿液。

【反射区位置】位于两足底中央的深部，足底第二、三跖骨近端，在人字形交叉后下方的凹陷处。如图 3-1-22 所示。

【适应症】肾结石、水肿、肾功能不全、泌尿系统感染。

【手法】以食指扣拳法，围绕肾反射区由上向下压刮，每侧 3 遍，要求力度均匀、渗透。如图 3-1-23 所示。

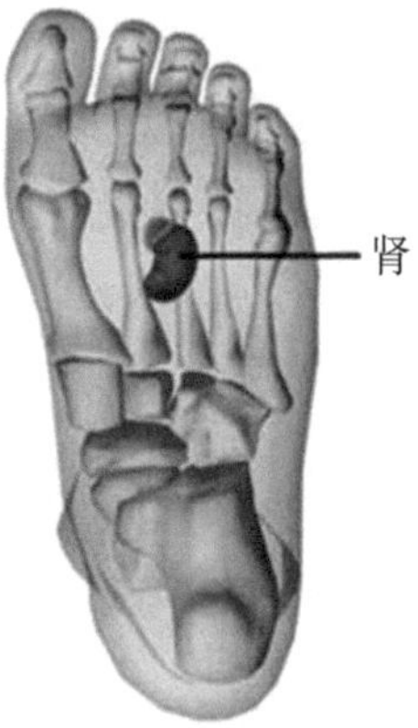

图 3-1-22　肾反射区位置

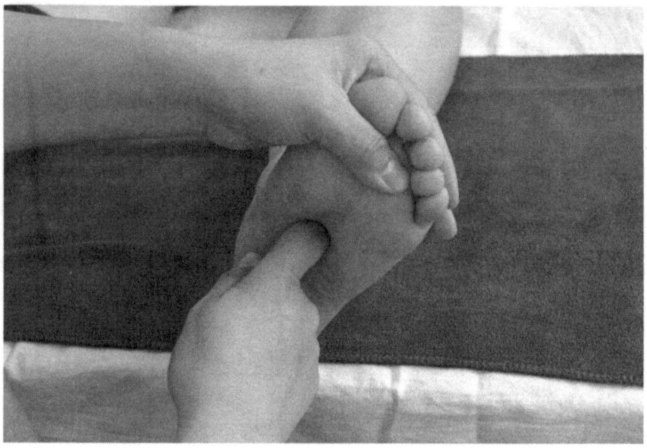

图 3-1-23　肾反射区操作手法

【阳性意义】肾反射区触及气体，多见于尿急、尿频、腰酸痛等。触及颗粒，多见于肾炎、肾结石、泌尿系统感染。

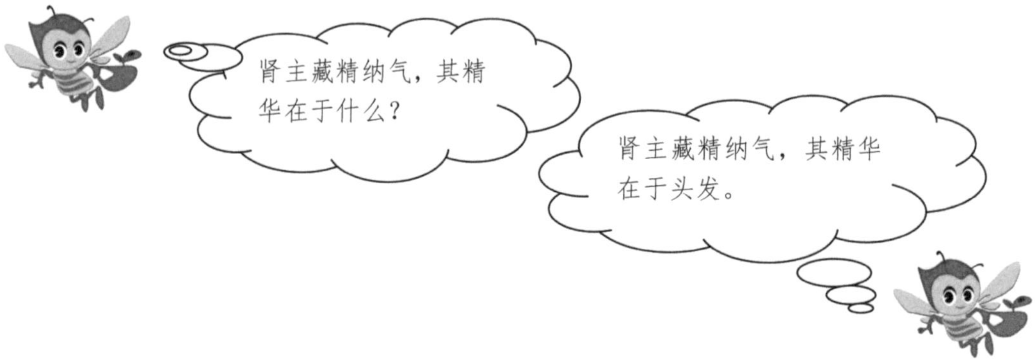

（四）输尿管

【正常解剖位置】输尿管上接肾盂，下连膀胱，是一对细长的管道，呈扁圆柱状，管径平均为 0.5 ~ 0.7 厘米。成人输尿管全长 25 ~ 35 厘米，位于腹膜后，沿腰大肌内侧的前方垂直下降进入骨盆。

【生理功能】输尿管的功能是输送肾产生的尿液至膀胱。

【反射区位置】位于足底肾反射区至膀胱反射区连成的一斜线型条状区域。如图 3-1-24 所示。

【适应症】输尿管结石、输尿管炎、输尿管狭窄、排尿困难、风湿症、关节炎等。

【手法】以食指扣拳法，由肾中心至膀胱区方向的连线刮压 3 ～ 5 遍。如图 3–1–25 所示。

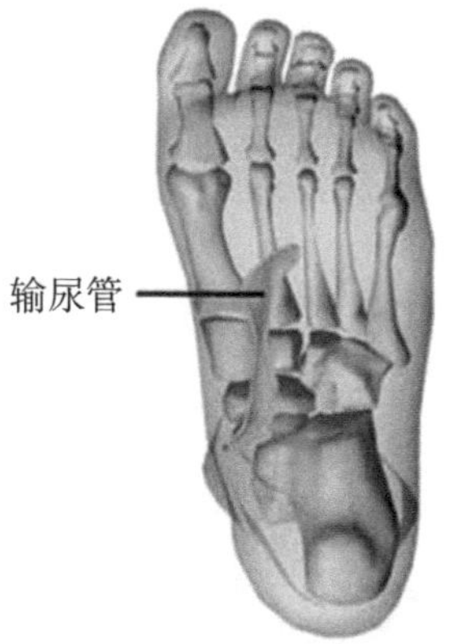

图 3–1–24　输尿管反射区位置

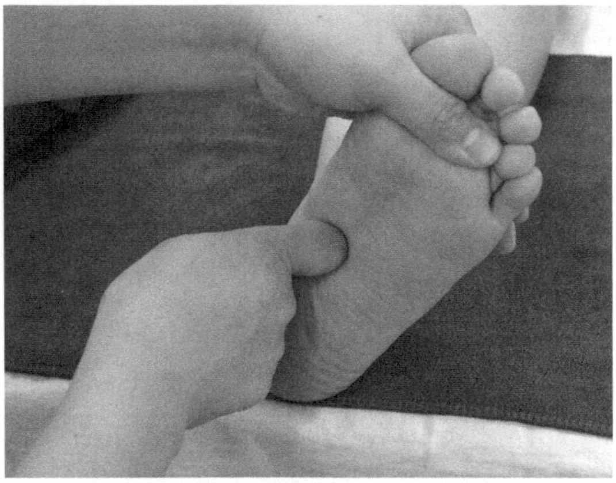

图 3–1–25　输尿管反射区操作手法

【阳性意义】刮压时出现小碎纹，方向杂乱，且凸起、气体多，提示输尿管炎。

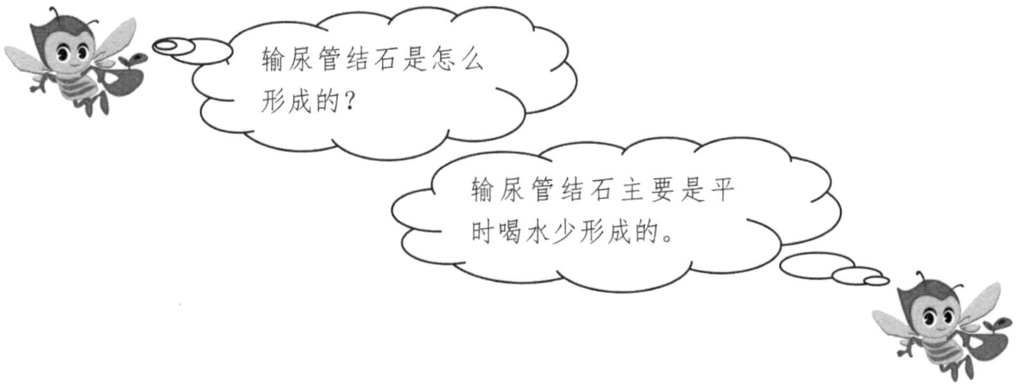

（五）膀胱

【正常解剖位置】膀胱为锥体形囊状贮存尿液肌性器官，成人膀胱容量为 300 ～ 500 毫升。

【生理功能】贮存和排泄尿液。

【反射区位置】位于两足足底内侧舟骨下方踇展肌之内后侧约 45 度处。如图 3-1-26 所示。

【适应症】膀胱炎、尿频、尿急、膀胱结石、尿失禁等。

【手法】以食指扣拳法，由内或外旋转约 60 度，先刮至膀胱 3 ~ 5 遍，再定点顶压。如图 3-1-27 所示。

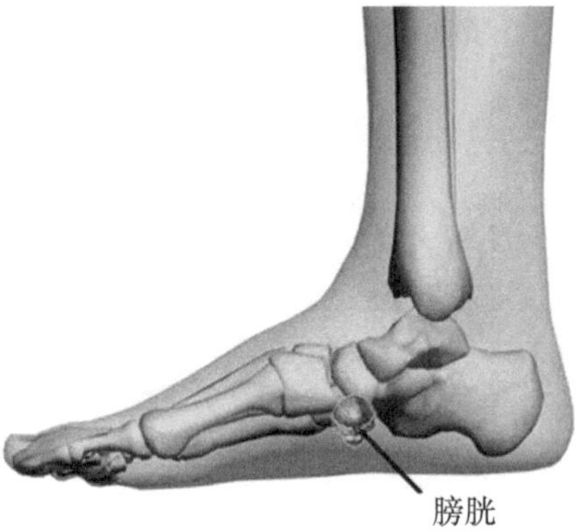

图 3-1-26　膀胱反射区位置

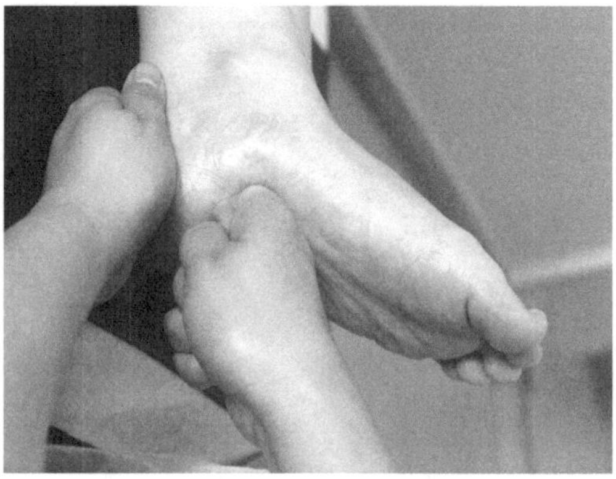

图 3-1-27　膀胱反射区操作手法

【阳性意义】膀胱反射区隆起明显，提示有炎症。

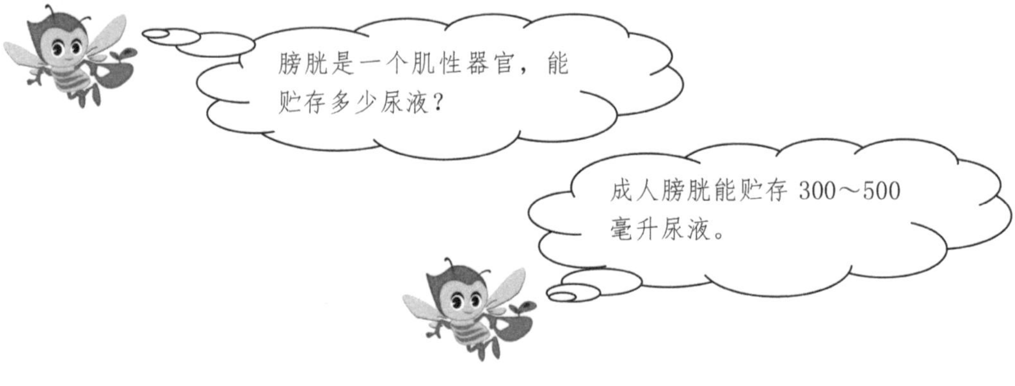

（六）尿道及阴道

【正常解剖位置】尿道是从膀胱通向体外的管道。男性尿道细长，长约 18 厘米，起自膀胱的尿道内口，止于尿道外口；女性尿道短而粗，长约 5 厘米，在会阴穿过尿生殖膈时，有尿道阴道括约肌环绕，也受意志控制。

【生理功能】男性尿道兼有排尿和排精及分泌性激素功能。

【反射区位置】足跟内侧，自膀胱反射区向上延伸至距骨与内踝后下方。如图 3–1–28 所示。

【适应症】尿道感染、尿道炎、阴道炎等泌尿系统感染等。

【手法】以拇指推掌法，自膀胱反射区沿内踝下方向后上方压推。如图 3–1–29 所示。

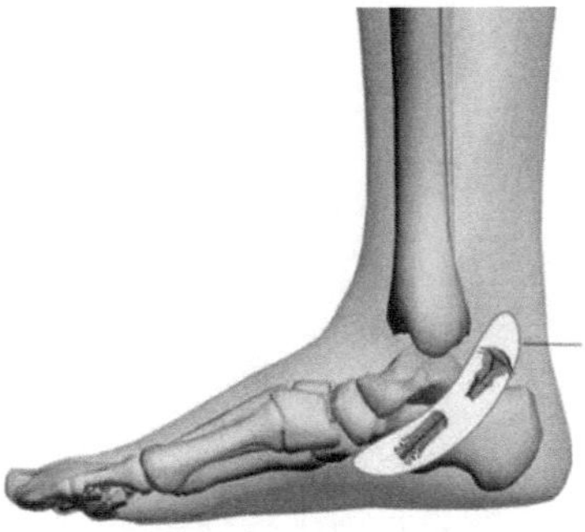

图 3–1–28　尿道及阴道反射区位置

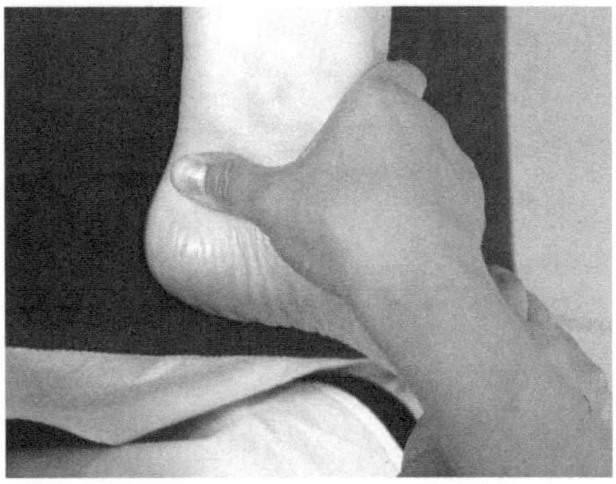

图 3–1–29　尿道及阴道反射区操作手法

【阳性意义】尿道反射区有明显凸起或肿大，多见于尿道感染。

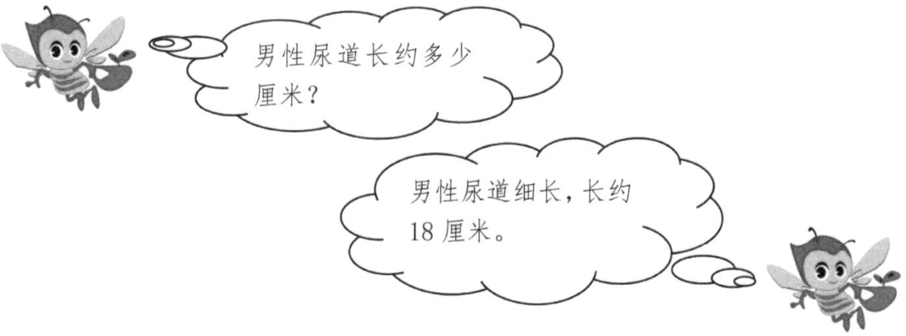

四、足底反射区

（一）额窦

【正常解剖位置】额窦位于前额，头发以下、眉毛以上的额骨内外板之间。

【生理功能】协助生长发育，增强免疫功能。

【反射区位置】双足蹈趾尖端。如图 3–1–30 所示。

【适应症】头痛、额窦炎、发烧、失眠、感冒、头晕、脑中风、鼻窦炎。

【手法】以食指扣拳法，用一手固定脚踇趾，另一手用食指关节，自内向外压刮 3 ～ 5 遍。如图 3-1-31 所示。

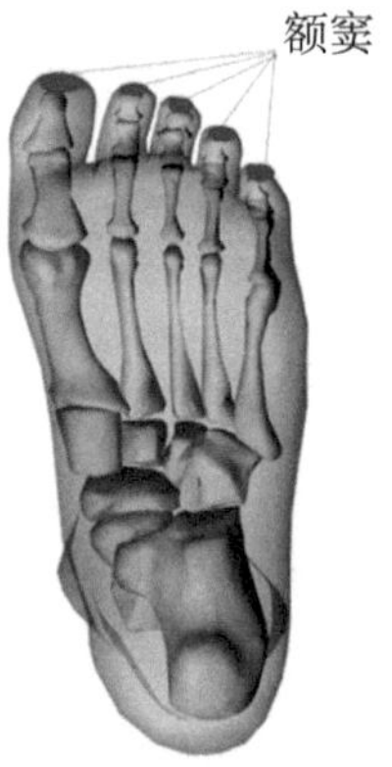

图 3-1-30　额窦反射区位置

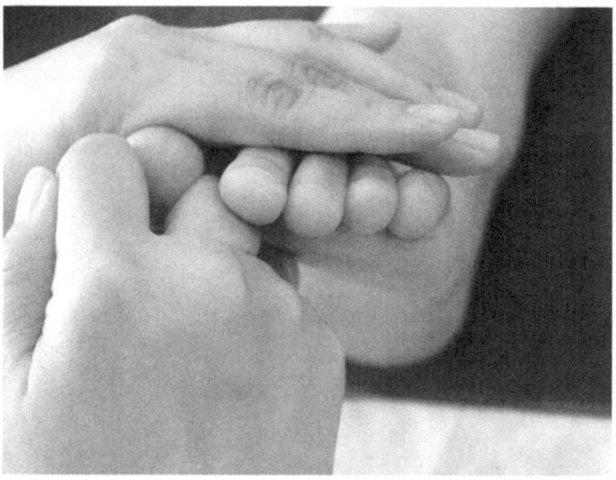

图 3-1-31　额窦反射区操作手法

【阳性意义】额窦反射区外观出现茧、鸡眼，多见于头晕、头痛。触及气体，多见于感冒、头痛、头晕、失眠、神经衰弱等。足趾头冰冷，提示头痛、发烧等。

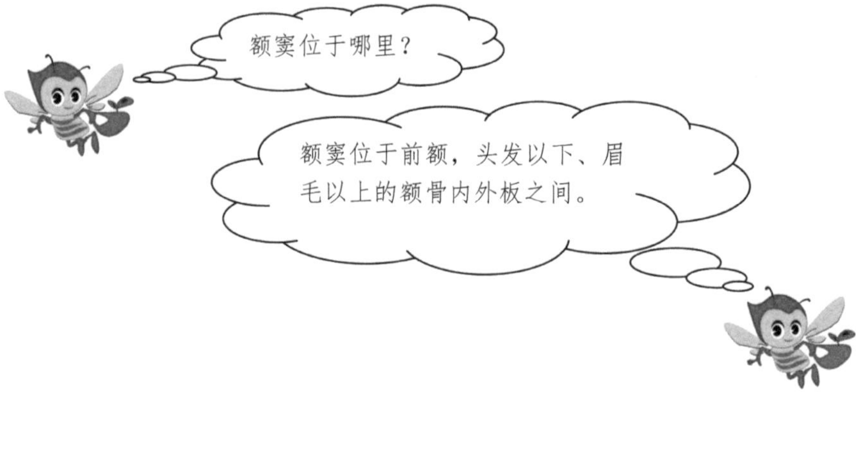

（二）其他 2 ～ 5 额窦

【正常解剖位置】额窦位于前额，头发以下、眉毛以上的额骨内外板之间。

【生理功能】协助生长发育，增强免疫功能。

【反射区位置】双足第 2 ～ 5 趾趾端。如图 3-1-32 所示。

【适应症】头痛、额窦炎、发烧、失眠、感冒、头晕、中风。

【手法】以单食指扣拳法，按次序由足趾端向趾跟端压刮 3 ～ 5 遍。如图 3–1–33 所示。

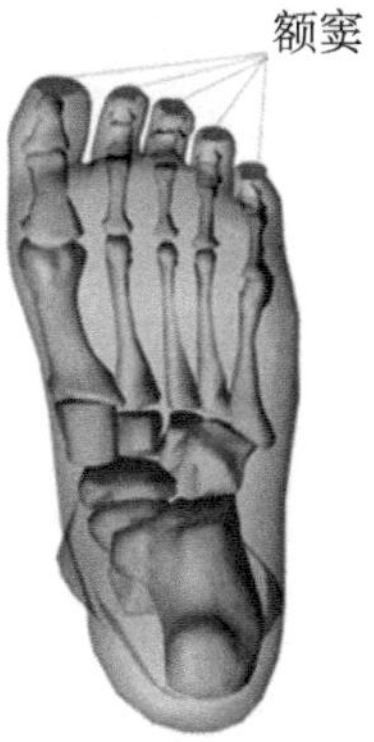

图 3–1–32　额窦（2 ～ 5）反射区位置

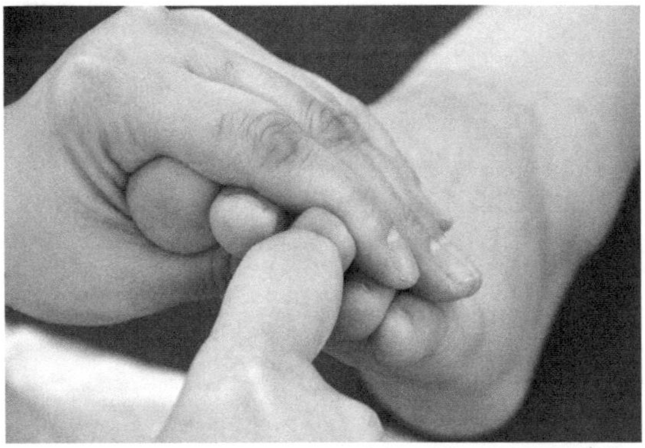

图 3–1–33　额窦（2 ～ 5）反射区操作手法

【阳性意义】触及气体，多见于感冒、头痛、头晕、神经衰弱等症。

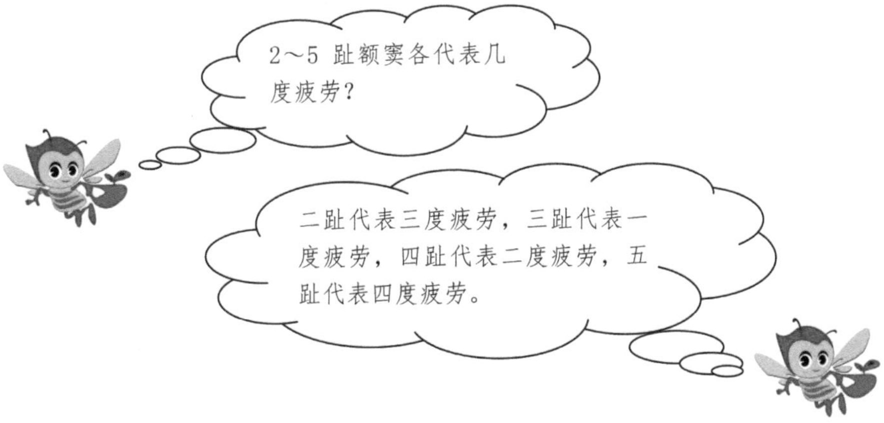

（三）大脑

【正常解剖位置】大脑由左、右脑半球组成，是中枢神经系统的最高级部分。重约 1400 克。

【生理功能】具有思维、意识分析、判断、记忆、存贮、兴奋、抑制的功能，身体运动、生殖及内脏活动的功能，传导、感觉功能。

【反射区位置】位于两足足底踇趾趾腹的全部，左脑反射区在右脚上，右脑反射区在左脚上。如图 3–1–34 所示。

【适应症】高血压病、脑血栓、脑震荡、头晕、头痛、失眠和视觉受损等。

【手法】以食指扣拳法，由踇趾趾端向足跟端刮压 3 ~ 5 遍。如图 3–1–35 所示。

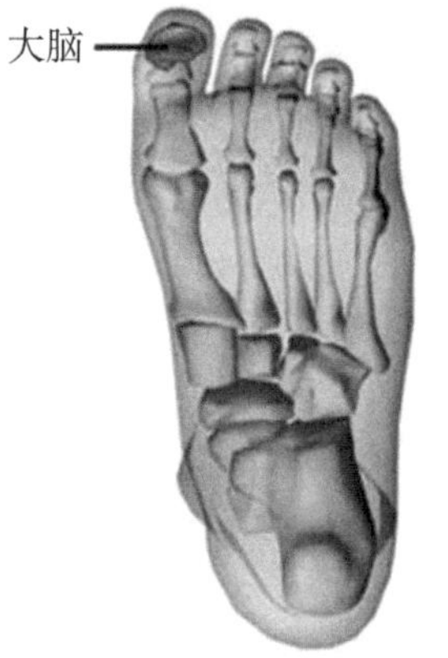

图 3–1–34　大脑反射区位置

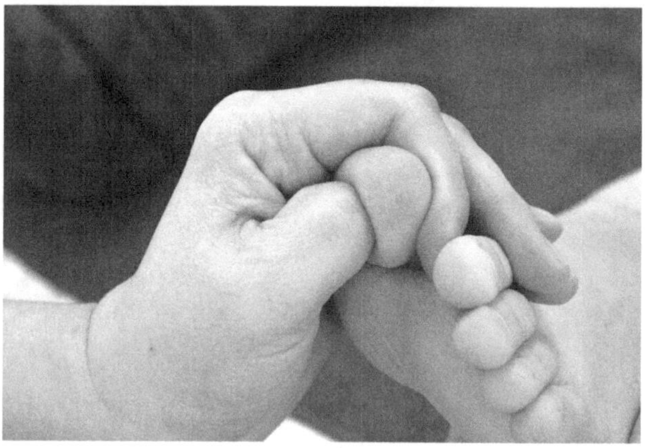

图 3–1–35　大脑反射区操作手法

【阳性意义】触及气体，多见于感冒、失眠、头晕、头痛。

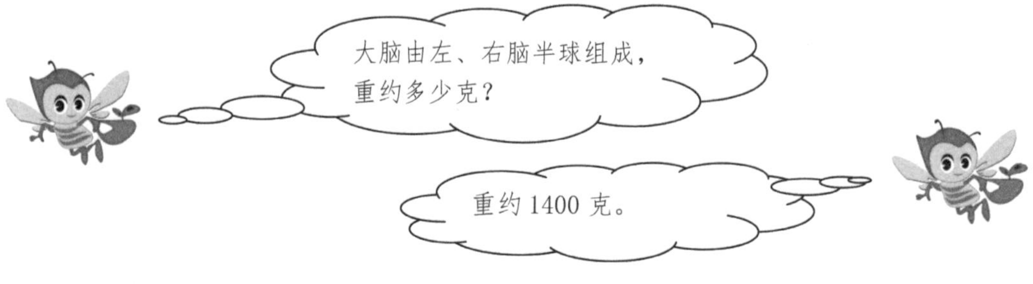

（四）脑垂体

【正常解剖位置】脑垂体位于丘脑下部颅窝中、蝶骨体上面的垂体窝内，外包有一层坚韧的硬脑膜。为一卵圆形小体。重约 0.5 ~ 0.6 克，妇女妊娠期可稍大。

【生理功能】促进生长发育；对骨骼生长、生殖等有重要作用。

【反射区位置】位于两足踇趾腹正中央。如图 3–1–36 所示。

【适应症】内分泌失调、小儿发育不良、更年期综合症。

【手法】以食指扣拳法，定点按压 3 ~ 5 遍。如图 3–1–37 所示。

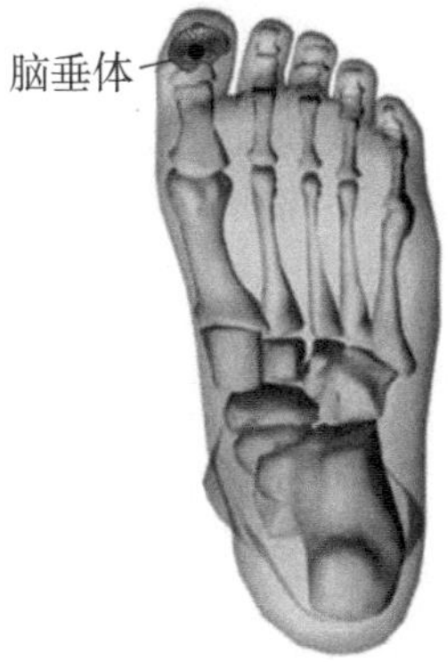

图 3-1-36　脑垂体反射区位置

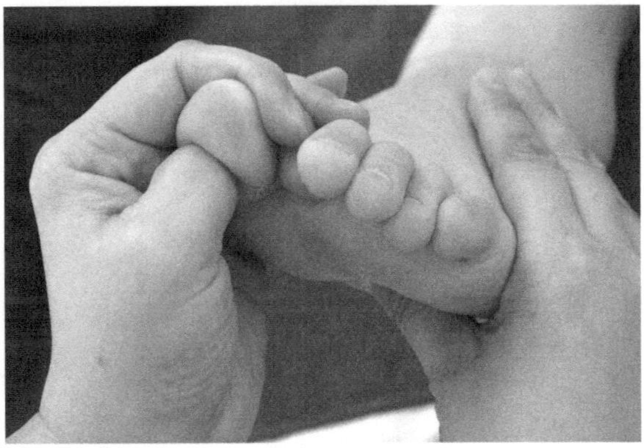
图 3-1-37　脑垂体反射区操作手法

【阳性意义】触及颗粒，多见于内分泌失调。

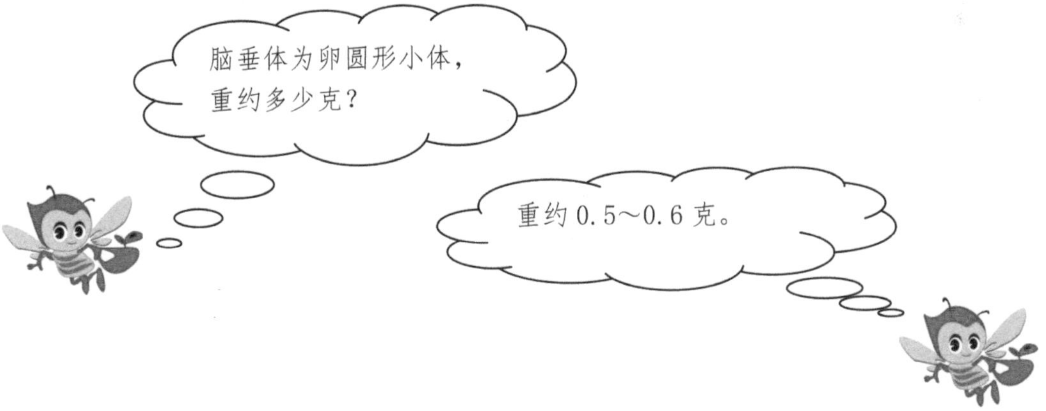

（五）颈项

【正常解剖位置】颈项是指位于枕骨以下、锁骨以上的部分。

【生理功能】协调头部运动及传导神经反射。

【反射区位置】位于两足踇趾根部横纹处。如图 3-1-38 所示。

【适应症】颈部酸痛、颈部僵硬、落枕、高血压等。

【手法】以拇指扣指法，沿着踇趾跟部向内侧推压 3 ~ 5 遍。如图 3-1-39 所示。

【阳性意义】颈项反射区触及气体，多见于颈部酸痛、落枕。颈项反射区出现皮厚僵硬，多见于严重颈椎骨质增生。

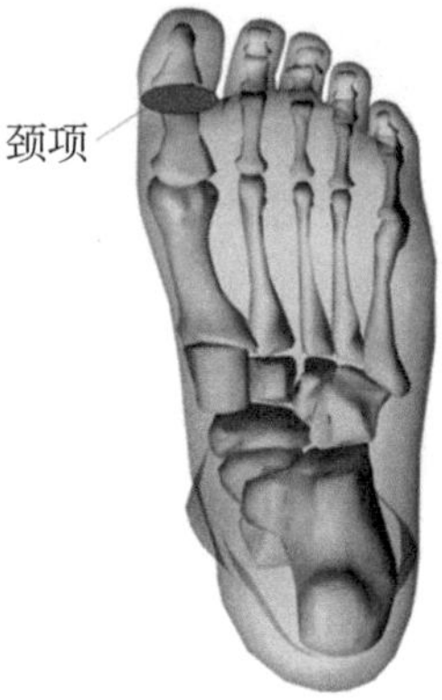

图 3-1-38 颈项反射区位置

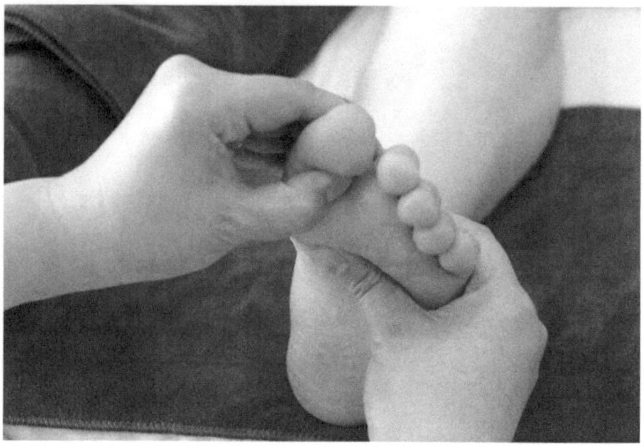

图 3-1-39 颈项反射区操作手法

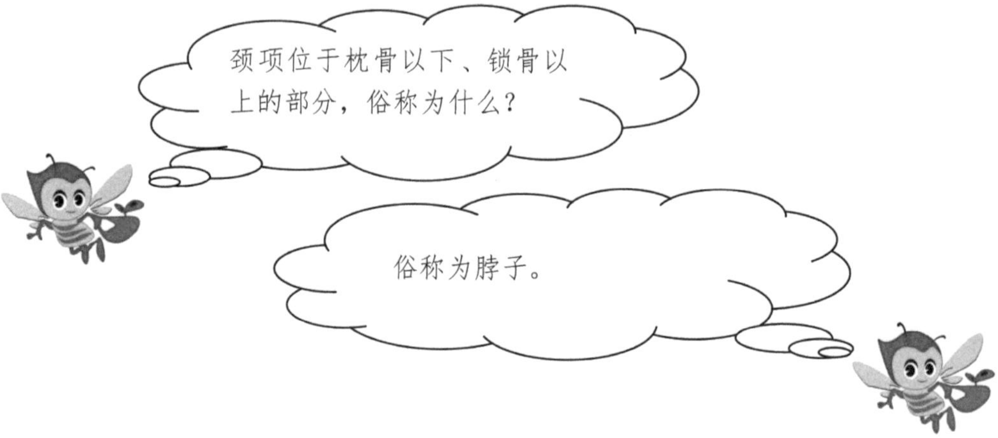

（六）三叉神经

【正常解剖位置】三叉神经为混合神经，也是面部最粗大的神经，支配眼部分为上支，支配鼻部分为中支，支配上下颌部为下支。

【生理功能】协调眼鼻、上下颌、口腔及面部皮肤肌肉运动及感觉。

【反射区位置】位于两足踇趾腹的外侧，在小脑反射区上方，呈交叉反射。如图 3-1-40 所示。

【适应症】偏头痛、面瘫、腮腺炎、耳疾、失眠等。

【手法】以拇指扣指法，以一手握脚，另一手拇指端施力，先向趾腹方向挤压，然后稍放松回原位，再向足跟方向压推 3 ～ 5 遍。如图 3-1-41 所示。

【阳性意义】触及颗粒、气体，多见于牙痛、感冒、偏头痛、面神经麻痹症等。

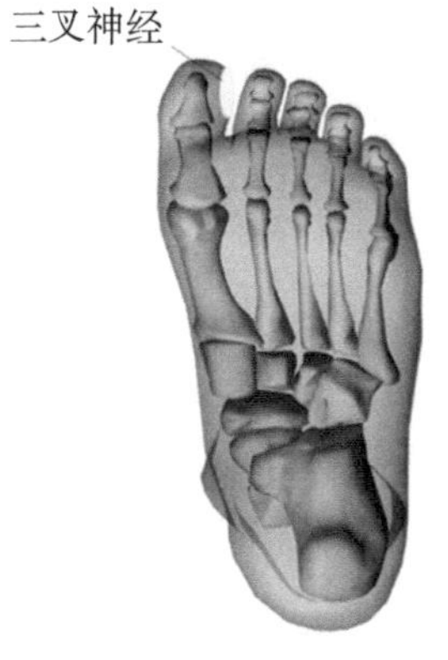

图 3-1-40　三叉神经反射区位置

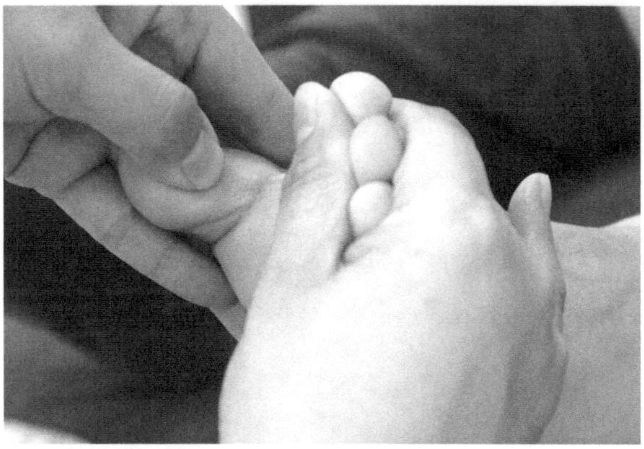

图 3-1-41　三叉神经反射区操作手法

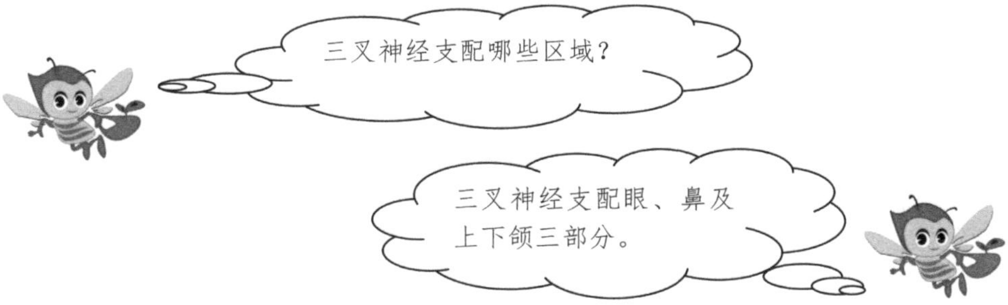

（七）小脑及脑干

【解剖位置】小脑及脑干位于大脑半球后方，覆盖在脑桥及延髓之上，横跨在中脑和延髓之间。

【生理功能】参与躯体平衡，协调肌肉以及随意运动传达相关信息。

【反射区位置】双足踇趾肉球跟部靠近第二节趾骨处。右半部小脑及脑干的反射区在左脚，左半部小脑及脑干的反射区在右脚。如图 3-1-42 所示。

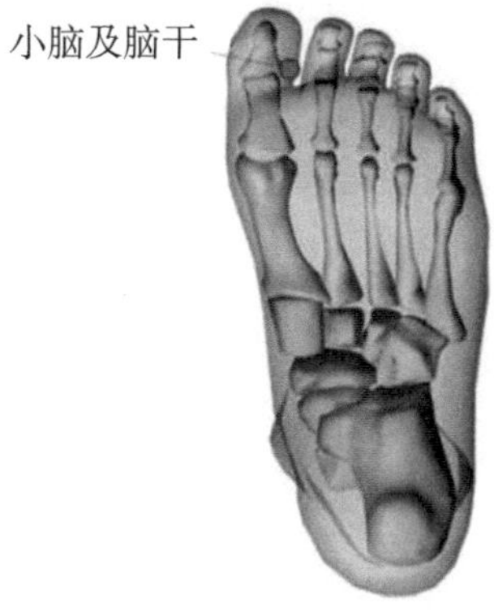

图 3-1-42　小脑及脑干反射区位置

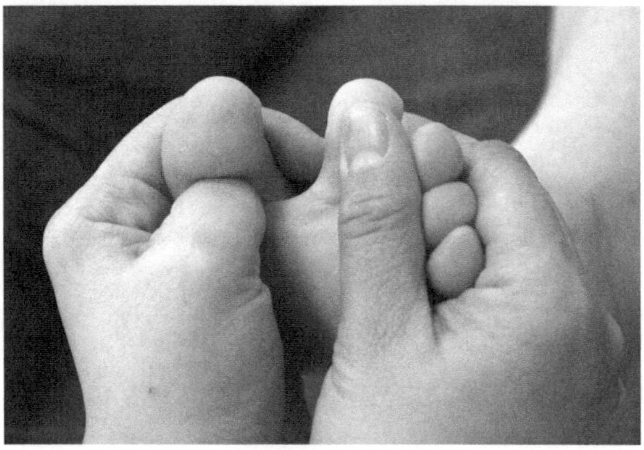

图 3-1-43　小脑及脑干反射区操作手法

【适应症】脑震荡、脑肿瘤、高血压、失眠、头晕、头痛、肌肉紧张等。

【手法】以拇指扣拳法或食指扣拳法，定点按压 3 ～ 5 遍。如图 3–1–43 所示。

【阳性意义】小脑及脑干反射区的表皮较为突出，提示脂肪过多。触及气体，多见于头痛、头晕。触及颗粒，多见于运动神经损伤。小脑及脑干的足反射区表皮出现凹陷，提示有严重失眠。

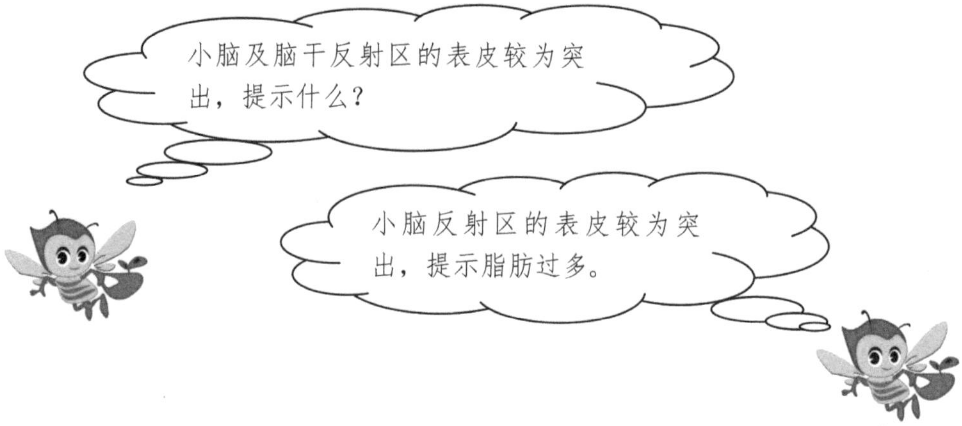

（八）眼睛

【正常解剖位置】人的眼睛近似球形，位于眼眶内。成年人其前后径平均为 24 毫米，垂直径平均为 23 毫米。最前端突出于眶外 12 ～ 14 毫米内有眼球壁、眼内腔、神经、血管等组织。

【生理功能】主产生视觉，视万物、辨形状、别颜色的重要功能。

【反射区位置】位于两足第二、三趾根部，包括足底和足背两个位置，右眼反射区在左脚上，左眼反射区在右脚上。如图 3–1–44 所示。

【适应症】视神经炎、结膜炎、角膜炎、近视、远视、复视、斜视、散光、视网膜出血、白内障、青光眼等。

【手法】一是以食指扣拳法，每点各按压 3 次。二是捏指法，每点各按压 3 次。三是在二、三趾两侧及趾面垂直，各由远端至近端按 3 次。如图 3–1–45 所示。

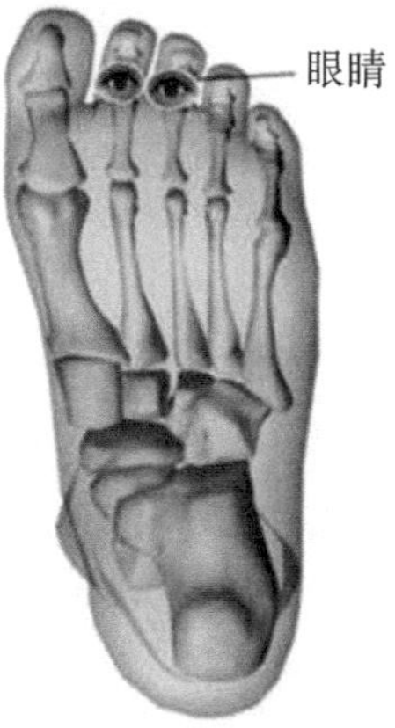

图 3–1–44　眼睛反射区位置

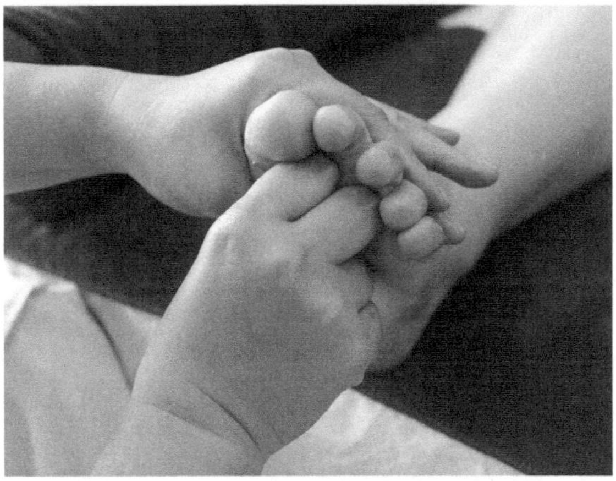

图 3–1–45　眼睛反射区操作手法

【阳性意义】触及气体，多见于近视、远视、沙眼等。触及颗粒，多见于白内障、青光眼等。

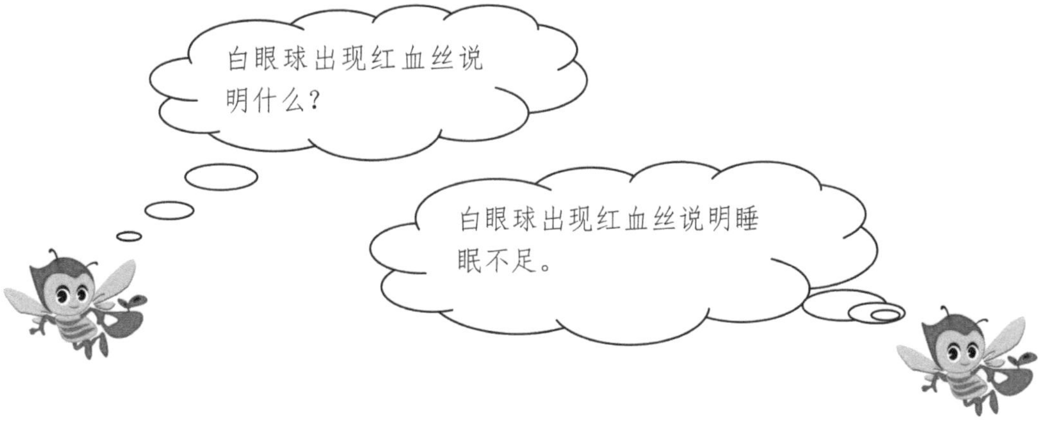

（九）耳

【正常解剖位置】耳位于眼睛后面，人耳可分为外耳、中耳及内耳三部分。能将振动发出的声音转换成神经信号，然后传给大脑。

【生理功能】辨别振动、产生听觉；协调躯体平衡。

【反射区位置】位于两足底第四、五趾根部，呈交叉反射。如图 3–1–46 所示。

【适应症】中耳炎、耳鸣、耳聋等。

【手法】一是以拇指扣拳法或食指扣拳法，每点各按压 3 次。二是捏指法，每点各按压 3 次。三是在四、五趾两侧及趾面垂直处，各由远端至近端按 3 次。如图 3–1–47 所示。

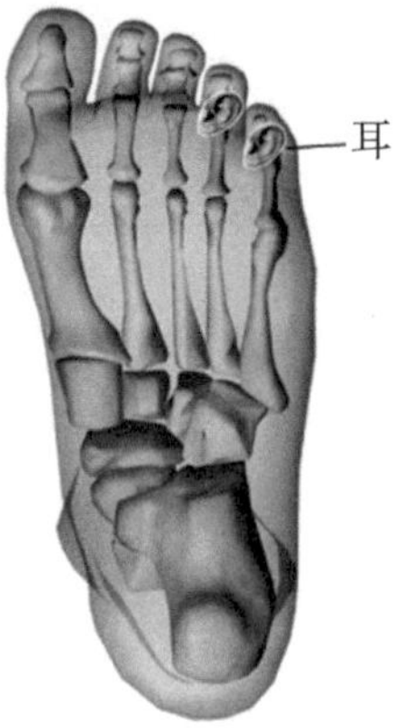

图 3–1–46　耳反射区位置

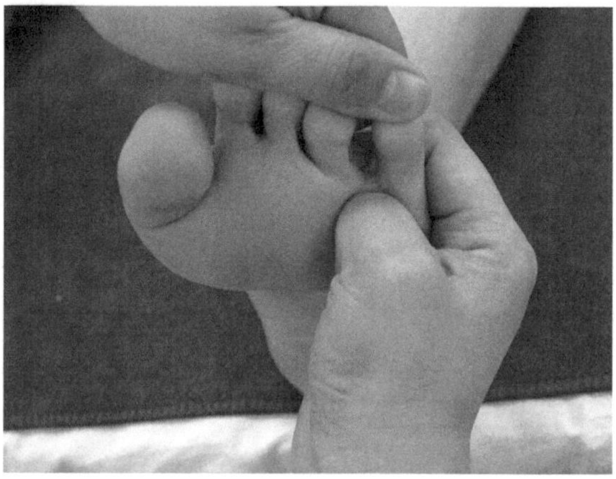

图 3–1–47　耳反射区操作手法

【阳性意义】触及颗粒，多见于耳鸣、中耳炎等。

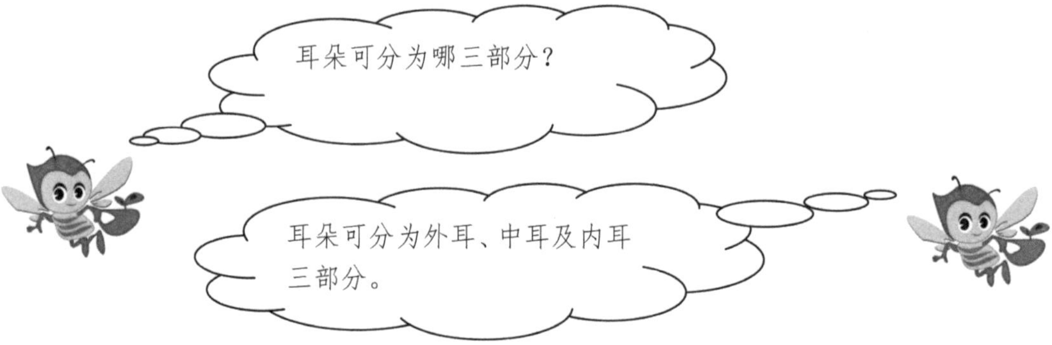

（十）降压点

【反射区位置】位于颈项反射区下方。如图 3–1–48 所示。

【适应症】高血压、低血压。

【手法】用拇指扣指法或单食指扣拳法点按。如图 3–1–49 所示。

【阳性意义】若在此处有压痛，说明血压存在异常。

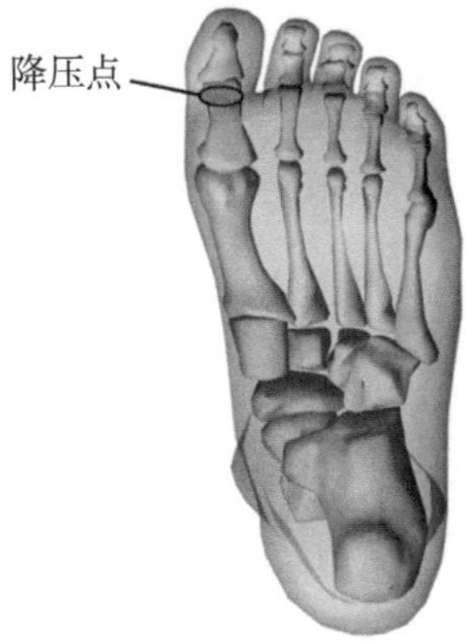

图 3-1-48　降压点反射区位置

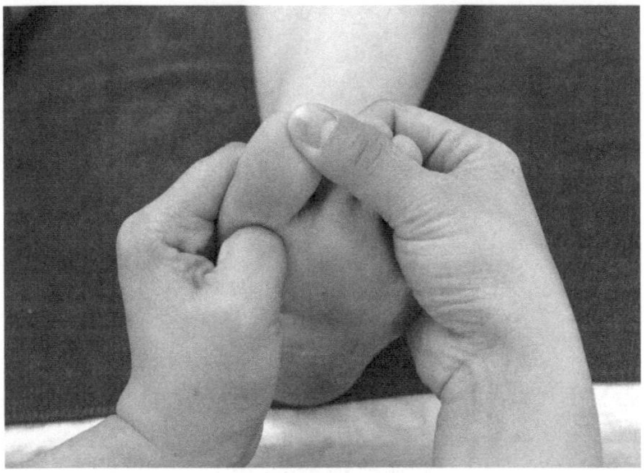

图 3-1-49　降压点反射区操作手法

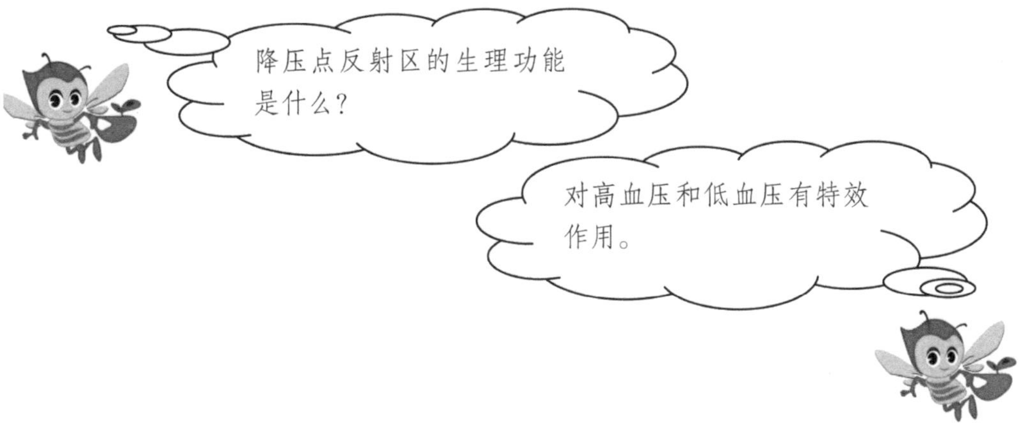

（十一）食道

【正常解剖位置】食道是消化道的一部分，呈扁圆筒状的肌性管道，沿脊柱之前向下，上端下缘与喉相连，其下端连于胃的贲门，全长 25 ～ 30 厘米。

【生理功能】输送食物。

【反射区位置】位于大蹈趾近节趾骨，降压点下方。如图 3-1-50 所示。

【适应症】食道炎、反酸。

【手法】以拇指扣拳法或单食指扣拳法，压 3 ～ 5 遍。如图 3-1-51 所示。

【阳性意义】刮压时有气体且刺痛，提示食道发炎。触及有条索状物，提示有食道炎。

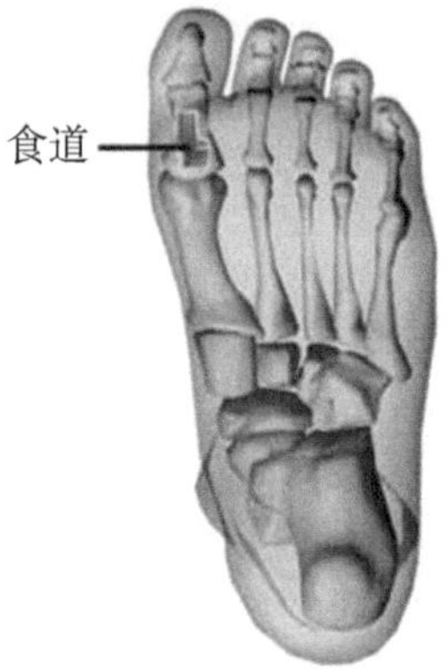

图 3-1-50　食道反射区位置

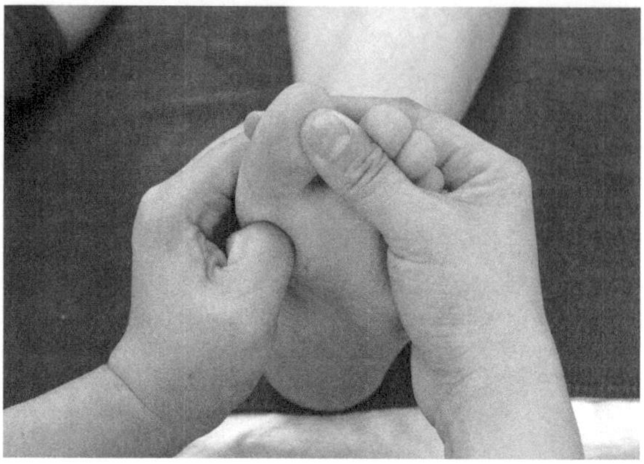

图 3-1-51　食道反射区操作手法

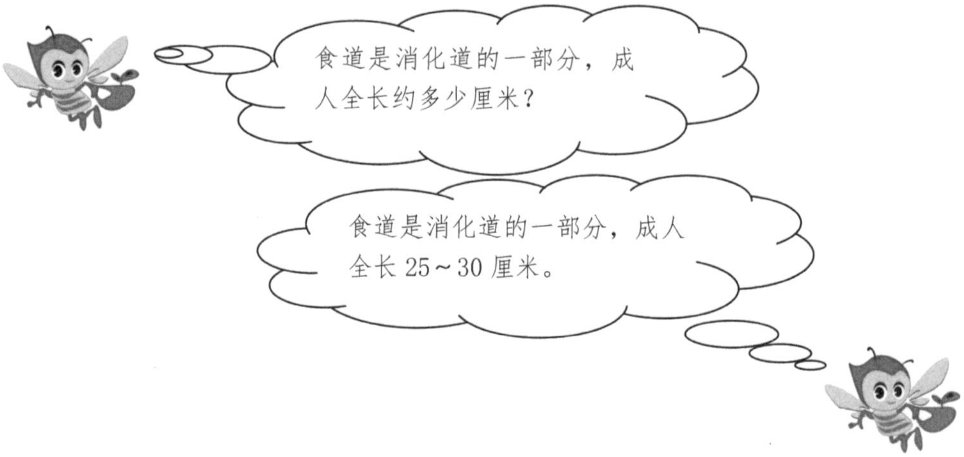

（十二）甲状腺

【正常解剖位置】甲状腺是人体最大的内分泌器官，它的外型为 H 型，棕红色，重约 20 克，是颈下部的一个蝴蝶状的腺体，两叶分别位于气管两侧，中间有甲状腺组织连接。

【生理功能】分泌甲状腺激素，促进新陈代谢、提高中枢神经系统的兴奋性、促进生长发育。

【反射区位置】双足底第一跖骨 1/2 的跖骨头处至第一、二跖骨间，再向趾端成弯带状。如图 3-1-52 所示。

【适应症】甲状腺炎、甲亢、情绪不稳、肥胖、消瘦等。

【手法】以拇指压推法，一手持足背，另一手拇指指间关节面压推，由内向外，拐弯处直推按至指缝为止，推按 3 ~ 5 遍。拐弯处为敏感点，用力均匀。如图 3-1-53 所示。

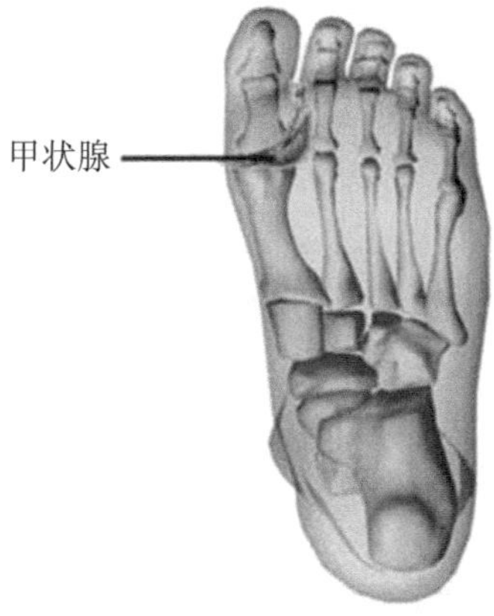

图 3-1-52　甲状腺反射区位置

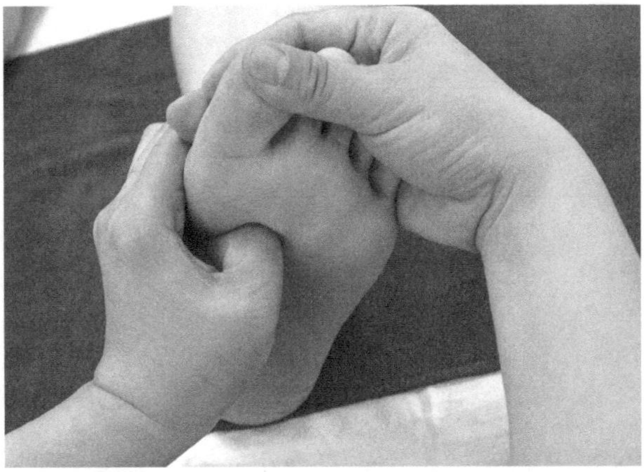

图 3-1-53　甲状腺反射区操作手法

【阳性意义】触及气体，多见于心律失常、记忆减退。触及颗粒，多见于甲状腺肥大、甲状腺功能低下。甲状腺反射区长有条竖茧，提示心律不齐、心律失调等。

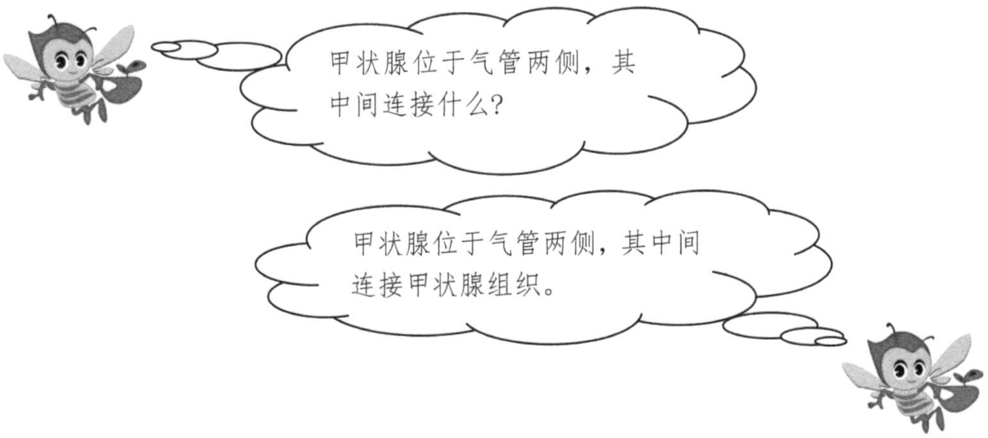

（十三）斜方肌

【正常解剖位置】斜方肌位于颈部和背上部的浅层。起自上项线、枕外隆凸、第 7 颈椎和全部胸椎棘突，止于锁骨的外侧、肩峰和肩胛骨。

【生理功能】外旋肩胛骨，协助头部后仰、侧屈及旋转内收。

【反射区位置】呈一条横带状，斜方肌反射区在同侧足上。如图 3–1–54 所示。

【适应症】颈肩背酸痛、手无力、麻木、肩周炎、肩活动障碍。

【手法】以拇指扣拳法从外侧向内侧刮压 3 ～ 5 遍。如图 3–1–55 所示。

【阳性意义】触及气体，多见于肩背受风、颈椎病等症。触及颗粒，多见于肩背损伤、五十肩等症。斜方肌反射区出现老茧，提示肩部疲劳劳损。

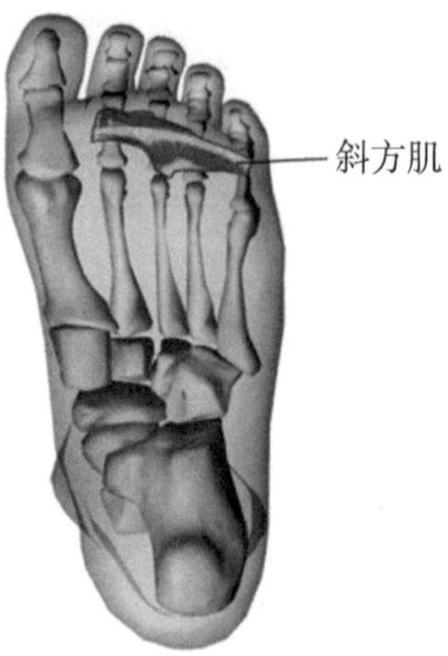

图 3–1–54　斜方肌反射区位置

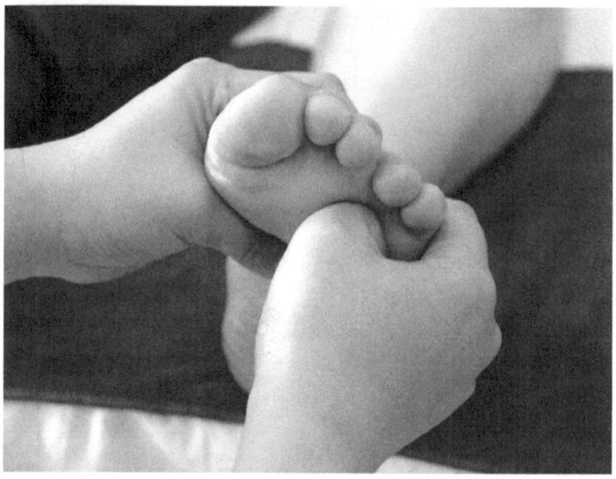

图 3–1–55　斜方肌反射区操作手法

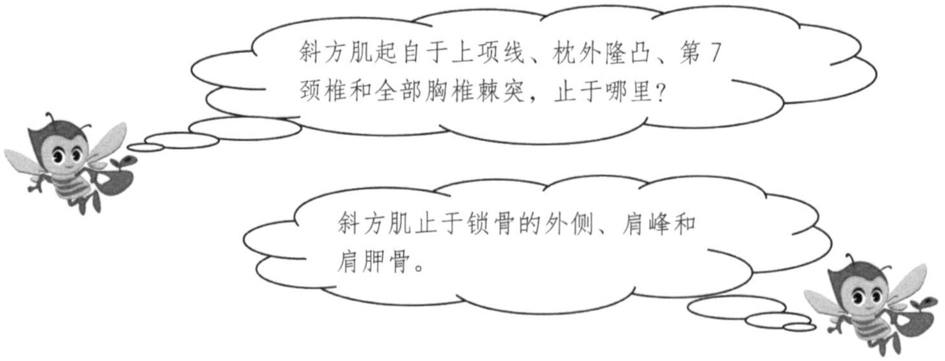

（十四）肺及支气管

【正常解剖位置】肺位于胸中，上通喉咙，左右各一，左面两叶，右面三叶，在人体脏腑中位置最高，故称为华盖。支气管位于食道前方，分左右支气管，左支气管短而粗，右支气管细而长与肺相连。

【生理功能】呼吸功能是吸入氧气，呼出二氧化碳，清洁血液。

【反射区位置】双足斜方肌反射区下方，自甲状腺反射区向外成扇形到足底外侧至肩反射区处。如图 3–1–56 所示。

【适应症】肺结核、肺气肿、肺炎、上呼吸道感染、胸闷等。

【手法】以拇指扣拳法，自外向内刮 3 ～ 5 遍。如图 3–1–57 所示。

【阳性意义】触及气体，多见于咳嗽、哮喘、上呼吸道感染。触及颗粒，多见于呼吸道炎症。

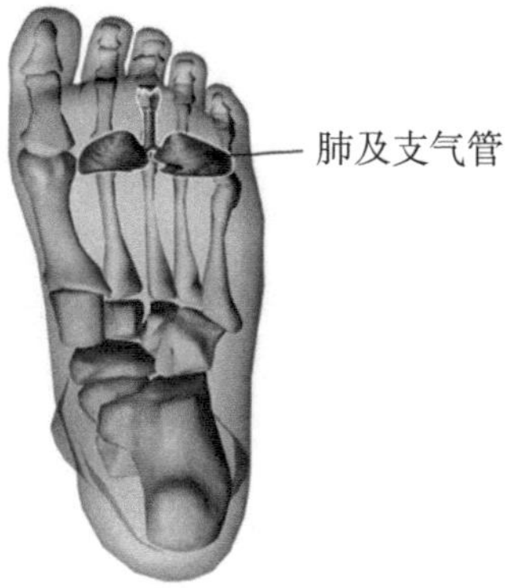

图 3–1–56　肺及支气管反射区位置

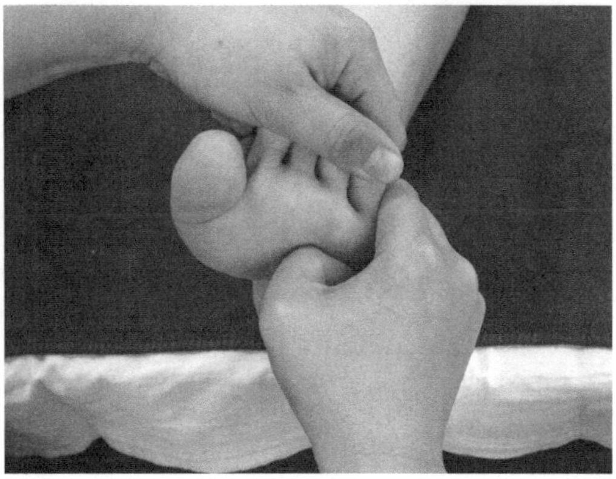

图 3–1–57　肺及支气管反射区操作手法

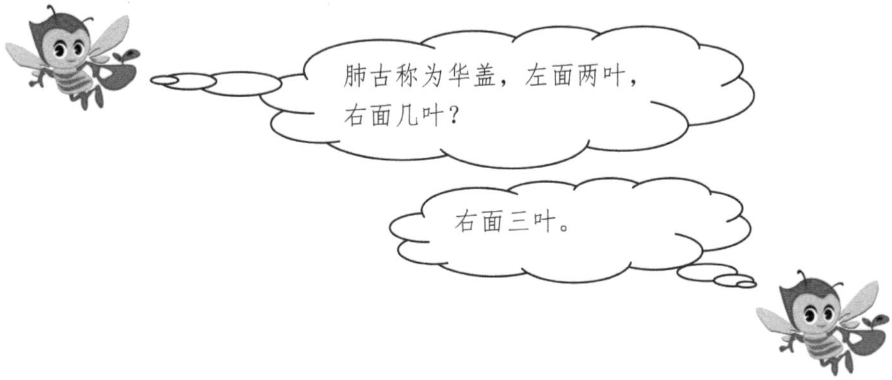

（十五）胃

【正常解剖位置】胃位于膈肌下，上接食道，下通小肠。胃的上口为贲门，下口为幽门。胃的上部称上脘，包括贲门；胃的中部称中脘，即胃体部分；胃的下部称下脘，连于小肠。

【生理功能】存储食物，消化吸收食物，分泌胃酸等。

【反射区位置】双足掌第一跖关节之后，即第一跖骨体中前端。如图 3-1-58 所示。

【适应症】胃痛、胃酸、胃溃疡、消化不良、急慢性胃炎、胃下垂等。

【手法】以拇指揉按法，定点按压 3 ~ 5 遍。如图 3-1-59 所示。

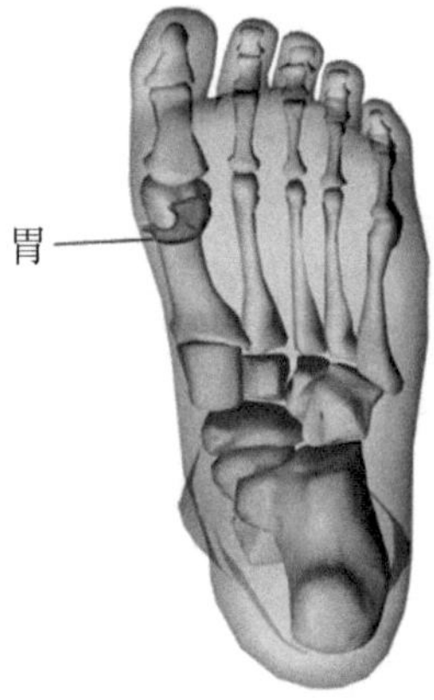

图 3-1-58　胃反射区位置

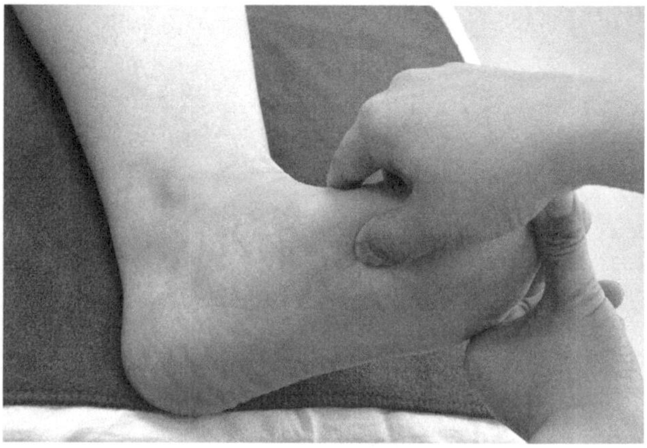

图 3-1-59　胃反射区操作手法

【阳性意义】触及气体，多见于消化不良、打嗝、胃下垂等。触及颗粒，多见于各种胃炎及十二指肠溃疡等。

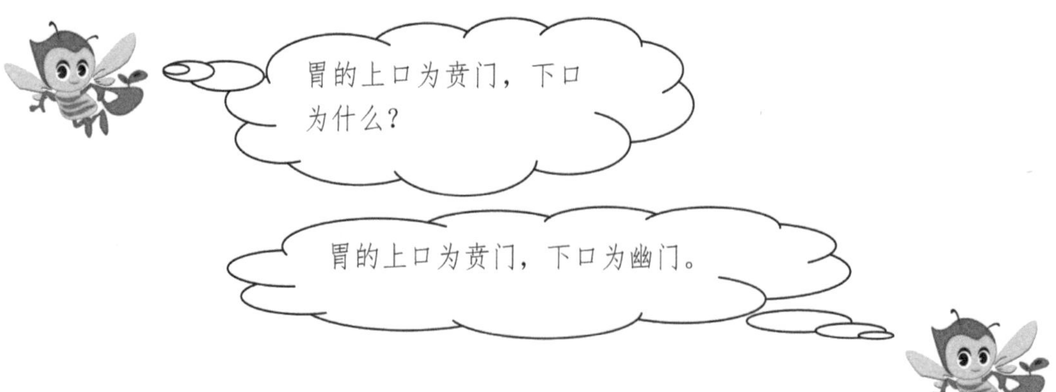

（十六）胰腺

【正常解剖位置】胰腺是人体的第二大消化腺，在胃的后方，横行于腹后壁，相当于第一、二腰椎间的水平。被十二指肠环抱，末端穿入十二指肠壁，会合胆总管，开口于十二指肠乳头。

【生理功能】胰液是由胰腺细胞分泌的，经胰管注入十二指肠，具有最强的消化力，能消化蛋白质、糖和脂肪。

【反射区位置】双脚掌第一跖骨体中下段，在胃和十二指肠反射区之间。如图 3–1–60 所示。

【适应症】糖尿病、胰腺囊肿、胰腺炎等。

【手法】以食指扣拳法，定点按压 3 ～ 5 遍。如图 3–1–61 所示。

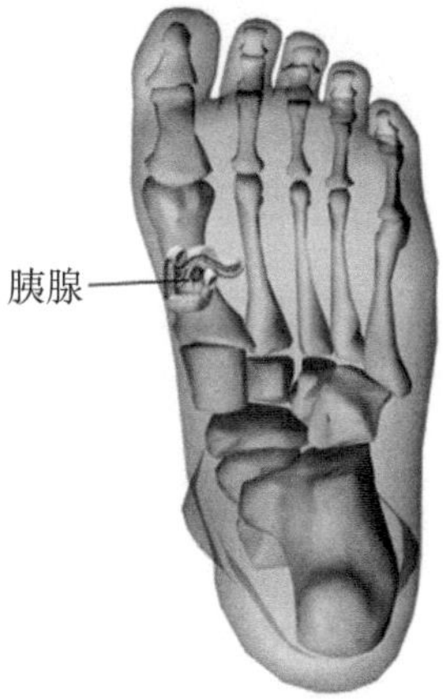

图 3–1–60 胰腺反射区位置

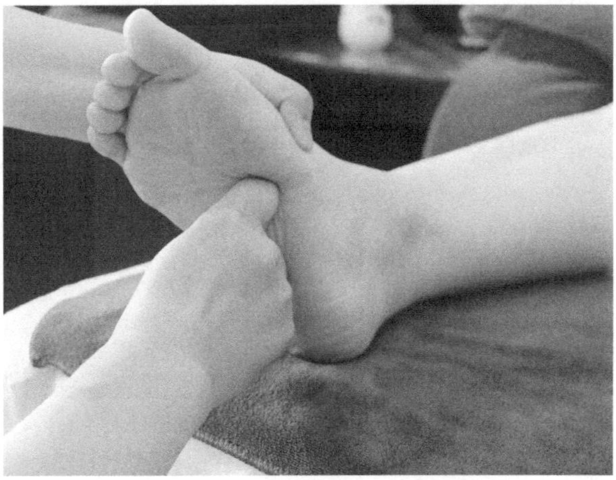

图 3–1–61 胰腺反射区操作手法

【阳性意义】触及块状物，多见于胰腺功能失调、高血糖、低血糖及脂肪代谢异常、消化不良。

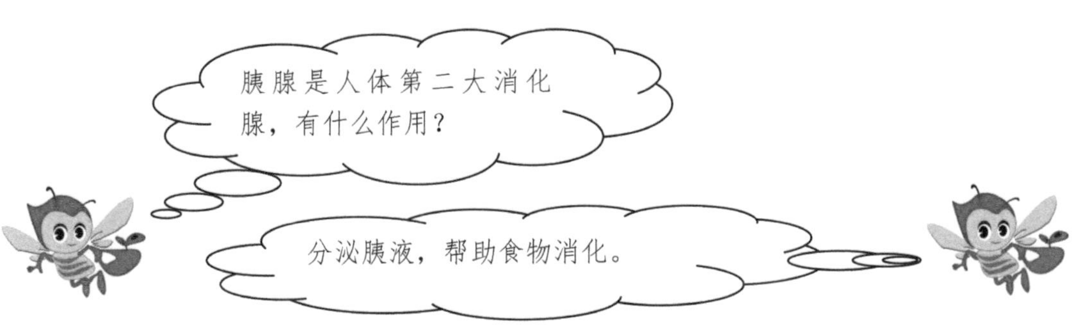

（十七）十二指肠

【正常解剖位置】十二指肠介于胃与空肠之间，成人长度为 20 ~ 25 厘米，管径 4 ~ 5 厘米，紧贴腹后壁，在小肠中长度最短，胰管与胆总管均开口于十二指肠。呈 C 形，包围胰头。

【生理功能】接收从胃液输入的食糜，进行进一步消化吸收。

【反射区位置】在胰腺反射区下方，即双脚掌第一跖骨基底部。如图 3–1–62 所示。

【适应症】腹部饱胀、消化不良、食欲不振、十二指肠溃疡等。

【手法】以拇指揉按法，定点按压 3 ~ 5 遍。如图 3–1–63 所示。

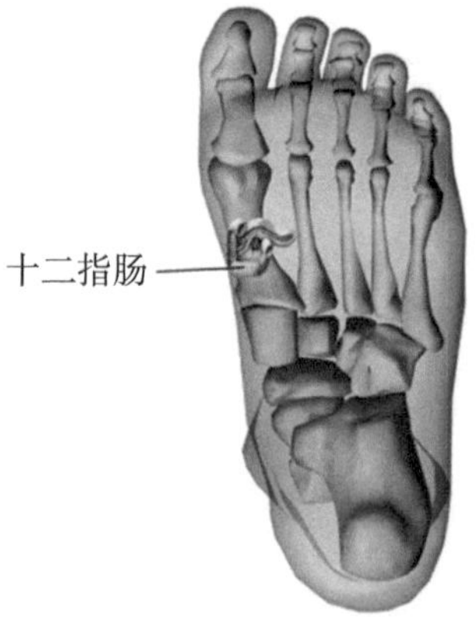

图 3–1–62　十二指肠反射区位置

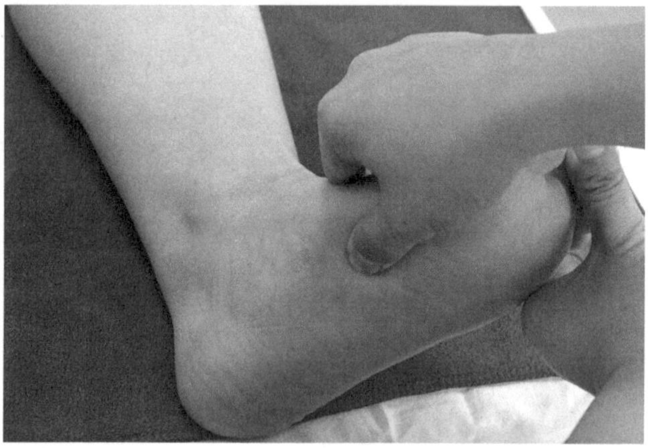

图 3–1–63　十二指肠反射区操作手法

【阳性意义】反射区组织较软，多见于消化不良、十二指肠溃疡。反射区组织较硬，多见于十二指肠炎或胀气。触及颗粒，多见于腹胀、腹泻、食欲不振及消化不良。

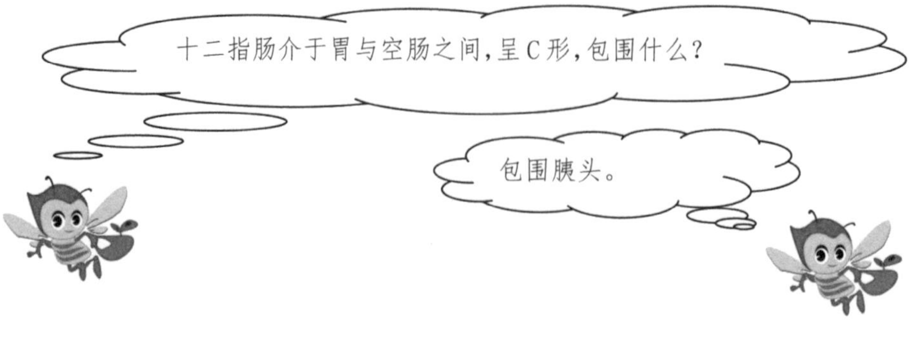

（十八）心

【正常解剖位置】心脏位于胸腔内，横膈的上方，二肺之间，约 2/3 在左侧、1/3 在右侧，相当于第二至第五肋间。

【生理功能】维持生命，推动血液流动，维持正常的代谢功能。

【反射区位置】位于左足脚掌第四、五趾骨间，肌肉缝下方的部位，约一横指处。如图 3-1-64 所示。

【适应症】心绞痛、心供血不足、心肌炎、心肌梗塞、休克等。

【手法】以单食指扣拳法，垂直定点顶压 3 遍。如图 3-1-65 所示。

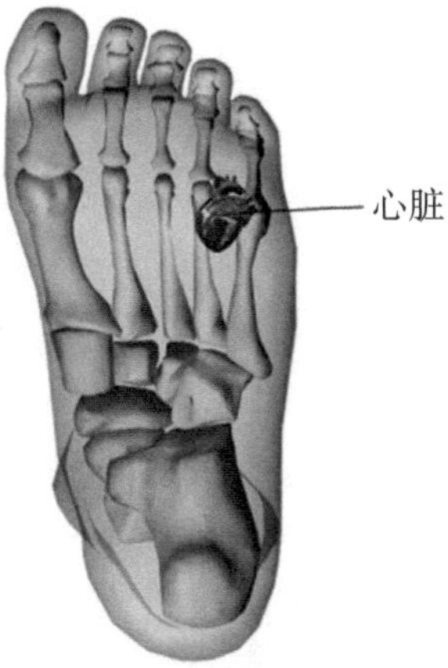

图 3-1-64　心脏反射区位置

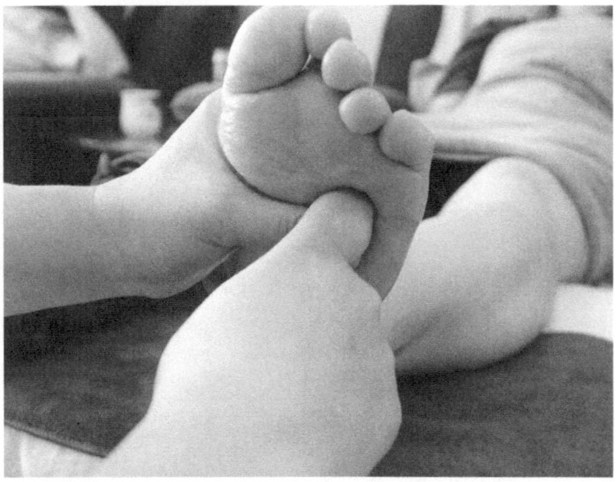

图 3-1-65　心脏反射区操作手法

【阳性意义】触及颗粒或块状物，提示心气不足或心血瘀阻。

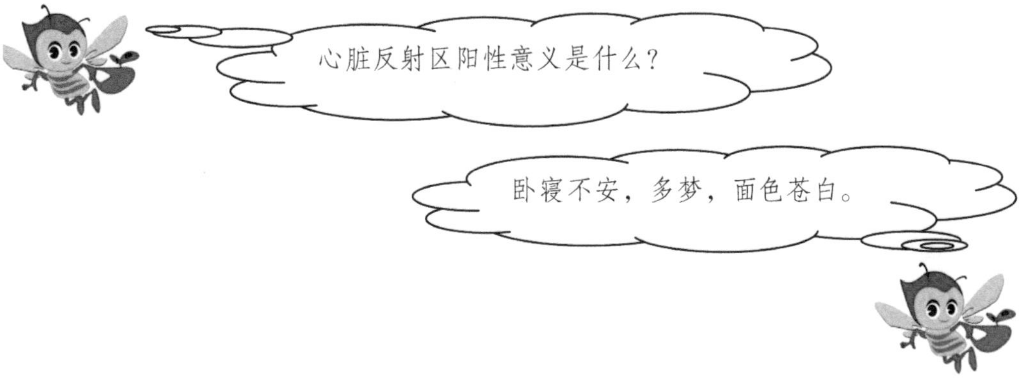

（十九）脾脏

【正常解剖位置】脾脏是人体中最大的淋巴器官，位于左上腹部，胃的后方，横膈膜的下方。脾脏重约 150 克。

【生理功能】有造血、调节血细胞数量及贮血功能和免疫功能。

【反射区位置】左足足掌第四、五跖骨间基底部，心脏反射区下方约一横指处。如图 3-1-66 所示。

【适应症】贫血、食欲不振、小儿厌食、各种炎症、免疫功能低下、月经不调。

【手法】以拇指推掌法或食指扣拳法，定点按压 3 ～ 5 遍。如图 3-1-67 所示。

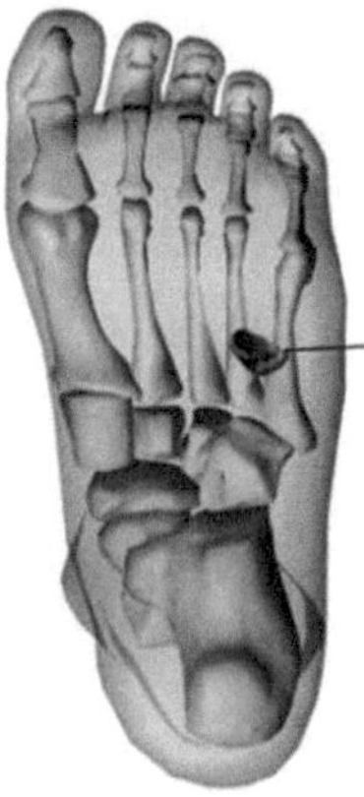

图 3-1-66　脾脏反射区位置

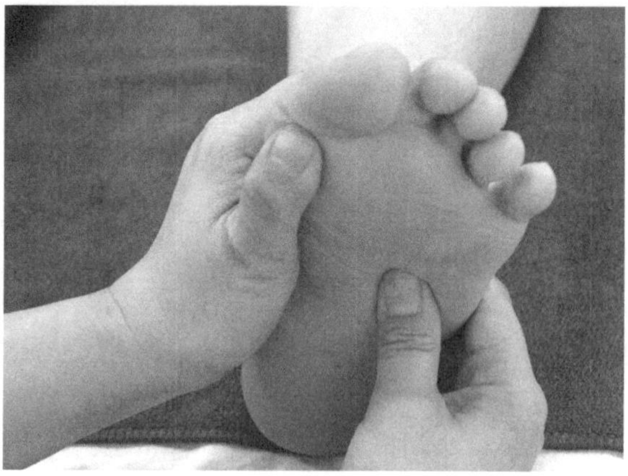

图 3-1-67　脾脏反射区操作手法

【阳性意义】触及颗粒，多见于消化不良、贫血、免疫功能低下、胃肠功能紊乱等。

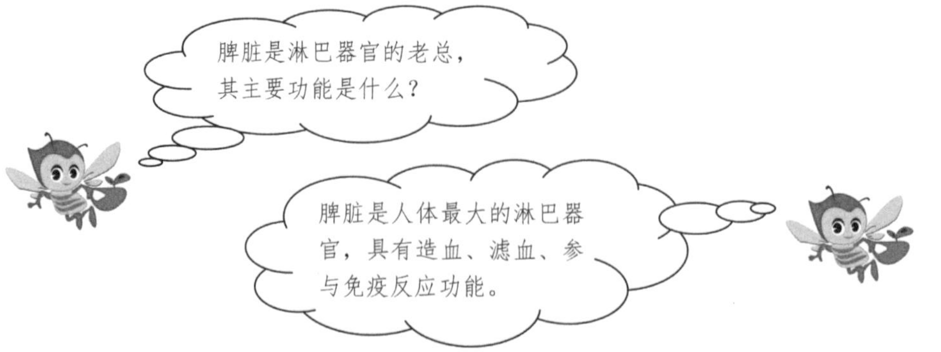

（二十）肝

【正常解剖位置】肝位于腹部，膈之下，右胁之内。一般重约 1200 ~ 1600 克，上面突起浑圆，与膈肌接触，下面较扁平，与胃、十二指肠、胆囊和结肠相邻，约在右侧第五肋间。

【生理功能】解毒、代谢、分泌胆汁、免疫防御功能、调节血液功能。

【反射区位置】右足掌第三、四、五跖骨上半部区域，肺反射区下方。如图 3–1–68 所示。

【适应症】中毒、急慢性肝炎、肝硬化、肝肿瘤等。

【手法】以拇指推掌法，自足跟向足趾向内侧施力压刮 3 遍。如图 3–1–69 所示。

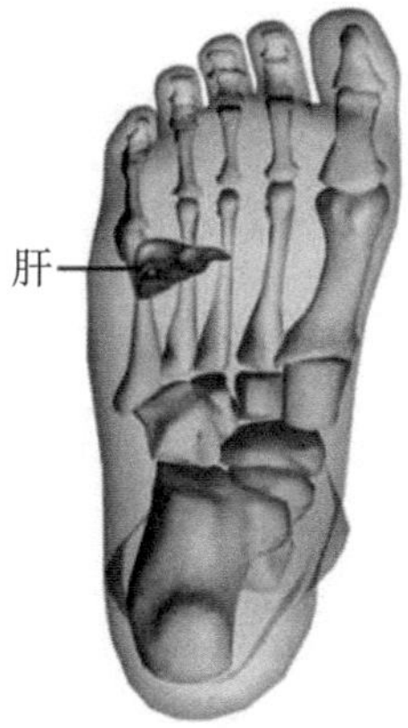

图 3–1–68　肝反射区位置

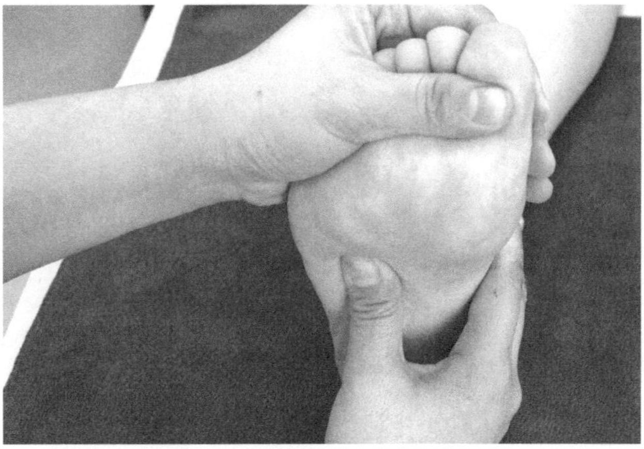
图 3–1–69　肝反射区操作手法

【阳性意义】触及气体，常见于消化不良、嗜酒。触及颗粒，常见于各型肝炎、肝胆管结石。

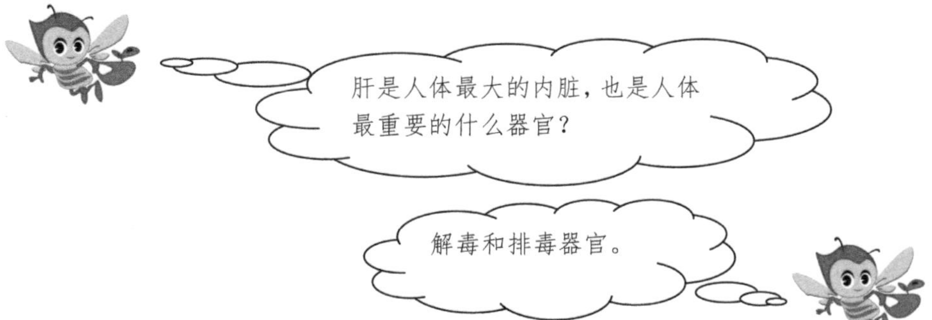

（二十一）胆囊

【正常解剖位置】胆囊位于肝脏下面，正常胆囊长 8 ~ 12 厘米，宽 3 ~ 5 厘米，容量为 30 ~ 60 毫升。胆囊通过胆管与总胆管相连。

【生理功能】储存胆汁，进食时则将胆汁排入十二指肠帮助消化食物。

【反射区位置】右足掌第三、四跖骨上半部区域，位于肝脏反射区之内。如图 3–1–70 所示。

【适应症】胆结石、胆囊炎、黄疸、肝肿瘤、中毒等。

【手法】以单拇指推压法，以拇指指腹施力，定点向上推压 3 ~ 5 遍。如图 3–1–71 所示。

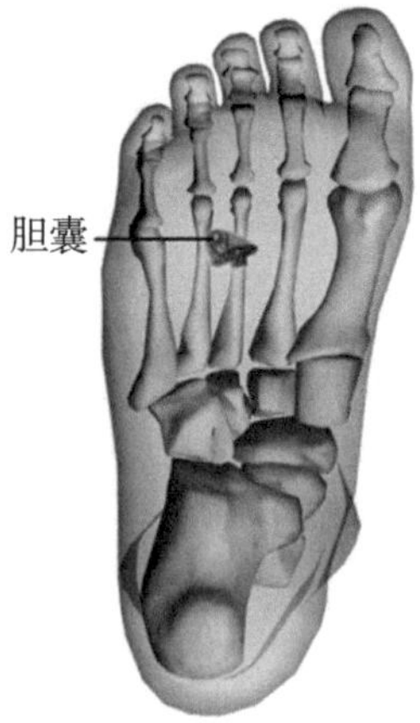

图 3–1–70　胆囊反射区位置

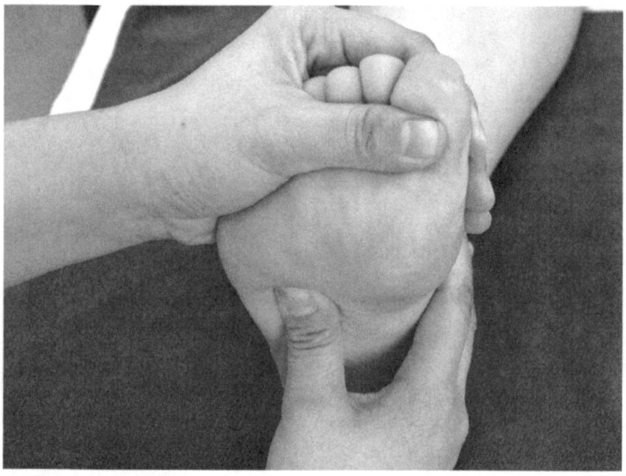

图 3–1–71　胆囊反射区操作手法

【阳性意义】触及颗粒，多见于消化不良、胆囊炎等。

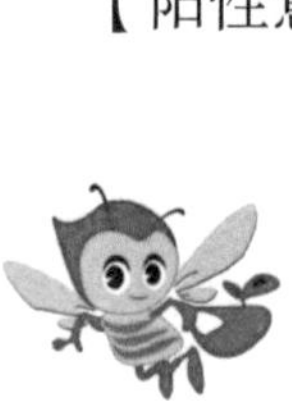

胆囊位于肝脏下面，正常胆囊长 8~12 厘米，宽 3~5 厘米，容量为多少？

容量为 30~60 毫升。

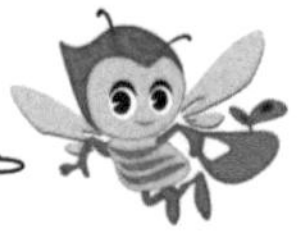

（二十二）小肠

【正常解剖位置】小肠位于腹中，上端接幽门与胃相通，下端通过阑门与大肠相连。成年人全长 5 ～ 7 米。

【生理功能】小肠对食物进行进一步消化，吸收养分及水分，将饮食水谷精微物化为精微和糟粕。

【反射区位置】楔骨至跟骨的凹陷区域，为升结肠、横结肠、降结肠及直肠的反射区所包围。如图 3–1–72 所示。

【适应症】急慢性肠炎、腹泻、胃肠胀气、腹部闷痛等。

【手法】以双指拳法，四指弯曲，同时由足趾端向足跟端压刮 3 ～ 5 遍。如图 3–1–73 所示。

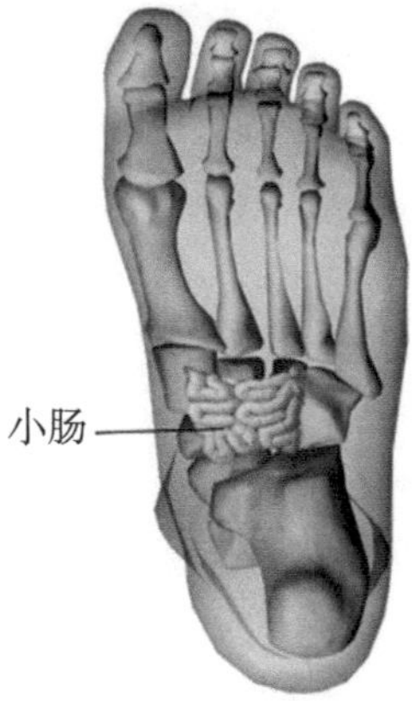

图 3–1–72　小肠反射区位置

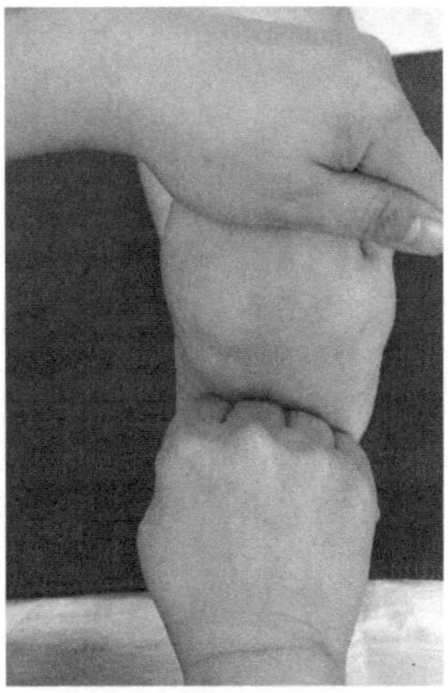

图 3–1–73　小肠反射区操作手法

【阳性意义】触及气体，多见于消化不良、营养障碍、腹胀等。触及块状物，多见于免疫功能低下、泌尿系统疾患。

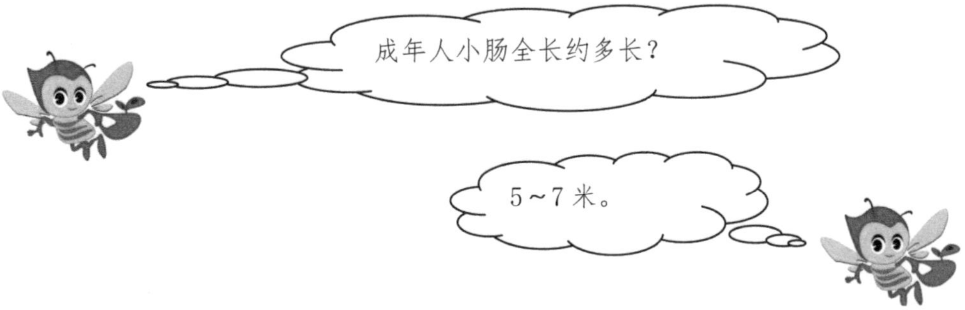

（二十三）横结肠

【正常解剖位置】横结肠是大肠的一部分，上端与升结肠相连，横过胃的下面，下端与降结肠相连。起自结肠右曲，向左横行，止于结肠左曲。

【生理功能】吸收营养物质，形成和储存粪便。

【反射区位置】位于双脚掌中间，横越脚掌呈一条带状区。如图 3–1–74 所示。

【适应症】便秘、腹泻、腹痛、急慢性肠炎等。

【手法】以食指扣拳法，按带状走向压刮，以食指压刮 3 ～ 5 遍。如图 3–1–75 所示。

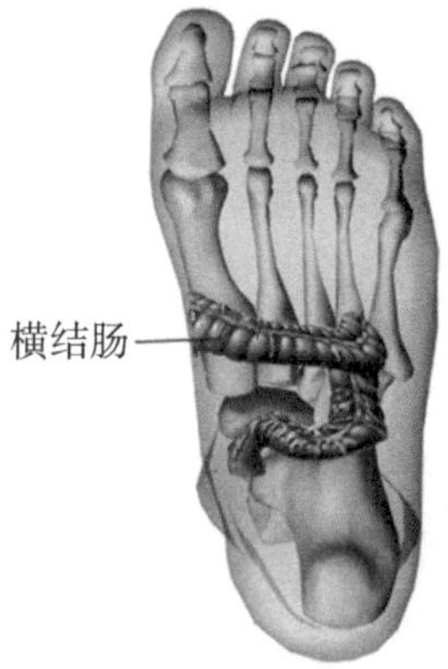

图 3–1–74　横结肠反射区位置

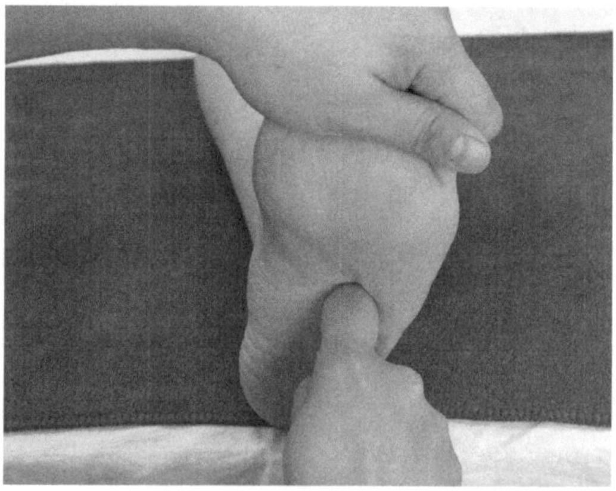

图 3–1–75　横结肠反射区操作手法

【阳性意义】触及颗粒，多见于肠炎、腹泻、痢疾等。触及块状物，多见于便秘、结肠炎等。

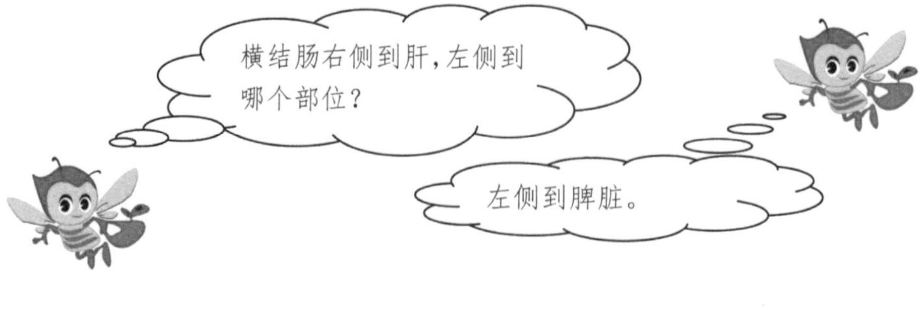

（二十四）降结肠

【正常解剖位置】降结肠是结肠的一部分，长约 20 厘米，上端与横结肠相连，向下行，在左髂骨附近与乙状结肠相连。

【生理功能】吸收水分，存储和传导粪便。

【反射区位置】位于左足掌中部，前接横结肠反射区外侧端，沿脚外侧平行向下呈带状区域。如图 3–1–76 所示。

【适应症】便秘、腹泻、腹痛、急慢性肠炎等。

【手法】以食指扣拳法，由脚趾向脚跟方向压刮 3 ～ 5 遍。如图 3–1–77 所示。

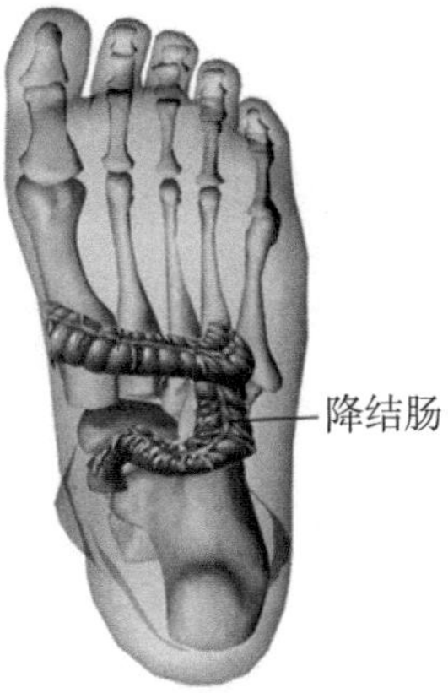

图 3–1–76　降结肠反射区位置

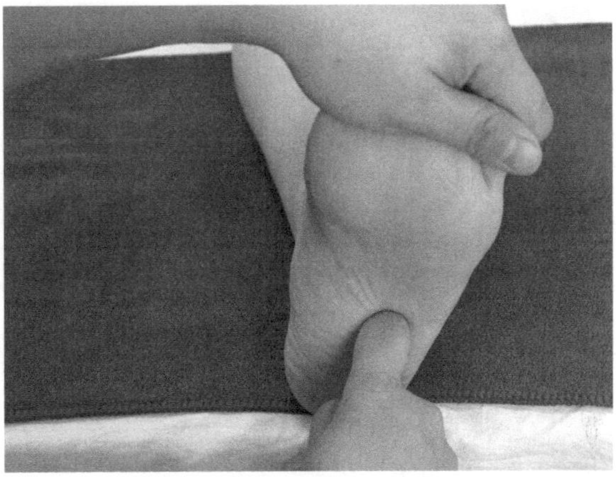

图 3–1–77　降结肠反射区操作手法

【阳性意义】触及颗粒，多见于肠炎、腹泻、痢疾等。触及块状物，多见于便秘、结肠炎等。反射区组织较软，提示容易腹泻。

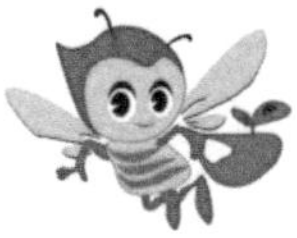

降结肠是结肠的一部分，
其作用是什么？

吸收水分，存储和传导粪便。

（二十五）乙状结肠及直肠

【正常解剖位置】乙状结肠长 40 ~ 45 厘米，呈“乙”字形弯曲或“S”形弯曲，至第 3 骶椎前面移行至直肠，直肠为大肠的末端，长 12 ~ 14 厘米，位于小骨盆内。上端平第 3 骶椎处接续乙状结肠，穿过盆膈，下端以肛门而终。

【生理功能】吸收水分，存贮食物的残渣，排运粪便。

【反射区位置】左脚掌跟骨前缘呈一横带状。如图 3–1–78 所示。

【适应症】直肠炎、息肉、便秘、腹痛、痔疮等。

【手法】以食指扣拳法，从反射区外侧向内侧压刮 3 遍。如图 3–1–79 所示。

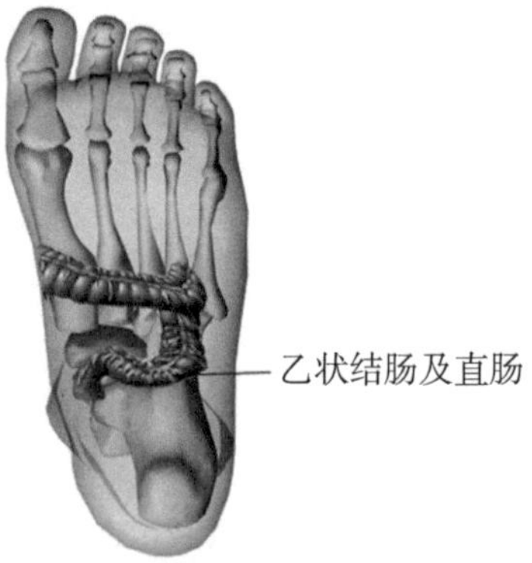

图 3–1–78　乙状结肠及直肠反射区位置

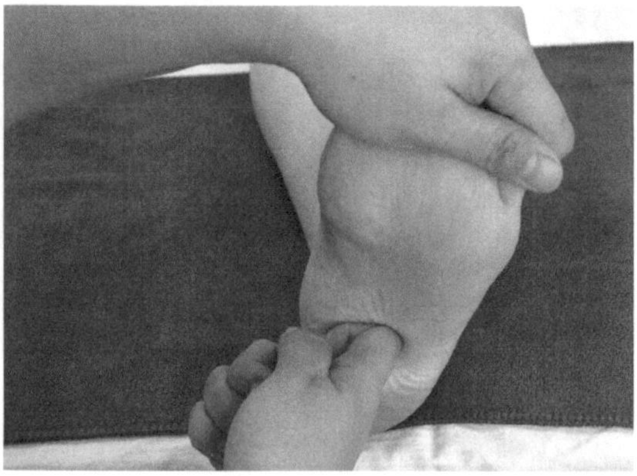

图 3–1–79　乙状结肠及直肠反射区操作手法

【阳性意义】触及颗粒、硬块及气体等，提示乙状结肠内存有大便、直肠炎、便秘。

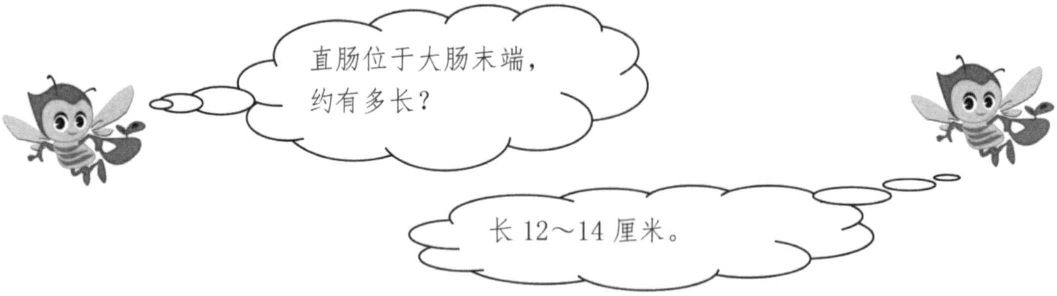

（二十六）肛门

【正常解剖位置】肛门位于盆腔下方，上方与直肠相连，传送糟粕，故又名魄门。消化道末端通于体外的开口。

【生理功能】控制排便、排气。

【反射区位置】位于两足底间，横越足掌之带状区域。左脚掌跟骨前缘，乙状结肠和直肠反射区的末端，与膀胱反射区相邻。如图 3-1-80 所示。

【适应症】痔疮、肛裂、便秘、腹泻、急慢性肠炎等。

【手法】以食指扣拳法，定点渗透按压 3 ～ 5 遍。如图 3-1-81 所示。

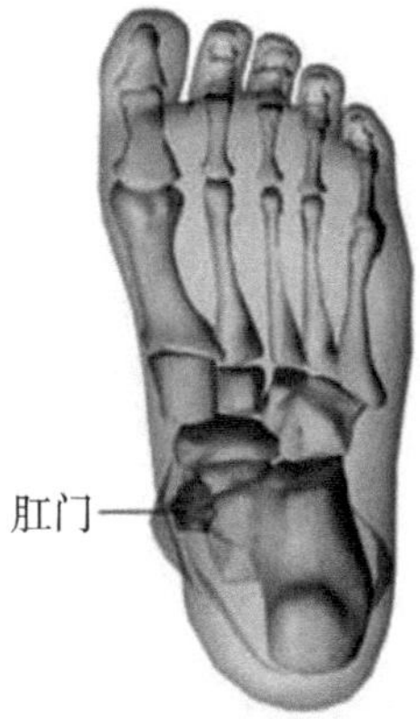

图 3-1-80　肛门反射区位置

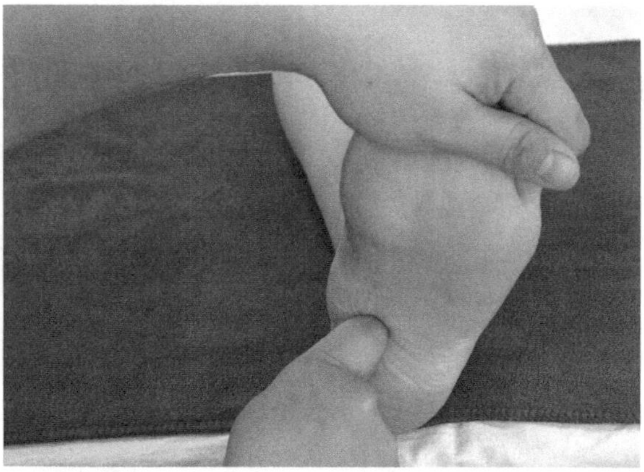

图 3-1-81　肛门反射区操作手法

【阳性意义】触及有颗粒、硬块等，提示有便秘、肛裂、痔疮等。

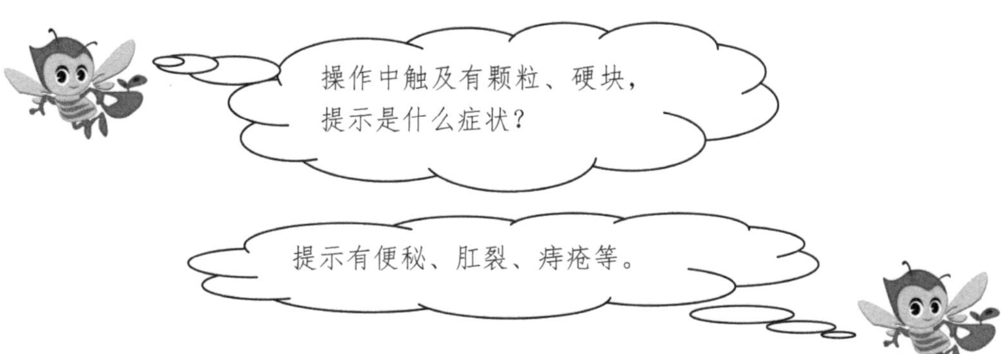

（二十七）盲肠阑尾

【正常解剖位置】盲肠是大肠的起始部，下端为膨大的盲端，左侧与回肠末端相连，上连升结肠，以回盲瓣与升结肠及回肠为界，向内下通阑尾。它的根部连于盲肠的后内侧壁，远端游离并闭锁。

【生理功能】盲肠壁有蠕动、分泌功能，排运废物，控制回肠食糜进入阑尾。

【反射区位置】位于右足底跟骨前缘靠近外侧，回盲瓣与小肠、升结肠连接。如图 3-1-82 所示。

【适应症】下腹部胀气、盲肠炎、腹痛、阑尾炎等。

【手法】以食指扣拳法，定点按压 3 ～ 5 遍。如图 3-1-83 所示。

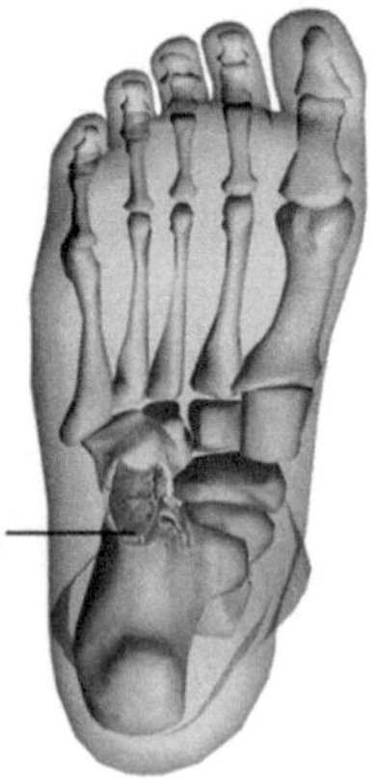

图 3-1-82　盲肠阑尾反射区位置

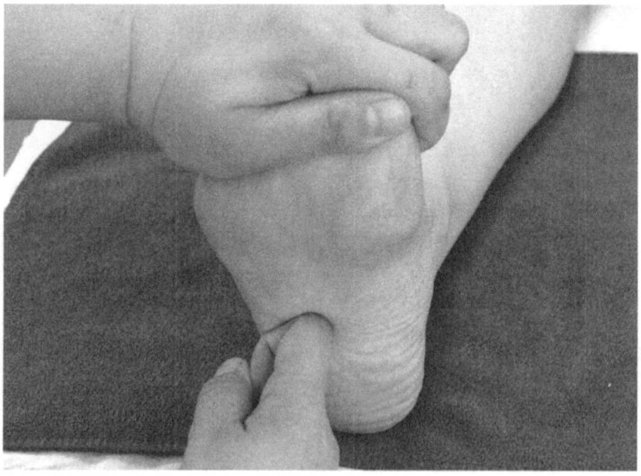

图 3-1-83　盲肠阑尾反射区操作手法

【阳性意义】盲肠阑尾反射区掌纹明显，较多且深，纵横交错，提示精神压力大、头脑不清等。

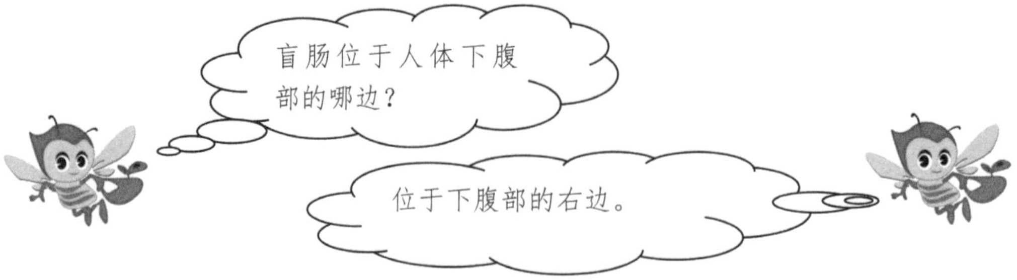

（二十八）回盲瓣

【正常解剖位置】回盲瓣位于阑尾之上，是小肠进入大肠的开口处，由小肠末端突入大肠而形成的上下两个半月形的瓣。

【生理功能】有阻止小肠内容物过快流入大肠和防止盲肠内容物逆流到回肠的作用。

【反射区位置】位于右足底跟骨前缘靠近外侧，在盲肠反射区的上方。如图 3–1–84 所示。

【适应症】下腹部胀气、肠炎、腹痛、阑尾炎等。

【手法】以食指扣拳法，定点按压 3 ～ 4 遍。如图 3–1–85 所示。

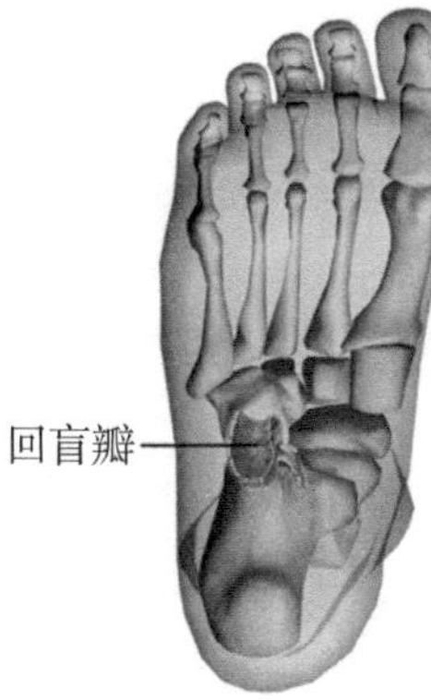

图 3–1–84　回盲瓣反射区位置

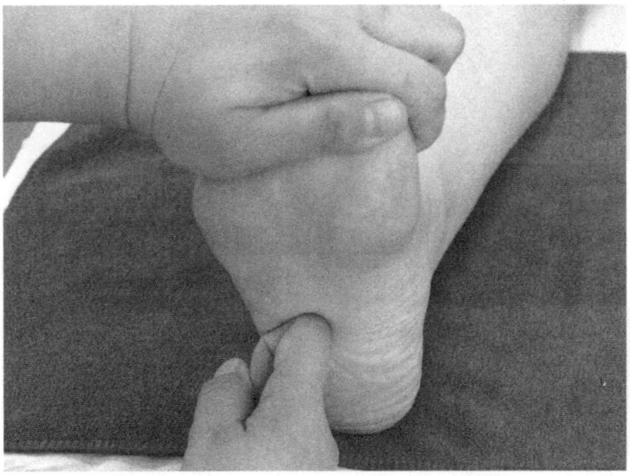

图 8–1–85　回盲瓣反射区操作手法

【阳性意义】回盲瓣反射区刮压时有颗粒、长有厚茧、掌纹明显，提示回盲瓣有炎症等。

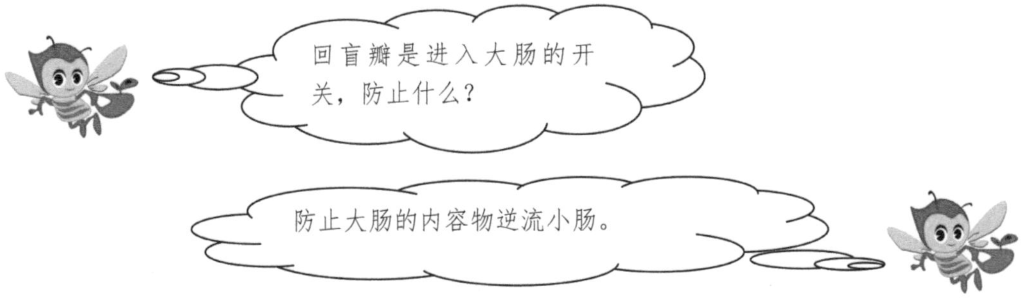

（二十九）升结肠

【正常解剖位置】升结肠是大肠的一部分，下端与盲肠相连，向上行连接横结肠右曲，肝右叶的下方。

【生理功能】进一步吸收营养物质及水分，蠕动、运输废渣。

【反射区位置】位于右侧足底，回盲瓣反射区之外侧带状区域。如图3-1-86所示。

【适应症】便秘、腹泻、腹痛、腹胀、急慢性肠炎等。

【手法】以食指扣拳法，由脚跟向脚趾方向压刮3～4遍。如图3-1-87所示。

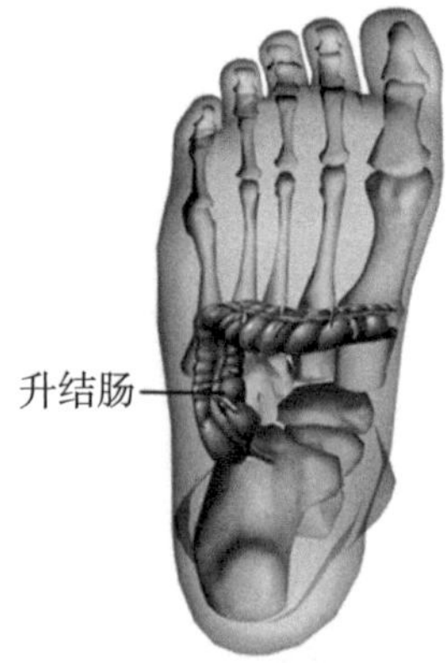

图3-1-86　升结肠反射区位置

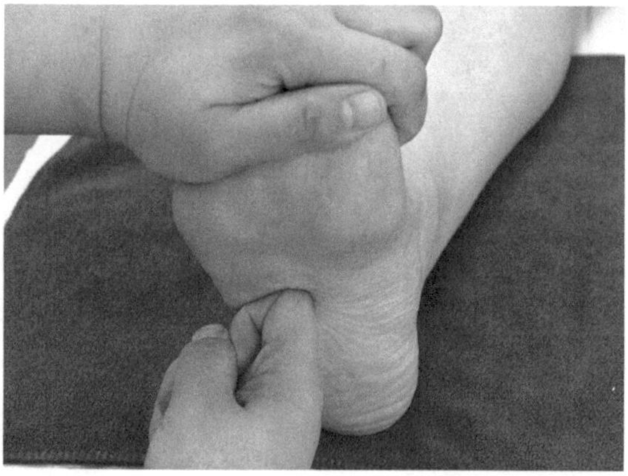
图3-1-87　升结肠反射区操作手法

【阳性意义】升结肠反射区掌纹明显，较多且深，纵横交错，提示消化系统疾病，如腹泻、便秘及肺部疾病等。

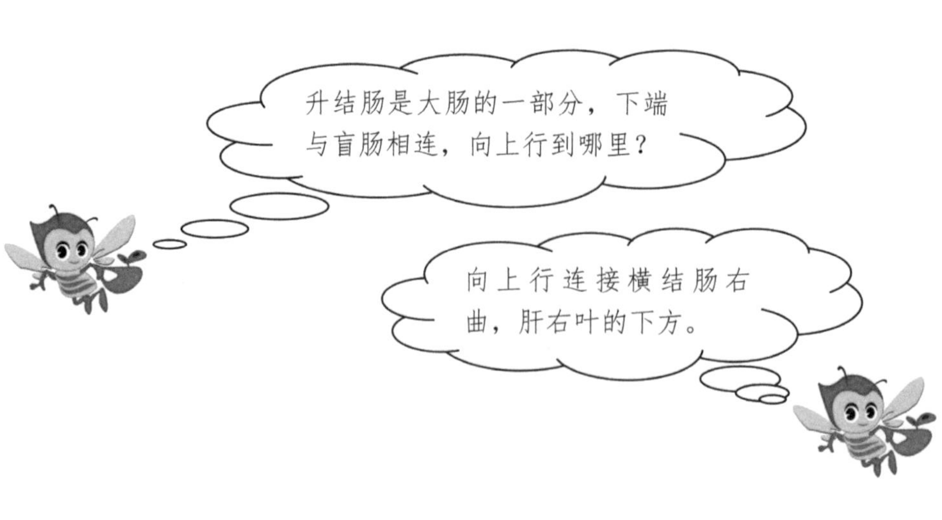

（三十）失眠点

【反射区位置】位于双足跟生殖腺反射区直上一横指处。如图 3-1-88 所示。

【适应症】失眠多梦、足跟痛。

【手法】以单食指扣拳法，定点按压 3 ～ 5 遍。如图 3-1-89 所示。

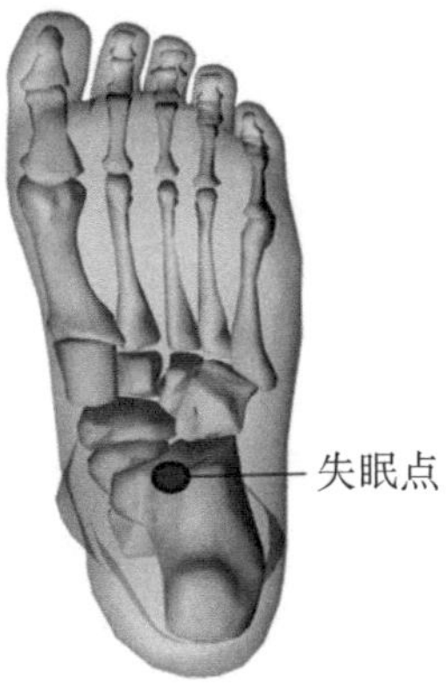

图 3-1-88　失眠点反射区位置

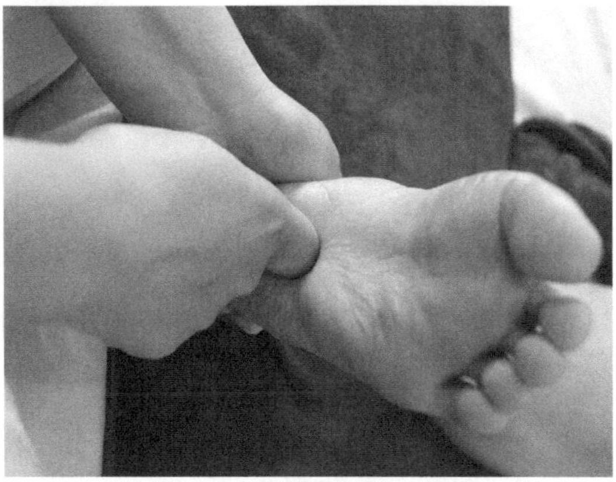

图 3-1-89　失眠点反射区操作手法

【阳性意义】触及颗粒，常见于神经衰弱、失眠。

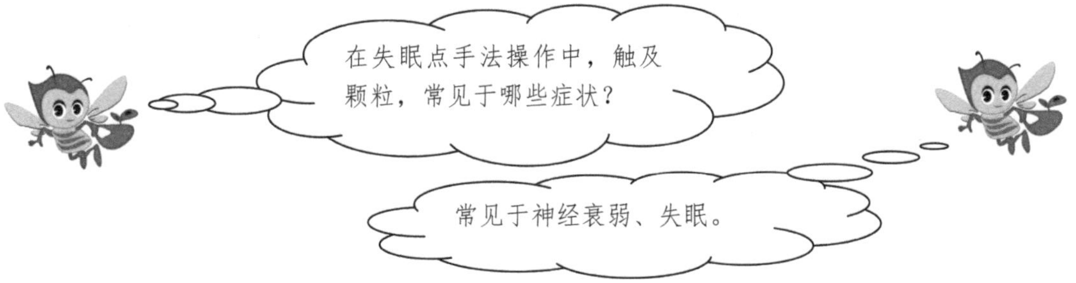

（三十一）生殖腺

【正常解剖位置】男性生殖腺是指睾丸，位于阴囊内，左右各一，分泌男性激素。女性生殖腺是指卵巢，卵巢位于子宫底的后外侧，在生育年龄期增大。

【生理功能】分泌性激素，繁殖后代，维持正常性功能。

【反射区位置】位于两足底跟骨中央。如图 3-1-90 所示。

【适应症】性功能低下，男女不育不孕，女性月经失调、经期紊乱、经闭、痛经、卵巢囊肿等。

【手法】以拇指扣拳法，定点渗透按压 3 ~ 5 遍。如图 3-1-91 所示。

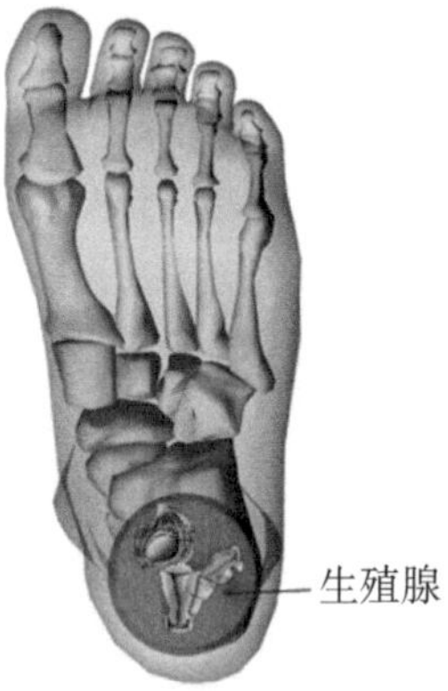

图 3-1-90　生殖腺反射区位置

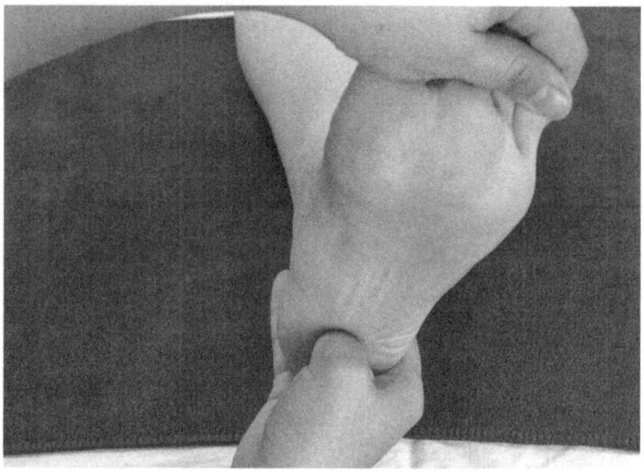

图 3-1-91　生殖腺反射区操作手法

【阳性意义】触及颗粒，女性多见于附件炎、盆腔炎、痛经、月经不调等，男性多见于肾虚、前列腺炎等。

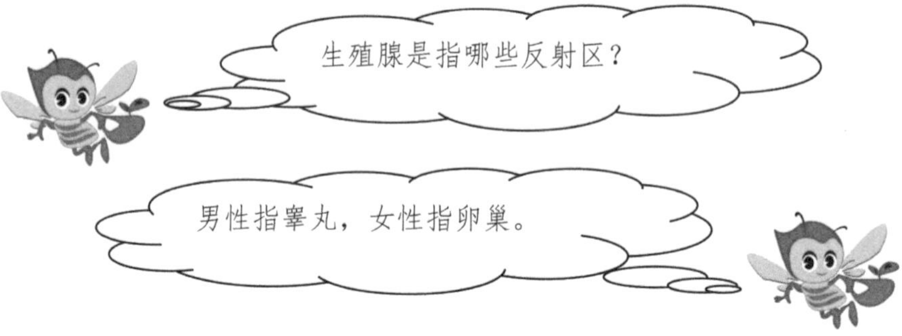

五、足内侧反射区

（一）鼻

【正常解剖位置】鼻位于面部中央，是呼吸道的起始部分。鼻左右成对，与筛骨正中板相接，下缘以软组织与鼻外侧软骨相接。上部窄厚，下部宽薄。

【生理功能】能净化吸入的空气并调节其温度和湿度，是最重要的嗅觉器官，还可辅助发音。

【反射区位置】位于两足䠀趾第一节趾腹底部内侧，约 45 度处，呈交叉反射。如图 3–1–92 所示。

【适应症】急慢性鼻炎、鼻出血、过敏性鼻炎、鼻息肉、鼻窦炎等。

【手法】以拇指扣指推法或食指扣拳法，定点按压鼻反射区 3 ～ 5 遍。如图 3–1–93 所示。

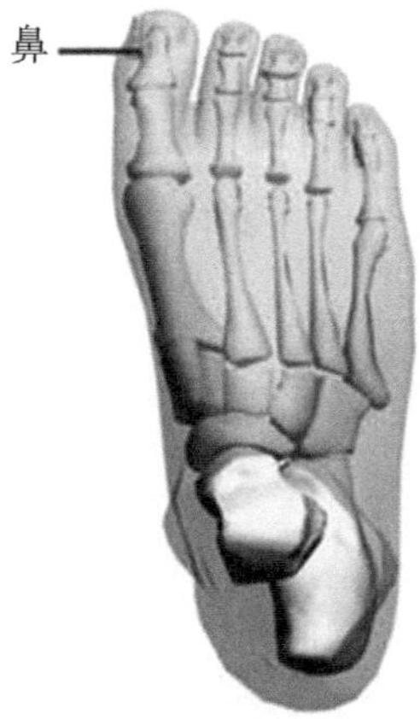

图 3–1–92　鼻反射区位置

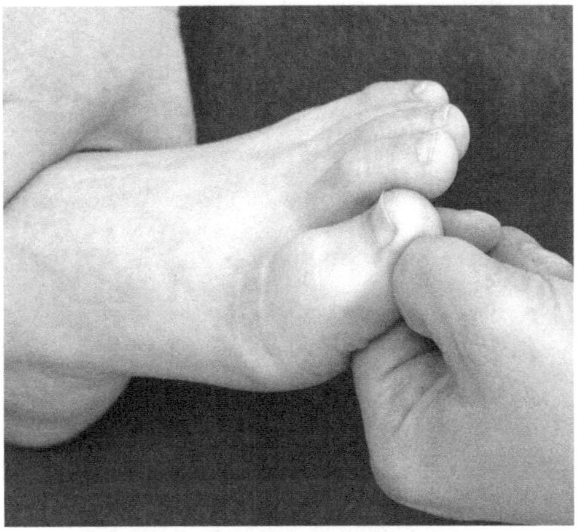

图 3–1–93　鼻反射区操作手法

【阳性意义】鼻反射区刮压条索状物多，提示鼻炎、上呼吸道感染。鼻反射区出现明显隆起，提示鼻炎、鼻窦炎等。鼻反射区属于头部以上反射区，所以交叉反射进行操作。

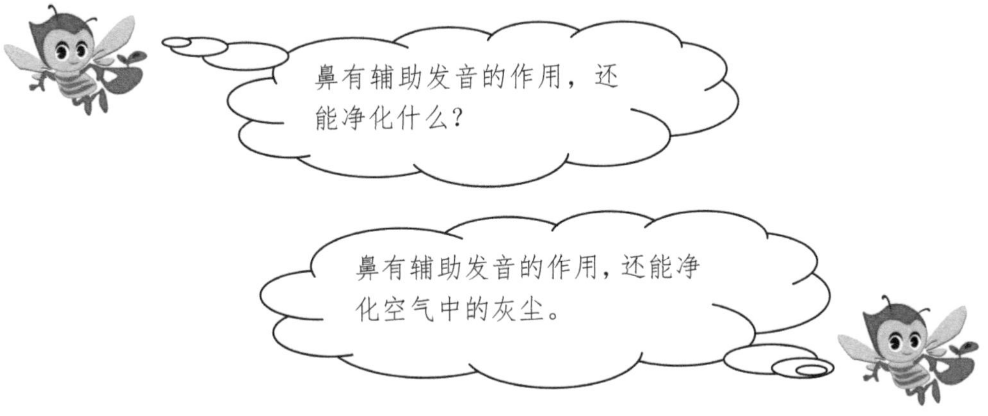

（二）甲状旁腺

【正常解剖位置】甲状旁腺位于甲状腺附近，呈圆形或椭圆形。长 3 ~ 8 毫米、宽 2 ~ 5 毫米、厚 0.5 ~ 2 毫米，有时藏于甲状腺实质内。一般分为上下两对，每个重 35 ~ 50 毫克。

【生理功能】调节钙磷代谢，维持血钙水平，分泌不足时可引起血钙下降。

【反射区位置】双足足掌第一跖趾关节凹陷处。如图 3–1–94 所示。

【适应症】抽筋、手足麻痹、筋骨酸痛、泌尿系统结石等。

【手法】以拇指扣拳法定点按压 3 ~ 5 遍。如图 8–1–95 所示。

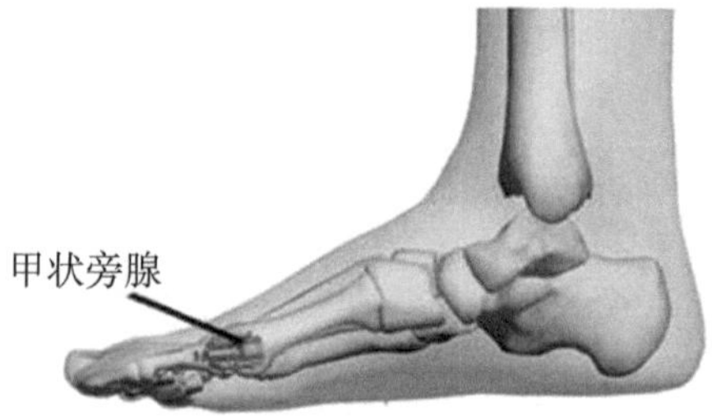

图 3–1–94　甲状旁腺反射区位置

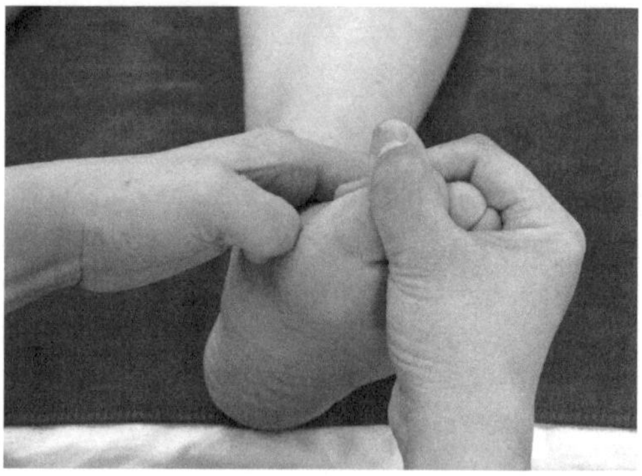

图 3–1–95　甲状旁腺反射区操作手法

【阳性意义】触及颗粒，多见于骨质疏松，钙、磷代谢失调。

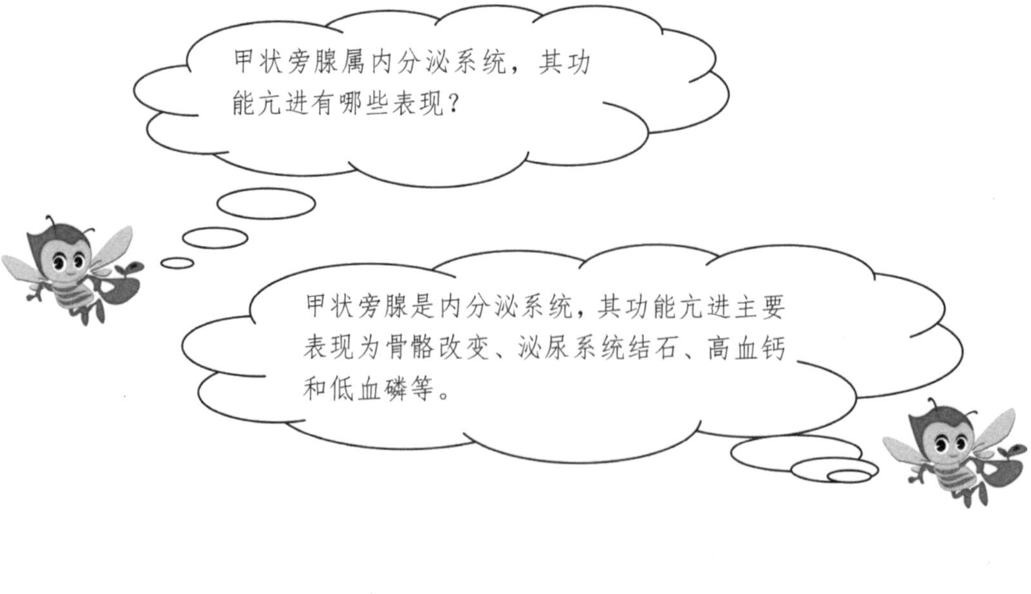

（三）颈椎

【正常解剖位置】颈椎位于枕骨以下、胸椎以上的部位。颈椎共由 7 块颈椎骨组成，每个颈椎都由椎体和椎弓两部分组成。

【生理功能】协调头部运动，传导神经反射。

【反射区位置】双足跗趾跟部内侧横纹尽头处的凹陷区域，内侧跗趾关节前后。如图 3-1-96 所示。

【适应症】颈椎劳损、落枕、胸闷、手麻、各种颈椎病。

【手法】一是以拇指扣拳法，由足趾端至足跟端压推 3 次。二是以双指钳法，以食指中节指骨内侧固定于反射区位置，以拇指加压 3 ~ 5 遍。如图 3-1-97 所示。

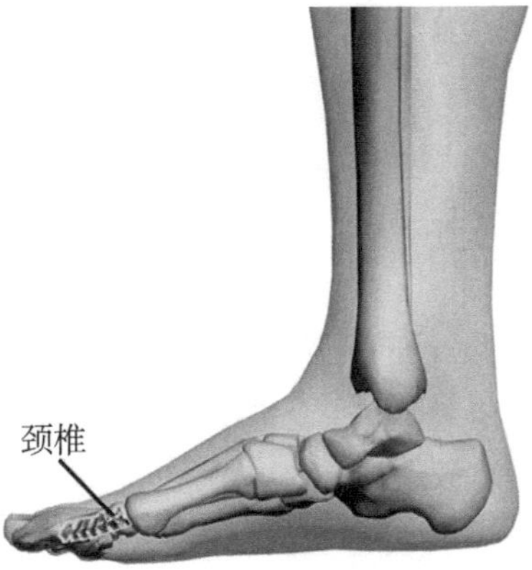

图 3-1-96　颈椎反射区位置

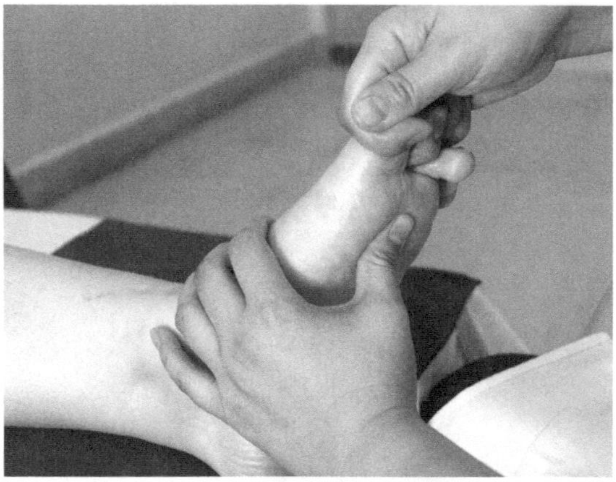

图 3-1-97　颈椎反射区操作手法

【阳性意义】颈椎反射区刮压有刺痛，提示颈椎劳损等。

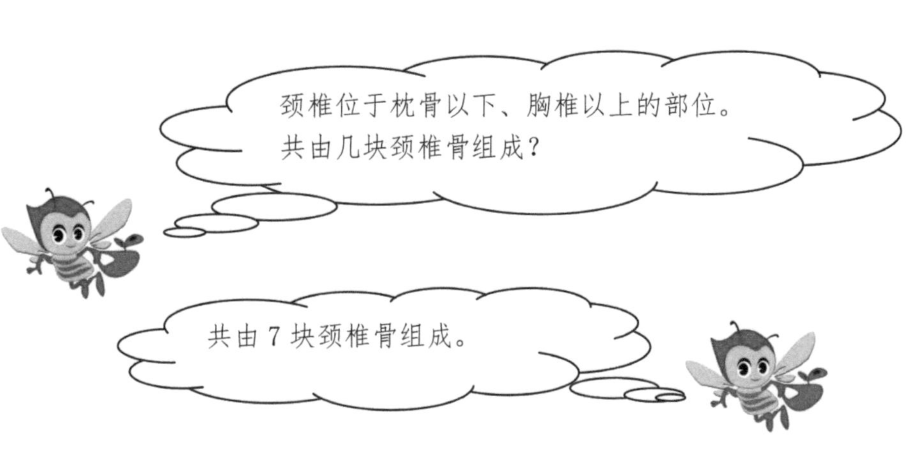

（四）胸椎

【正常解剖位置】胸椎位于颈椎以下、腰椎以上的部位，由 12 节胸椎骨组成。

【生理功能】支持胸部器官，维持躯体平衡，传导神经反射。

【反射区位置】双足足弓内侧缘第一跖骨下方，从跖趾关节到楔骨关节前止。如图 3-1-98 所示。

【适应症】胸背酸痛、胸闷、胸膜炎、胸椎椎间盘突出、骨质增生等各种胸椎病。

【手法】以拇指平推法，关节面着力由足趾端至足跟端紧压足弓骨骼的底缘，向足跟端推压 3 ~ 5 遍。如图 3-1-99 所示。

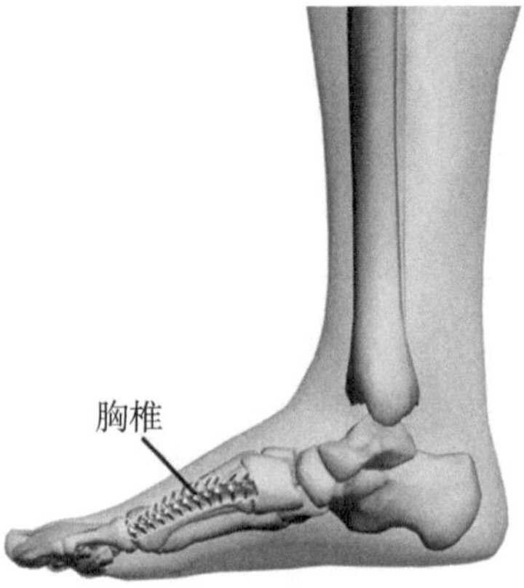

图 3-1-98　胸椎反射区位置

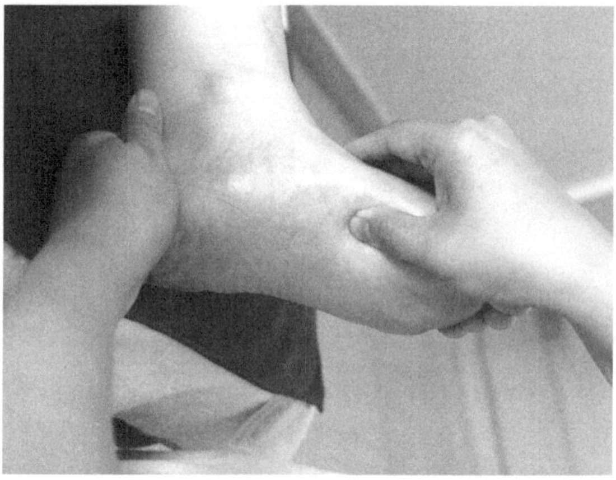

图 3-1-99　胸椎反射区操作手法

【阳性意义】双足内侧脊椎反射区毛细血管呈蓝色，提示胃肠功能异常。

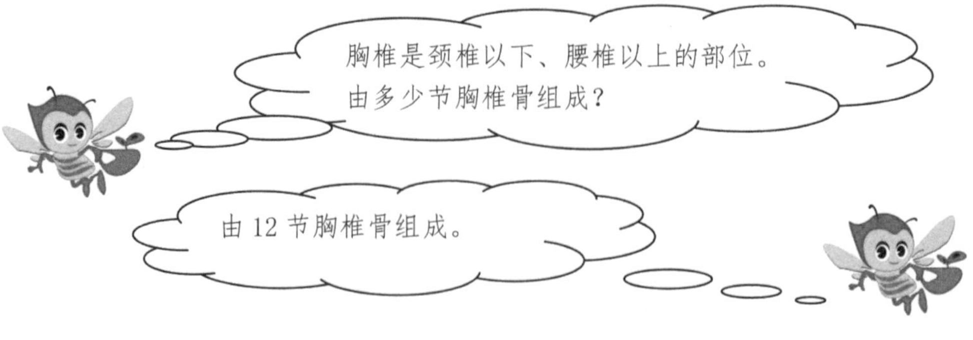

（五）腰椎

【正常解剖位置】腰椎位于脊椎中段，胸椎以下、骶骨以上的部位，由 5 节腰椎骨组成。

【生理功能】支持腰部器官，维持躯体平衡，传导神经反射。

【反射区位置】双足足弓内侧缘，上接胸椎反射区，下接骶骨反射区。如图 3–1–100 所示。

【适应症】腰肌劳损、腰椎增生、腰椎椎间盘突出、各种腰椎病。

【手法】以拇指平推法，关节面着力由足趾端至足跟端紧压足弓骨骼的内侧缘，至足弓中部反复 3 ～ 5 遍。如图 3–1–101 所示。

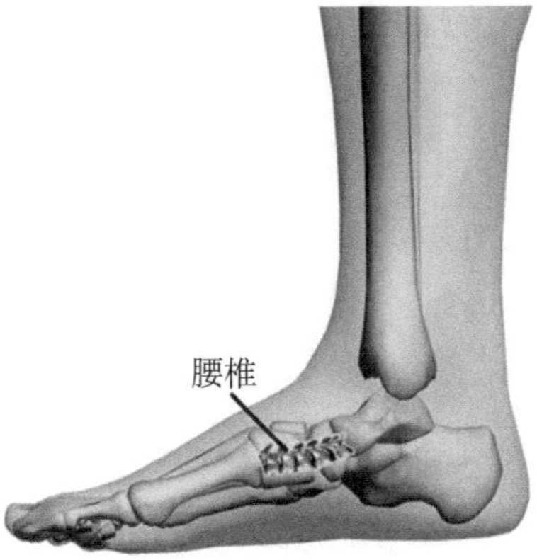

图 3–1–100　腰椎反射区位置

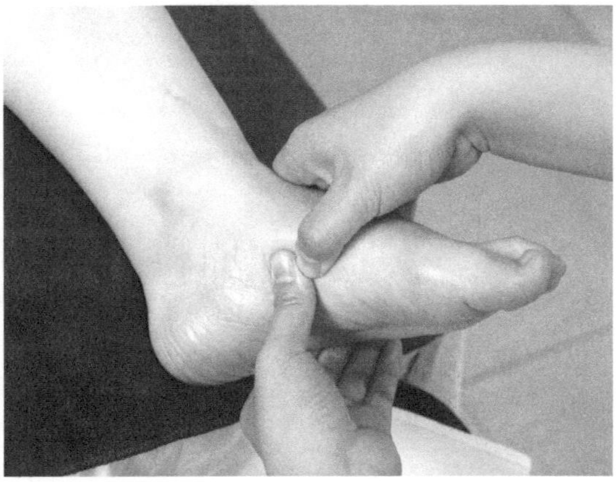

图 3–1–101　腰椎反射区操作手法

【阳性意义】此反射区出现纵行黑线，刮压时气体多，提示腰肌劳损。

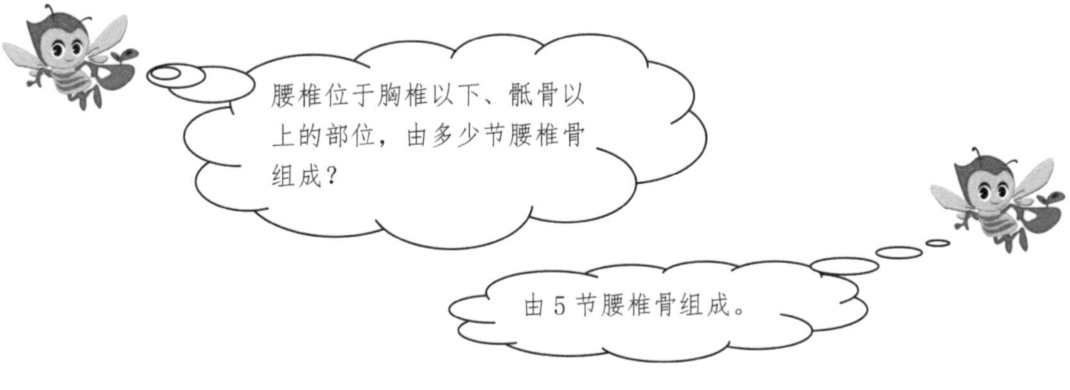

（六）骶椎

【正常解剖位置】骶骨是脊椎骨的组成部分，由 5 块骶椎合成，上接第五腰椎，下连尾骨。

【生理功能】支持下腹部器官，维持躯体平衡，传导神经反射。

【反射区位置】双脚足弓内缘（距骨后端到跟骨止），前接腰椎反射区，后连尾骨反射区。如图 3-1-102 所示。

【适应症】骶骨扭挫伤、坐骨神经痛、髋关节痛、骶骨骨质疏松。

【手法】以食指扣拳法，关节面着力由足趾端至足跟端紧压足弓骨骼的底缘，反复 3 ～ 5 遍。如图 3-1-103 所示。

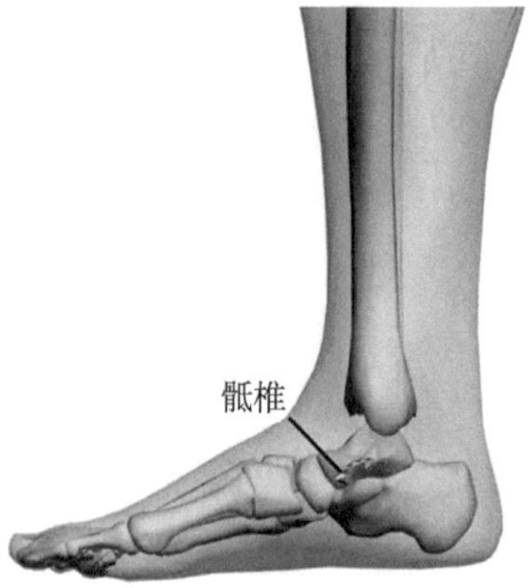

图 3-1-102　骶椎反射区位置

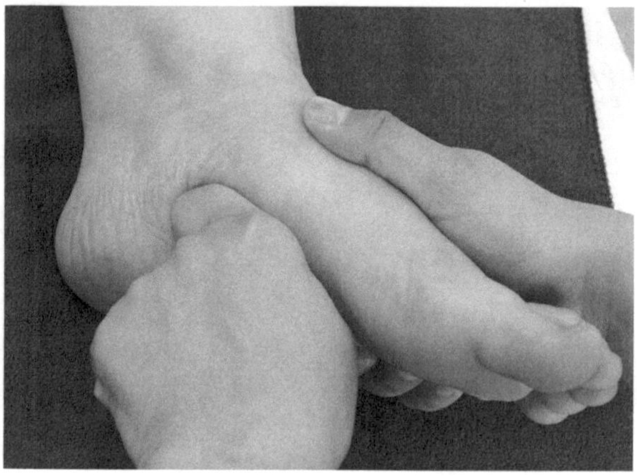

图 3-1-103　骶椎反射区操作手法

【阳性意义】骶骨反射区刮压时有颗粒、条索状物、气体多，提示骶骨受伤等。

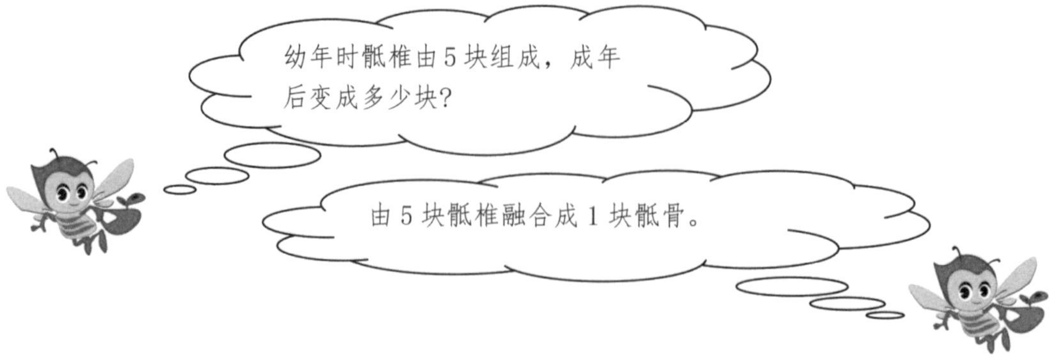

（七）内尾骨

【正常解剖位置】尾骨呈三角形，由后面的 3 至 4 块尾椎接合而成，在上面与骶骨形成关节，它是脊柱中最末端的部分。

【生理功能】尾骨是脊柱尾部，参与骨盆组成，承托和保护盆腔内器官。

【反射区位置】双脚跟部至脚掌内侧缘，沿跟骨结节向前呈带状区域。如图 3-1-104 所示。

【适应症】坐骨神经痛、尾骨痛、尾骨骨折、各种尾骨痛。

【手法】以食指钩掌法，由跟腱向足跟按摩，然后由足跟向足掌方向按摩，压刮 3 遍。如图 3-1-105 所示。

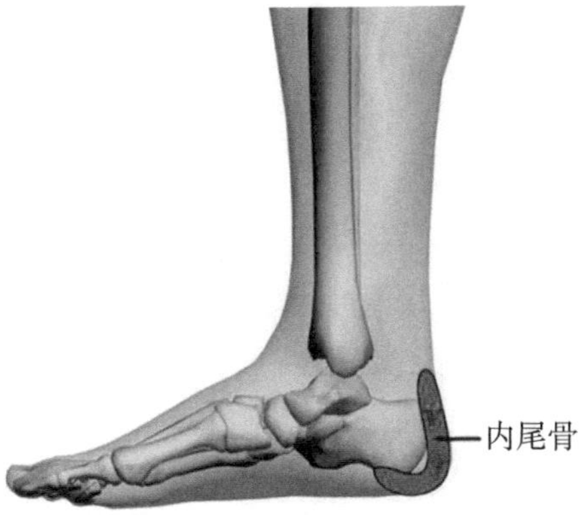

图 3-1-104　内尾骨反射区位置

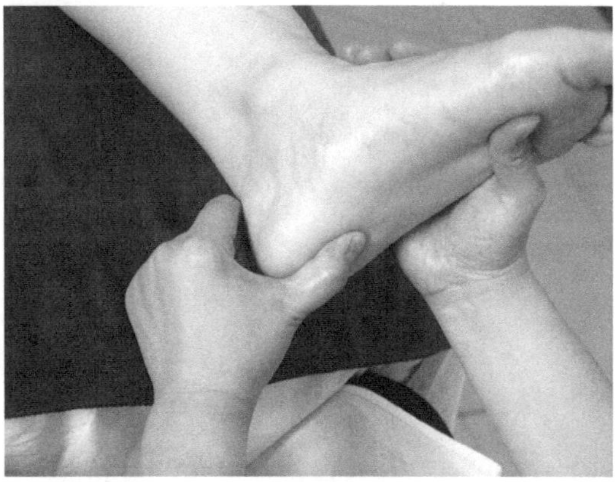

图 3-1-105　内尾骨反射区操作手法

【阳性意义】内尾骨反射区刮压时气体多且刺痛，提示坐骨神经痛等。

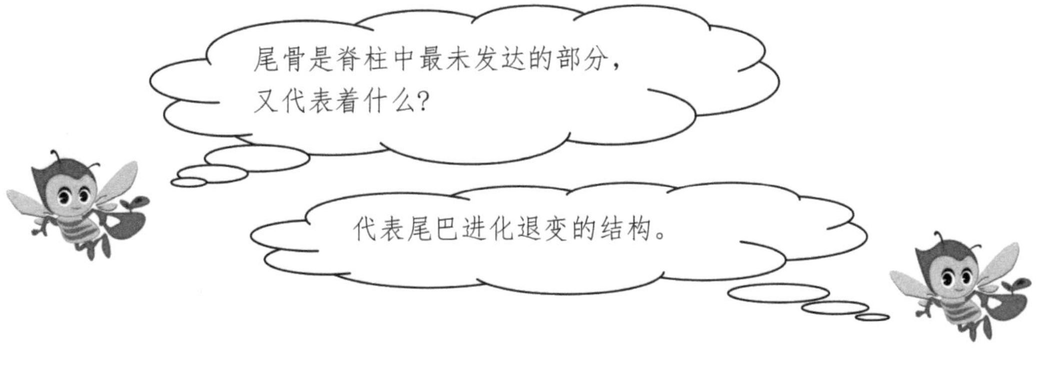

（八）子宫或前列腺

【正常解剖位置】子宫是产生月经和孕育胎儿的器官，位于女性骨盆腔中央，在膀胱与直肠之间，在妊娠期逐渐扩展。男性前列腺如栗子，底朝上，与膀胱相贴，尖朝下，后面邻近直肠。

【生理功能】分泌性激素、调节人体生殖功能。

【反射区位置】足跟内侧，内踝后下方的三角区域。如图 3-1-106 所示。

【适应症】尿道炎、子宫炎、子宫下垂、前列腺炎、前列腺肥大。

【手法】单食指钩拳法，自足跟向近心端压推 3 ～ 5 遍。如图 3-1-107 所示。

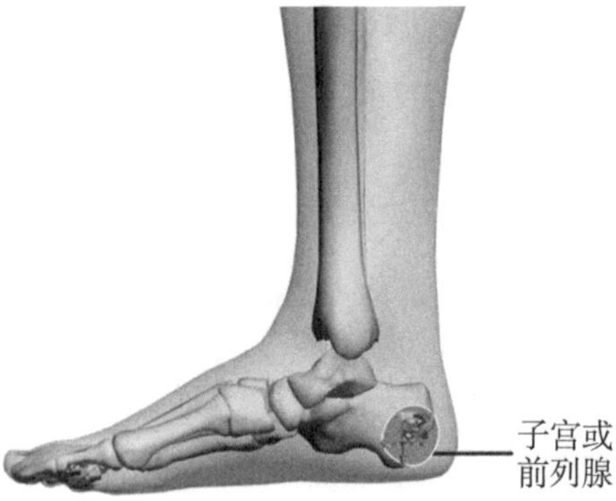

图 3-1-106　子宫或前列腺反射区位置

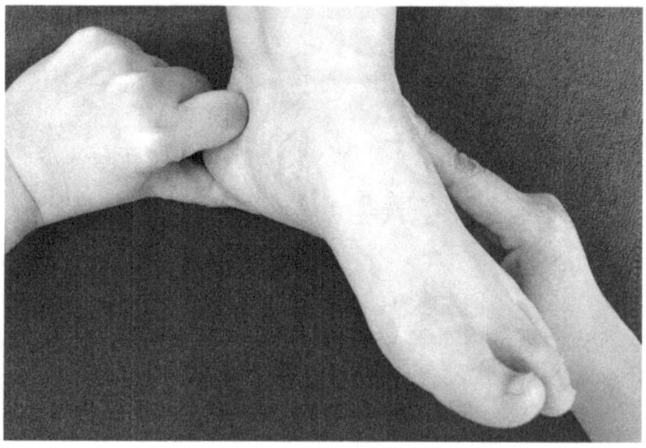
图 3-1-107　子宫或前列腺反射区操作手法

【阳性意义】此反射区外观凸起、浮肿、淤血斑，多见于尿道感染、子宫炎、前列腺炎等。

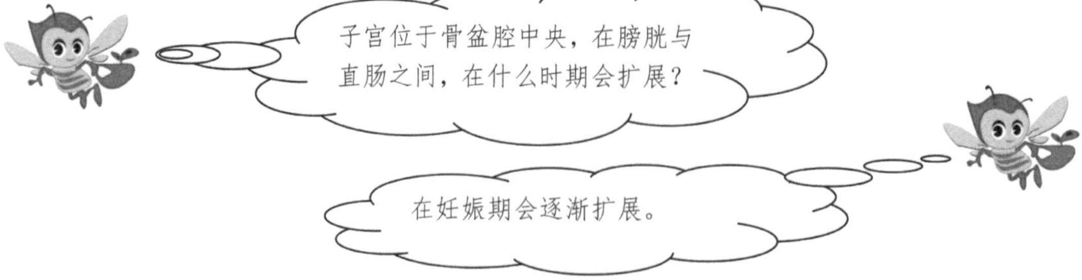

（九）内侧髋关节

【正常解剖位置】髋关节由股骨头与髋臼共同构成。

【生理功能】连接躯体下肢，保护盆腔器官，能做屈伸、收展、旋转及环转运动。

【反射区位置】双足内侧踝骨下方和外缘，呈半月形。如图 3–1–108 所示。

【适应症】髋关节炎、股关节痛、坐骨神经痛。

【手法】以双拇指推法从下至上推踝关节下半圆 3 遍。如图 3–1–109 所示。

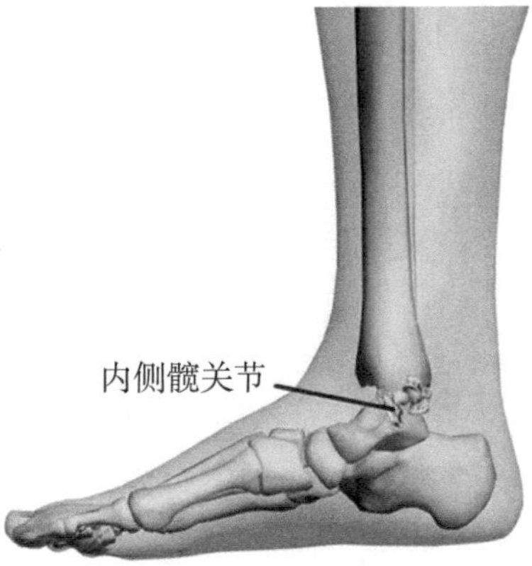

图 3–1–108 内侧髋关节反射区位置

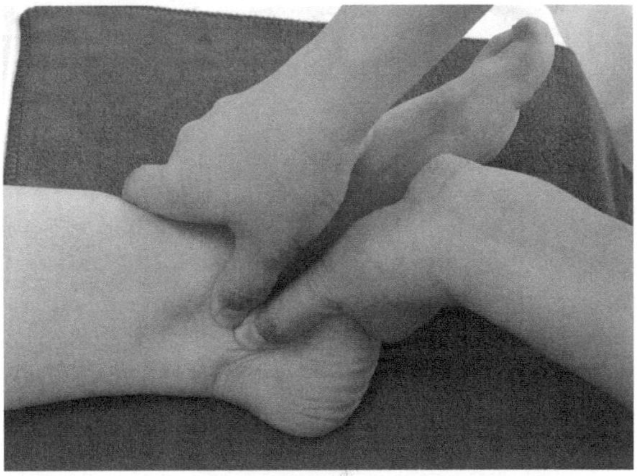

图 3–1–109 内侧髋关节反射区操作手法

【阳性意义】双足内外侧踝关节有明显的红色毛细血管丛，提示高血压、糖尿病。刮压时有刺痛，提示髋关节炎。

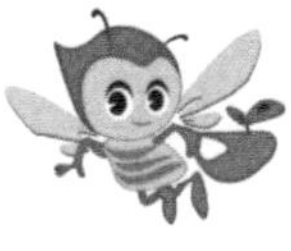

髋关节由股骨头与髋臼相对构成，属于什么关节？

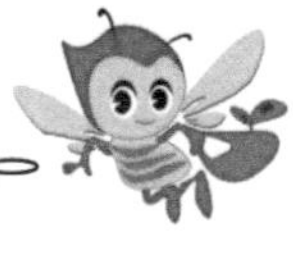

属于杵臼关节。

（十）内侧坐骨神经

【正常解剖位置】坐骨神经是人体最粗大的神经，起自于腰骶部的脊髓，途经骨盆，并从坐骨大孔穿出，抵达臀部，然后沿大腿后面下行到第五足趾。

【生理功能】管理及支配下肢肌肉的感觉和运动。

【反射区位置】从双足内踝关节起，沿胫骨内后缘上行至内外膝关节下方凹陷处为止。如图 3-1-110 所示。

【适应症】坐骨神经痛、足跟痛、膝关节炎。

【手法】以拇指平推法或食指扣拳法，从下至上压推 3 ～ 5 遍。如图 3-1-111 所示。

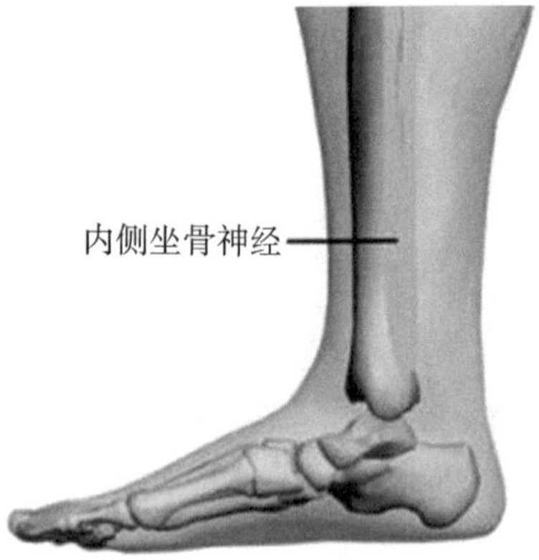

图 3-1-110　内侧坐骨神经反射区位置

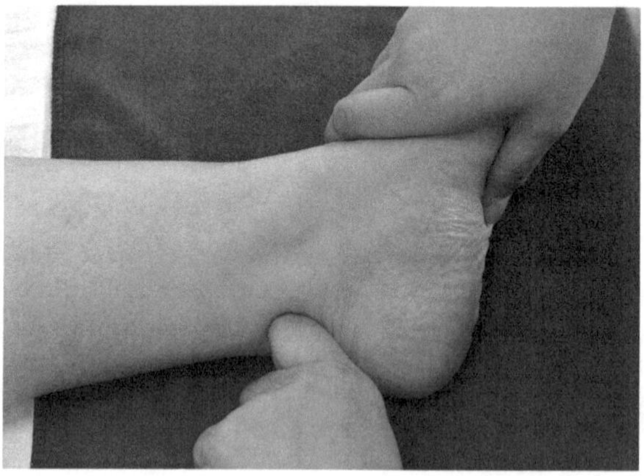

图 3-1-111　内侧坐骨神经反射区操作手法

【阳性意义】推压坐骨神经反射区时触及有气体、硬块，提示坐骨神经痛等。

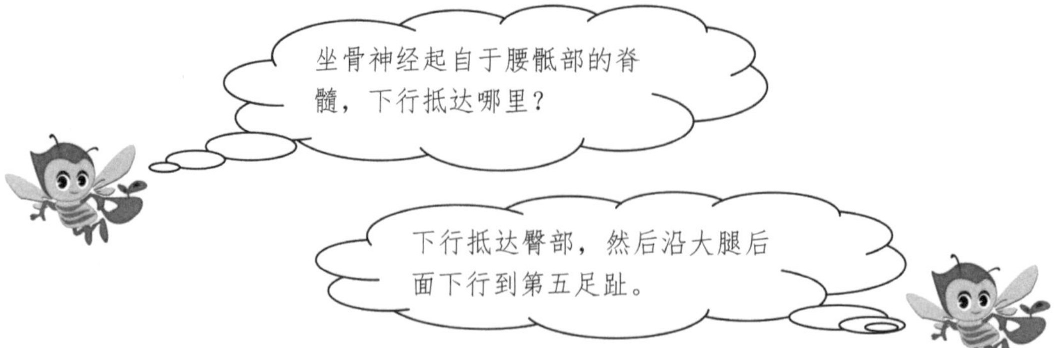

（十一）直肠肛门

【正常解剖位置】直肠为大肠的末段，长 12 ~ 14 厘米，位于小骨盆内，穿过盆膈，下端以肛门而终。肛门位于臀部之间，是消化道末端通于体外的开口。平时紧闭，排便时扩张呈圆形，直径 2 ~ 3 厘米。肛门部的皮肤呈黑色。

【生理功能】直肠暂时存贮和排泄粪便，肛门在括约肌的作用下，收缩时能协助排便。

【反射区位置】位于双足内侧踝关节下跟腱间的凹陷处，从踝骨向上延伸 2 寸一带状区域。如图 3–1–112 所示。

【适应症】直肠炎、肠息肉、便秘、肛裂、腹泻、痔疮等。

【手法】以单食指扣拳法，自内踝骨后方向上推压 3 次。如图 3–1–113 所示。

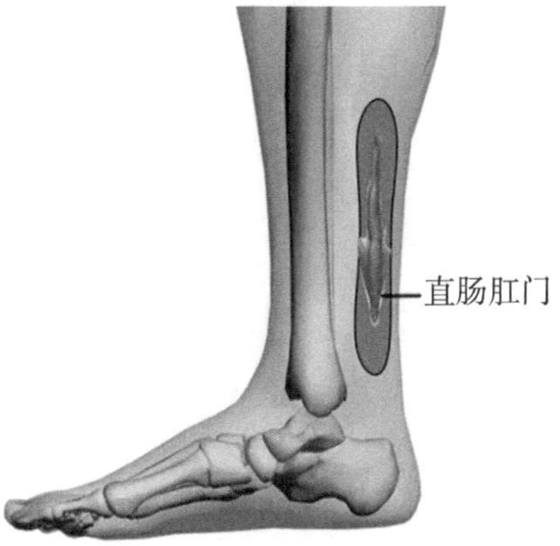

图 3–1–112　直肠肛门反射区位置

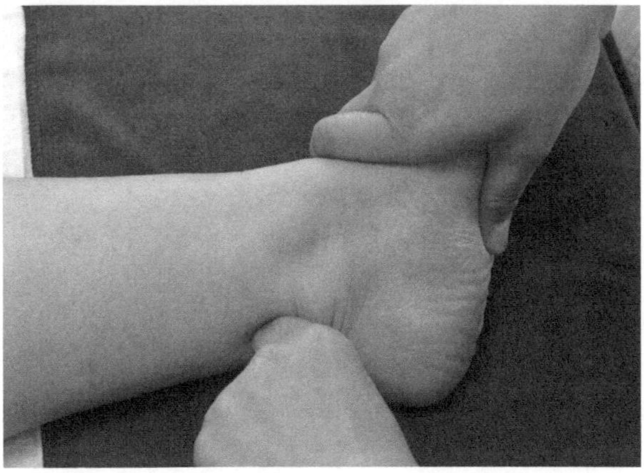

图 3–1–113　直肠肛门反射区操作手法

【阳性意义】推压时有纵向条索状物，提示直肠内存有大便。

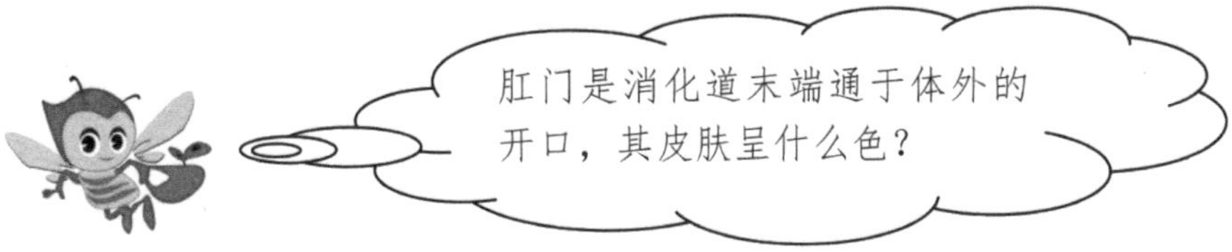

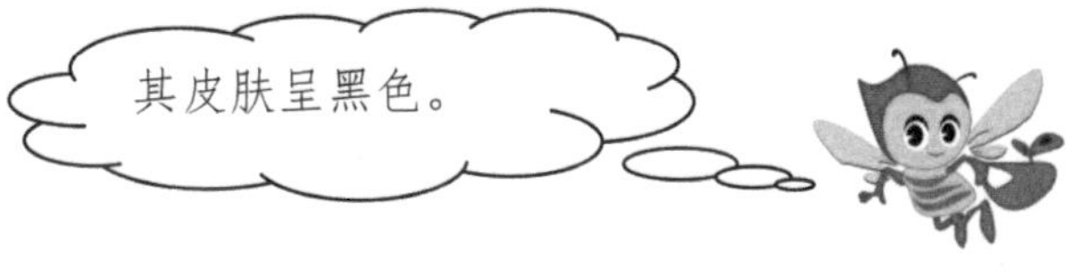

（十二）肋骨

【正常解剖位置】人的肋骨有 12 对，左右对称，后端与胸椎相连。

【生理功能】保护及支持胸部器官。胸廓运动主要是肋骨升降，改变胸腔的容量进行呼吸。

【反射区位置】双脚背第一楔骨与舟骨间的凹陷处。如图 3–1–114 所示。

【适应症】肋软骨损伤、肋间神经痛、肋骨骨折、胸闷。

【手法】以食指扣拳法，在该区定点按揉 3 遍。如图 3–1–115 所示。

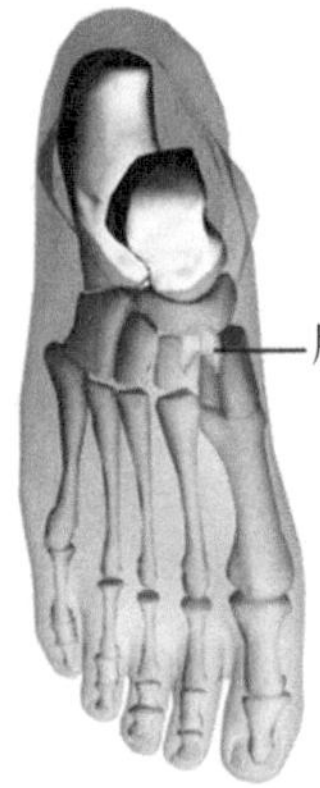

图 3–1–114　肋骨反射区位置

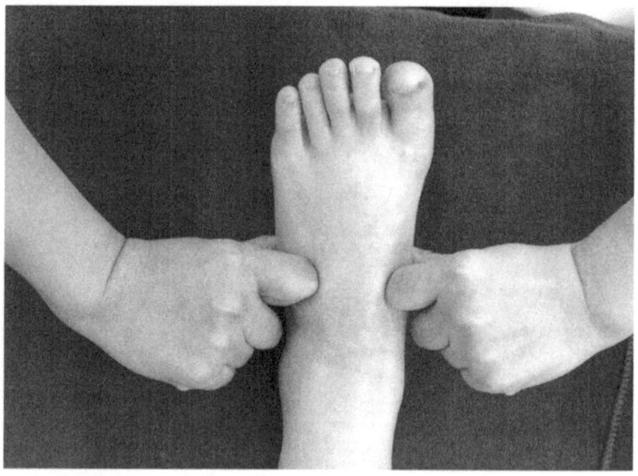

图 3–1–115　肋骨反射区操作手法

【阳性意义】此反射区推按时，有气体且刺痛，提示肋间神经痛等。

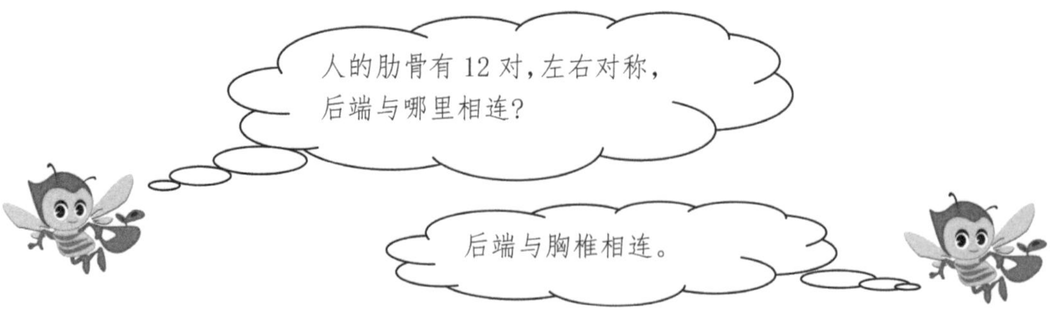

六、足外侧反射区

（一）肩关节

【正常解剖位置】肩关节由肱骨头与肩胛骨的关节盂构成，是典型的球窝关节。关节盂小而浅，关节囊薄而松弛，囊内有肱二头肌长头腱通过；关节囊外有喙肱韧带。

【生理功能】支持肩部活动，协助前臂运动，可做屈、伸、收、展、旋转及环转运动。

【反射区位置】双足外侧第五跖趾关节处。如图 3–1–116 所示。

【适应症】肩周炎、手麻、中风偏瘫、肩背酸痛。

【手法】以单食指扣拳法，可分侧、前、后，由足趾向足跟方向，各压刮 3 次。如图 3–1–117 所示。

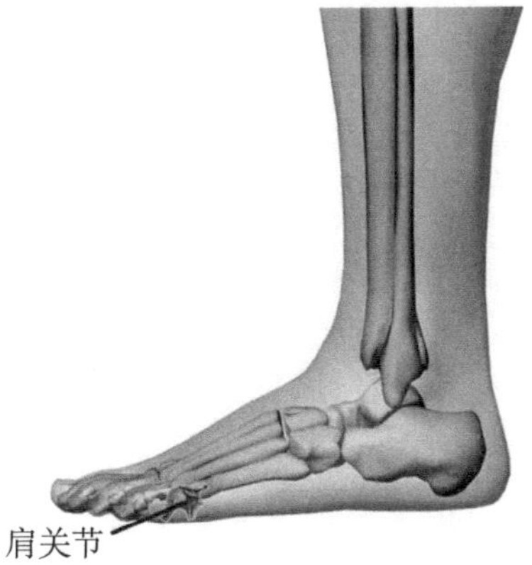

图 3–1–116　肩关节反射区位置

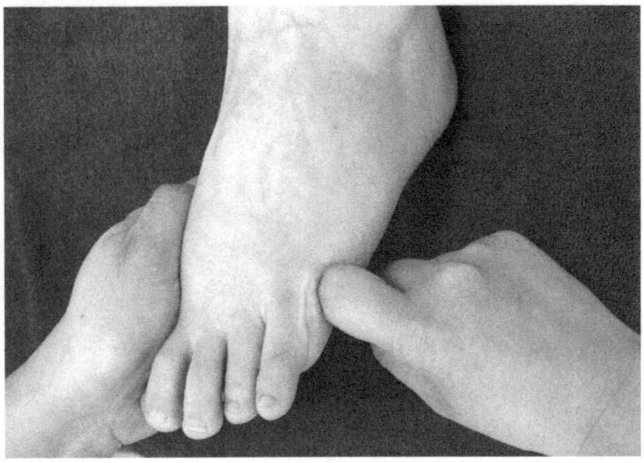

图 3–1–117　肩关节反射区操作手法

【阳性意义】双足小趾关节平时麻木，提示肩关节活动受限，肩背酸痛。

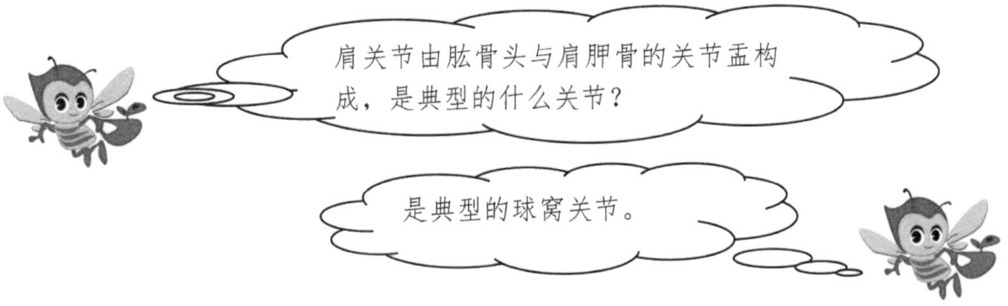

（二）肘关节

【正常解剖位置】肘关节是由三个关节（肱尺关节、肱桡关节和桡尺近侧关节）共同包裹在一个关节囊内组成的复杂关节。

【生理功能】支持肘部活动，协助前臂运动，可做屈、伸、收、展、旋转及环转运动。

【反射区位置】双足外侧第五跖骨与骰骨关节突起的前后两侧处。如图 3–1–118 所示。

【适应症】肘关节脱位、肘关节损伤、手麻、尺骨鹰嘴痛。

【手法】以单食指扣拳法双指拳法，在第五跖骨基底的两侧（前、后）各向中部按压 3 次。如图 3–1–119 所示。

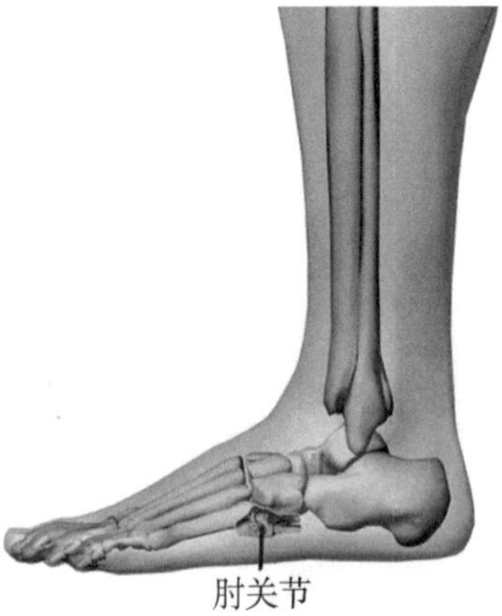

图 3–1–118　肘关节反射区位置

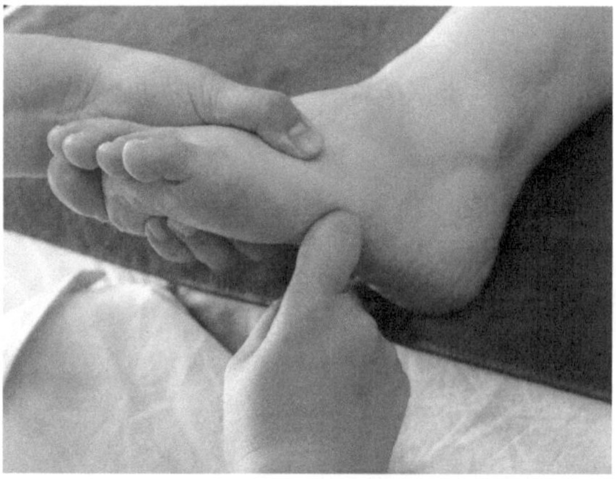

图 3–1–119　肘关节反射区操作手法

【阳性意义】肘关节反射区长鸡眼，提示肘关节活动受限、肘关节炎。

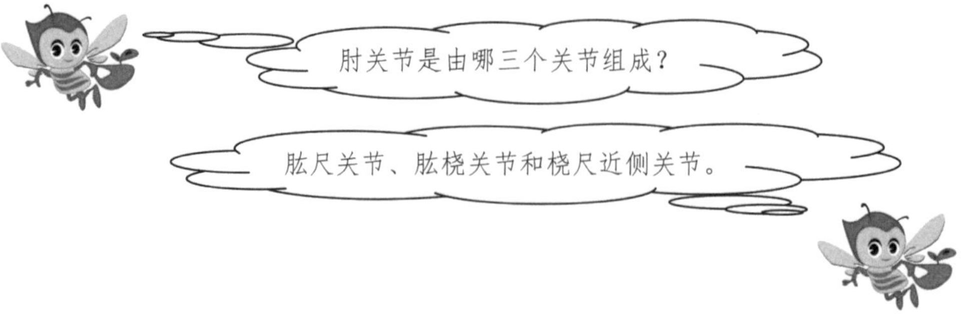

（三）膝关节

【正常解剖位置】膝关节由股骨内、外侧髁和胫骨内、外侧髁以及髌骨构成，为人体最大且构造最复杂的关节。

【生理功能】支持膝关节活动及运动，可做屈、伸运动。

【反射区位置】双足外侧足弓上，跟骨结节的前方，距骨下方呈一半月形区域。如图 3–1–120 所示。

【适应症】膝关节炎、膝关节损伤、髌骨痛、半月板损伤、风湿关节炎。

【手法】用单食指扣拳法先环绕反射区半月形周边压刮，再定点按压 3 次。如图 3–1–121 所示。

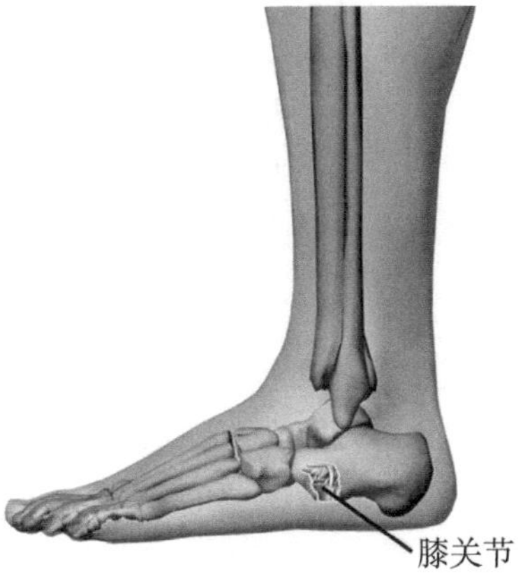

图 3–1–120　膝关节反射区位置

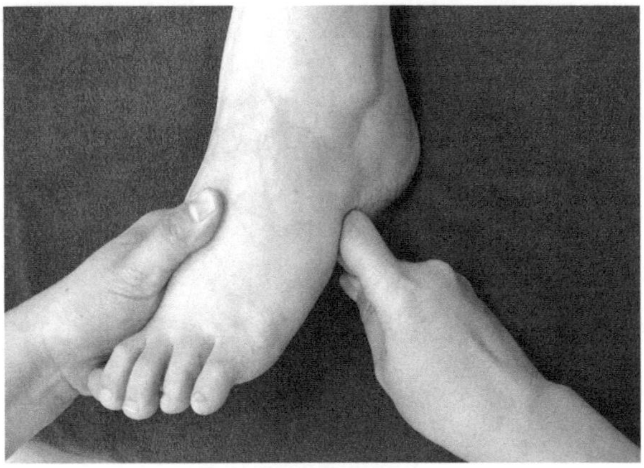

图 3–1–121　膝关节反射区操作手法

【阳性意义】膝关节反射区双顶压时刺痛有气体，提示膝关节劳损、髌骨痛。

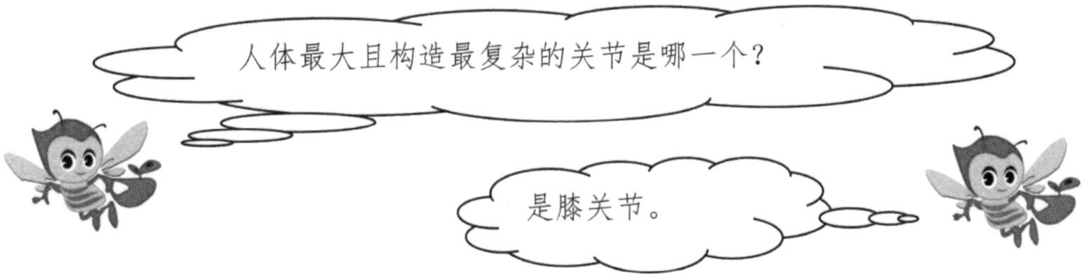

（四）外尾骨

【正常解剖位置】尾骨呈三角形，由后面的 3 至 5 块尾椎接合而成。它是脊柱中最末端部分。

【生理功能】维持躯体平衡，传导神经反射。

【反射区位置】双足足跟外侧缘，沿跟骨节外侧呈带状区域，与尾骨内侧反射区相对。如图 3–1–122 所示。

【适应症】坐骨神经痛、尾骨受伤、尾骨骨折、各种尾骨痛。

【手法】以食指钩拳法，先自足跟跟腱处由上而下压刮至足跟部外侧。如图 3–1–123 所示。

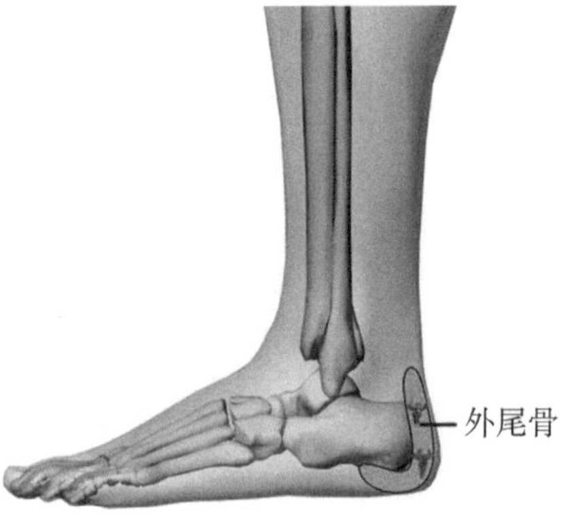

图 3–1–122　外尾骨反射区位置

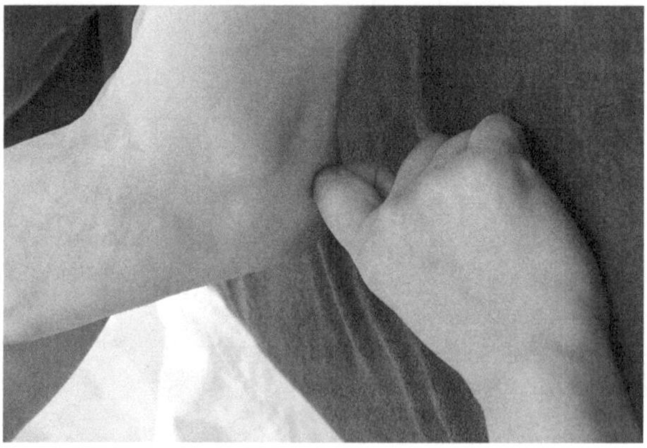

图 3–1–123　外尾骨反射区操作手法

【阳性意义】此反射区刮压时气体多且刺痛，提示坐骨神经痛等。

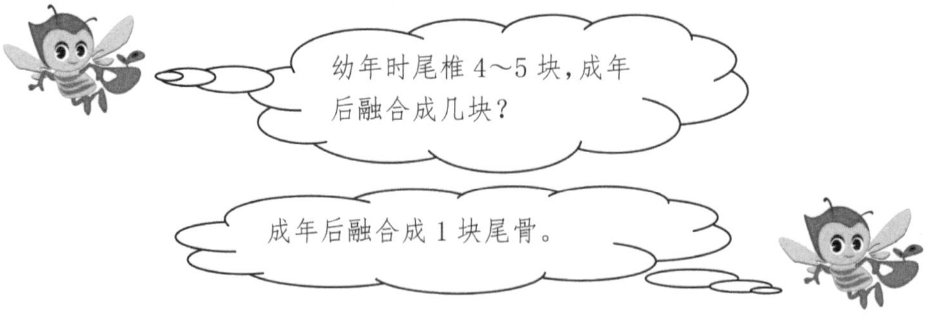

（五）肩胛骨

【正常解剖位置】肩胛骨位于胸廓的后面，是三角形扁骨，介于第 2 ~ 7 肋之间。分为两个面、三个角和三个缘。

【生理功能】辅助肩关节运动时能上提、下抑、内旋、外展。

【适应症】肩周炎、肩胛骨痛、肩胛骨劳损。

【反射区位置】双足足背第四、五跖骨中间向上延伸呈“人”字形。如图 3-1-124 所示。

【手法】以双拇指推掌法，沿足趾向近心端推按至肘反射区处左右分开，反复 3 次。如图 3-1-125 所示。

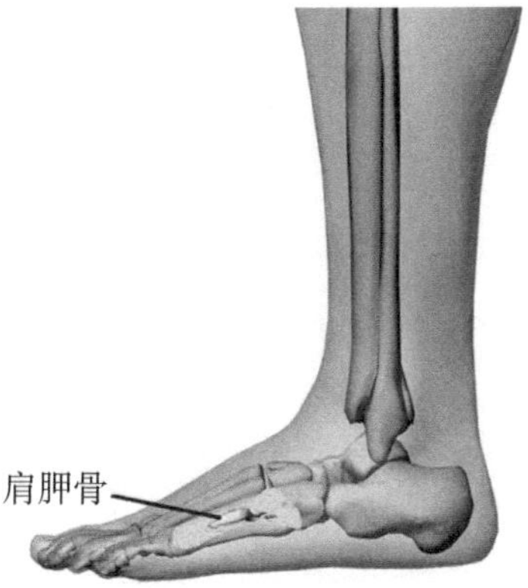

图 3-1-124　肩胛骨反射区位置

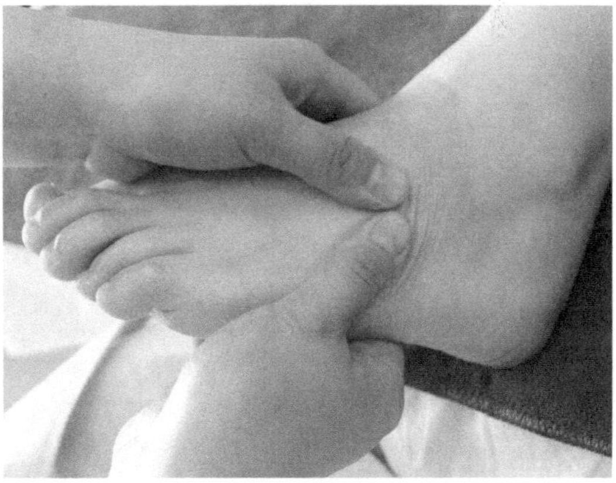

图 3-1-125　肩胛骨反射区操作手法

【阳性意义】推按此反射区时骨骼酸痛，提示肩胛骨劳损等。

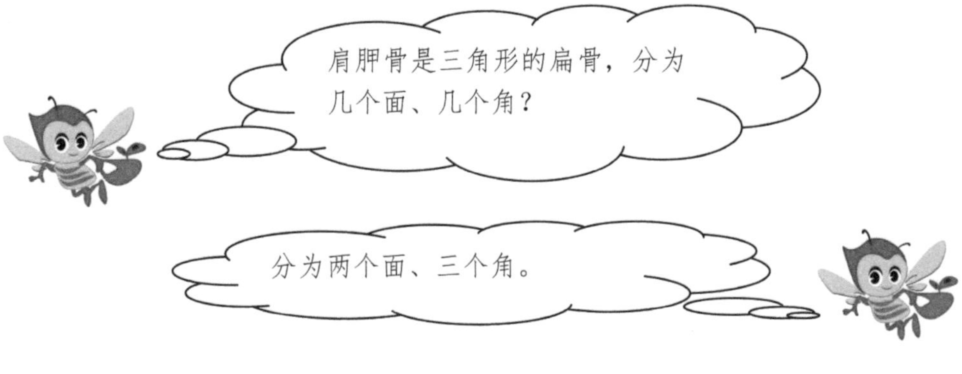

（六）卵巢或睾丸

【正常解剖位置】卵巢位于子宫底的后外侧，与盆腔侧壁相接。睾丸位于阴囊内，左右各一，睾丸呈微扁的椭圆形，表面光滑，分内、外侧两面，前、后两缘和上下两端。

【生理功能】睾丸，生精，分泌雄激素，也分泌少量雌激素。卵巢，生卵，分泌雌激素，也分泌孕激素和雄激素。

【反射区位置】双足外踝后下方与跟腱前方的三角形域。如图 3–1–126 所示。

【适应症】性功能低下、不孕症、痛经、月经不调、阳痿、早泄。

【手法】以食指钩掌法，向足底压刮 3 次。如图 3–1–127 所示。

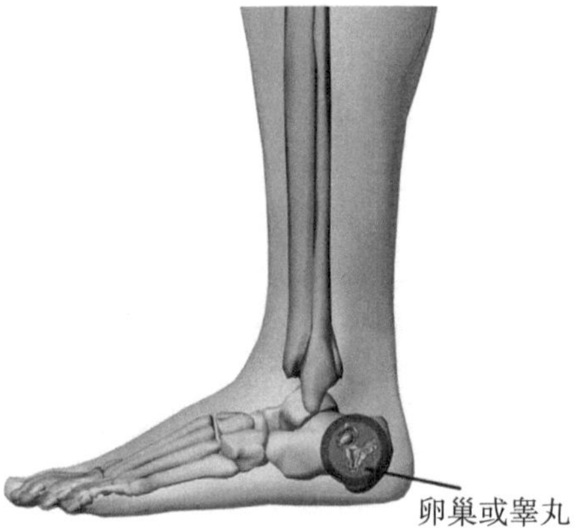

图 3–1–126　卵巢或睾丸反射区位置

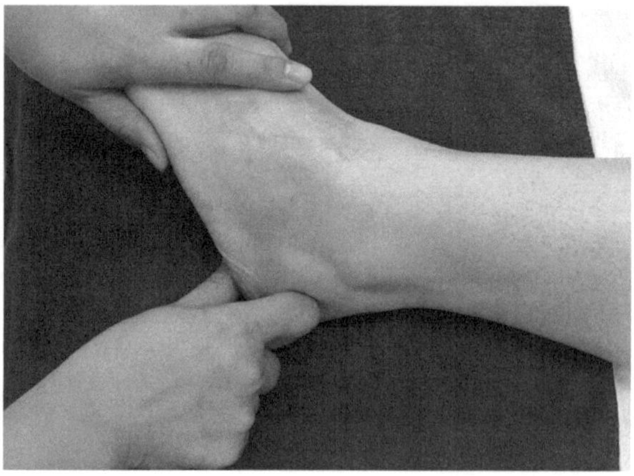

图 3–1–127　卵巢或睾丸反射区操作手法

【阳性意义】双足外踝关节处有明显凸起、肿胀，提示性功能低下、阳痿、早泄等。

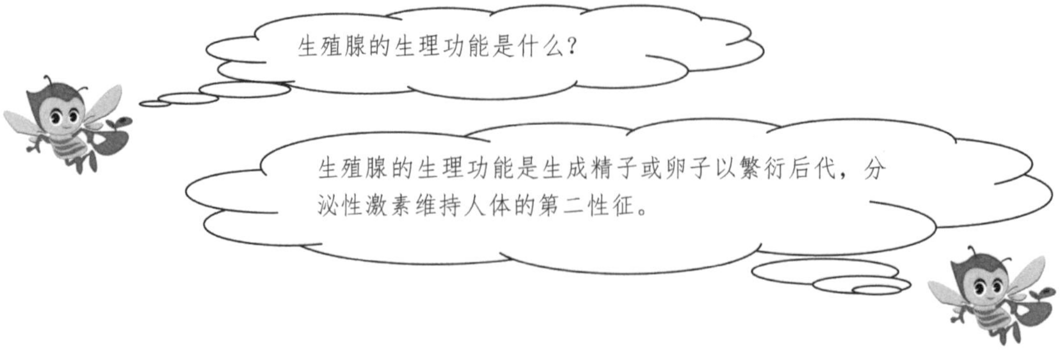

（七）外侧髋关节

【正常解剖位置】髋关节由股骨头与髋臼相对构成，前面有髂股韧带，长而坚韧，呈人字形，向下附于股骨的转子间线。

【生理功能】连接躯体下肢，保护盆腔器官，能做屈伸、收展、旋转及环转运动。

【反射区位置】双足外侧踝骨下方和外缘，呈半月形。如图 3–1–128 所示。

【适应症】髋关节炎、股骨头坏死、坐骨神经痛。

【手法】以拇指推法从下至上推踝关节下半圆 3 ～ 5 遍。如图 3–1–129 所示。

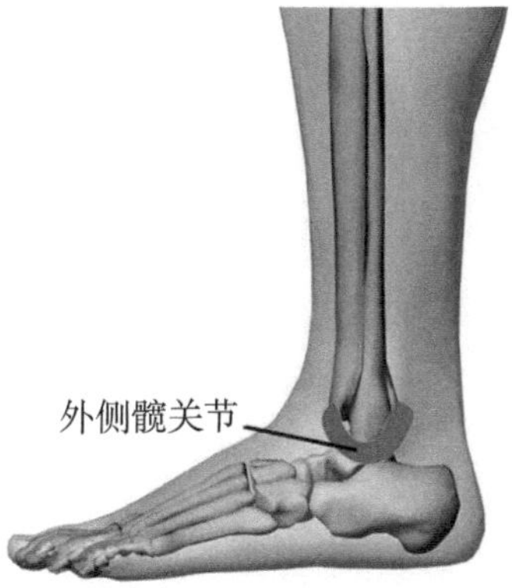

图 3–1–128　外侧髋关节反射区位置

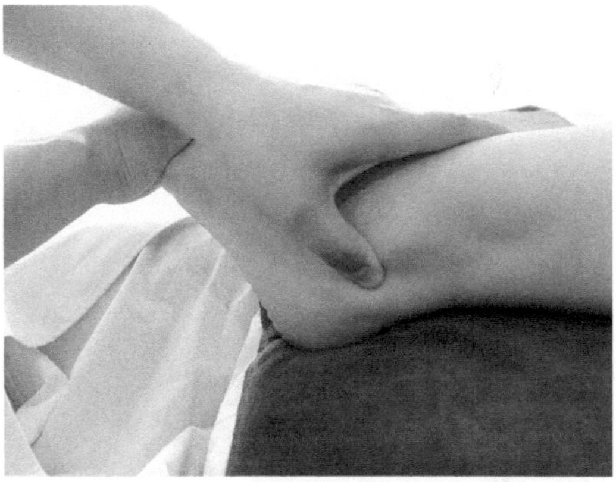

图 3–1–129　外侧髋关节反射区操作手法

【阳性意义】双足内外侧踝关节有明显的红色毛细血管丛，提示高血压、糖尿病。刮压时有刺痛，提示髋关节炎。

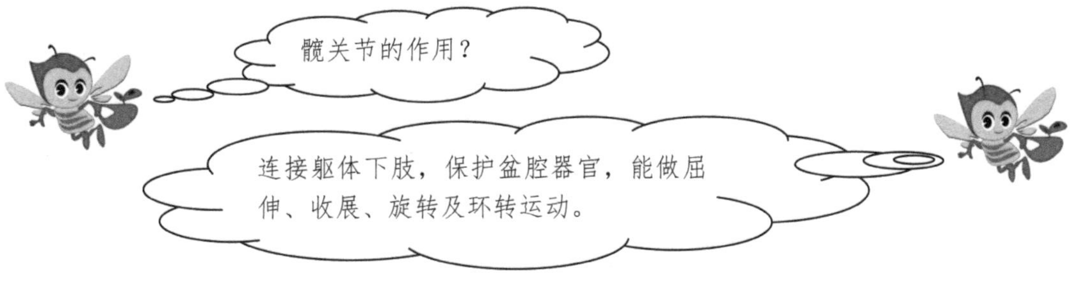

（八）外侧坐骨神经

【正常解剖位置】坐骨神经是人体最粗大的神经，起自于腰骶部的脊髓，途经骨盆，并从坐骨大孔穿出，抵达臀部，然后沿大腿后面下行到第五足趾。

【生理功能】管理及支配下肢肌肉的感觉和运动。

【反射区位置】双小腿外侧，外踝前缘沿腓骨后侧向上至腓骨头前下方凹陷处。如图 3-1-130 所示。

【适应症】坐骨神经痛、足跟痛、膝关节炎。

【手法】以拇指平推法沿反射区由下向上推按。如图 3-1-131 所示。

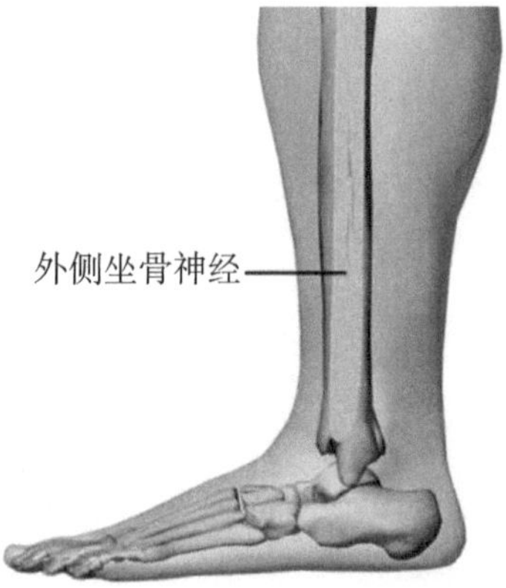

图 3-1-130　外侧坐骨神经反射区位置

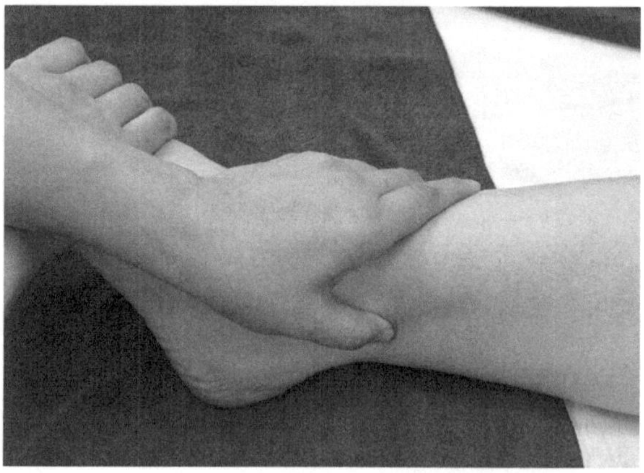
图 3-1-131　外侧坐骨神经反射区操作手法

【阳性意义】推压此反射区时触及有气体、硬块，提示坐骨神经痛等。

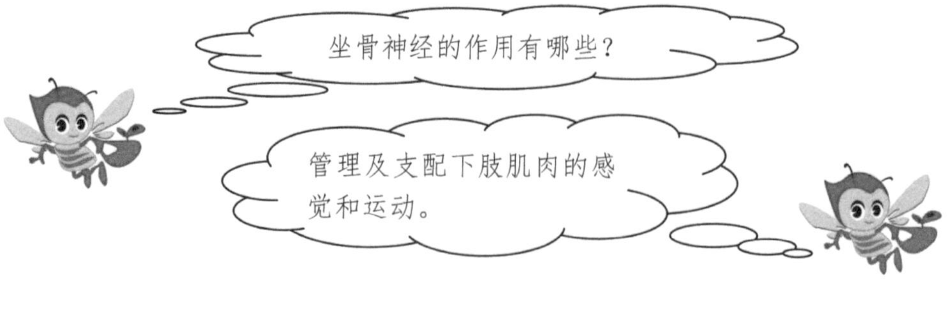

（九）下腹部

【正常解剖位置】下腹部是指小腹，位于肾之下，大肠之前，骨盆和腹部之间的身体部分，包括空肠、回肠。

【生理功能】调节所属器官的排泄功能。

【反射区位置】双足外踝后下方与跟腱上方 2 寸，呈一带状区域。如图 3–1–132 所示。

【适应症】性功能低下、不孕症、痛经、直肠炎、疝气、便秘。

【手法】以拇指推掌法，自外踝关节后方起向上推压 3 遍。如图 3–1–133 所示。

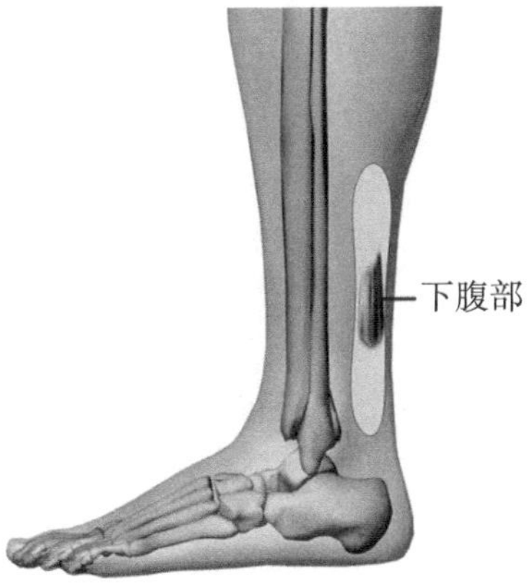

图 3–1–132　下腹部反射区位置

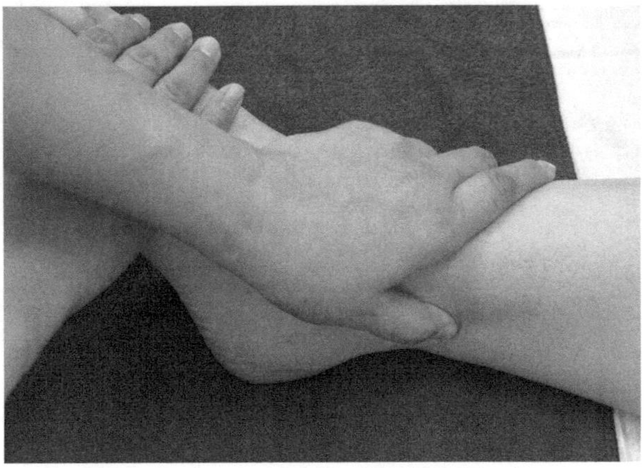
图 3–1–133　下腹部反射区操作手法

【阳性意义】双足外踝关节处有明显凸起，周围出现水肿，提示性功能低下，腹部有炎症、便秘等。

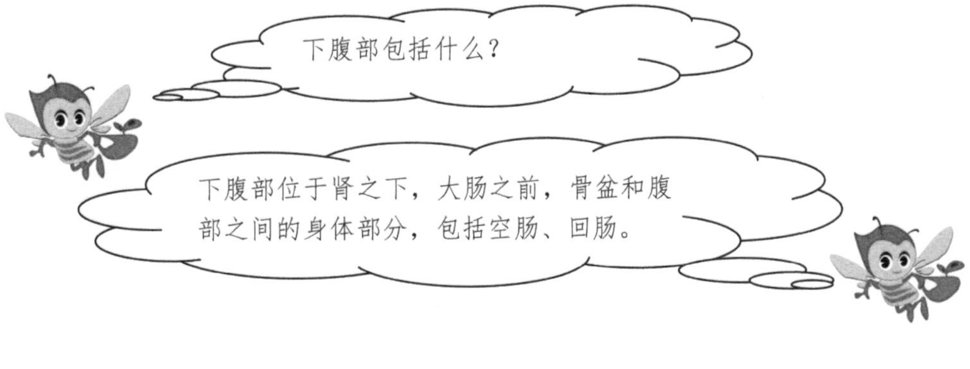

（十）外肋骨

【正常解剖位置】人的肋骨有 12 对，左右对称，后端与胸椎相连。

【生理功能】保护及支持胸部器官。胸廓运动主要是肋骨升降，改变胸腔的容量进行呼吸。

【反射区位置】双足骰骨、舟骨和距骨之间，即肩胛骨反射区分叉后下方。如图 3–1–134 所示。

【适应症】肋软骨损伤、肋间神经痛、肋骨骨折、胸闷。

【手法】以食指扣拳法，定点按压 3 遍。如图 3–1–135 所示。

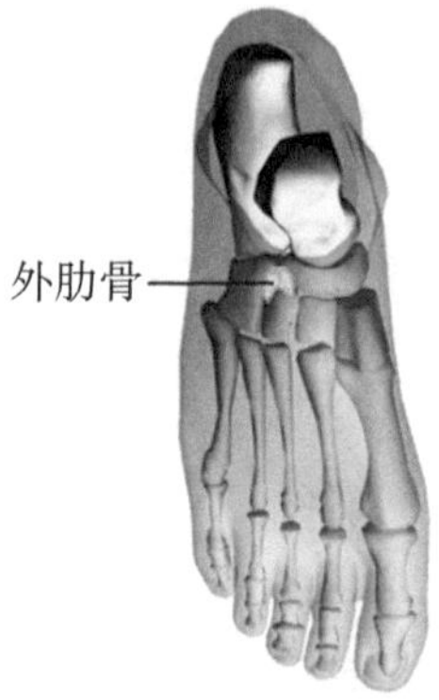

图 3–1–134　外肋骨反射区位置

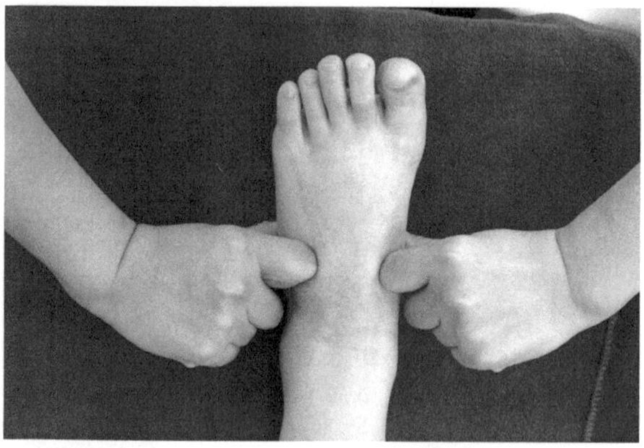

图 3–1–135　外肋骨反射区操作手法

【阳性意义】此反射区推按时，有气体且刺痛，提示肋间神经痛等。

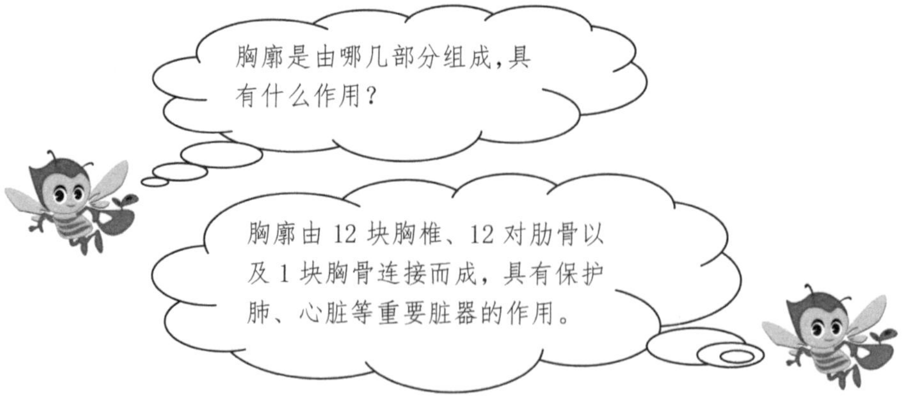

七、足背部反射区

（一）上颌

【正常解剖位置】上颌骨居颜面中部，左右各一，互相连接构成中面部的支架。上下两者之间的凹缘称为乙状切迹。

【生理功能】上下颌共同协同咀嚼、发音，参与上下颌关节运动。

【反射区位置】双足蹈趾关节上横纹处，呈带状区域。如图 3–1–136 所示。

【适应症】口腔溃疡、牙痛、口疮、上下颌关节炎、牙周病。

【手法】以拇指扣指法，由外向内推压 3 遍。如图 3–1–137 所示。

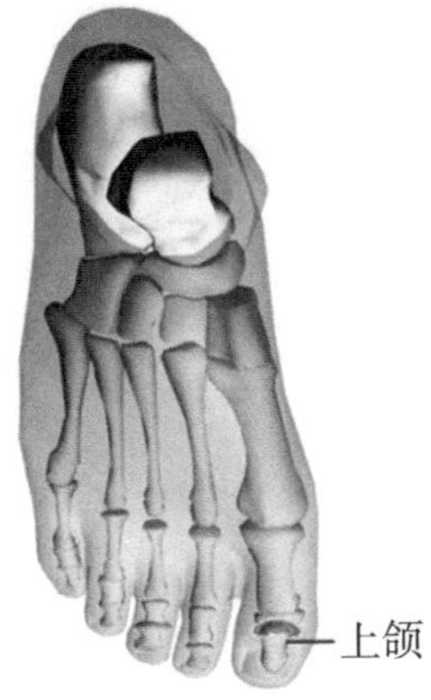

图 3–1–136　上颌反射区位置

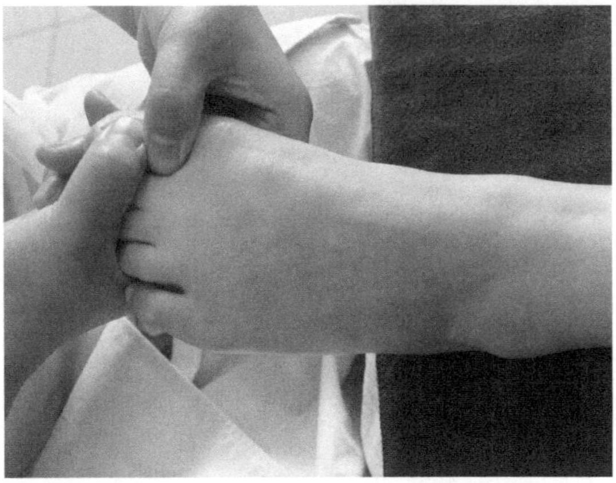

图 3–1–137　上颌反射区操作手法

【阳性意义】双足蹈趾皮肤有网状粗纹且刺痛，提示口腔溃疡、牙痛。

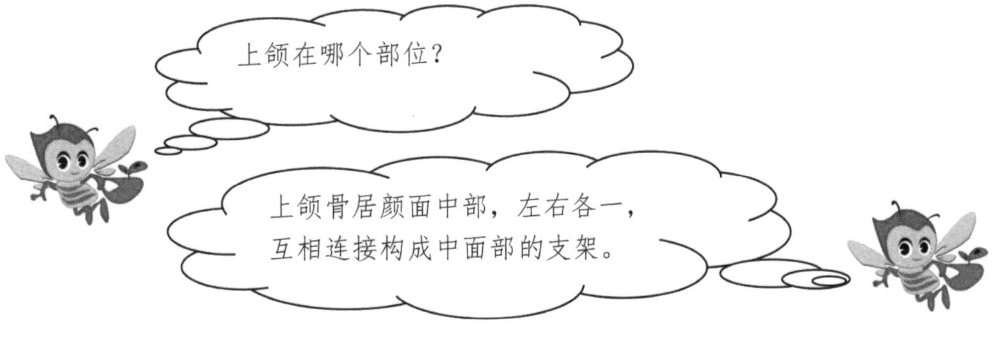

（二）下颌

【正常解剖位置】下颌是从下唇正中开始垂直向下达到额突尖，互相连接构成中面部的支架。上下两者之间的凹缘称为乙状切迹。

【生理功能】上下颌共同协同咀嚼、发音，参与上下颌关节运动。

【反射区位置】双足踇趾关节下横纹处，呈带状区域。如图 3–1–138 所示。

【适应症】口腔溃疡、牙痛、口疮、上下颌关节炎、牙周病。

【手法】以拇指扣指法，由内向外推压。如图 3–1–139 所示。

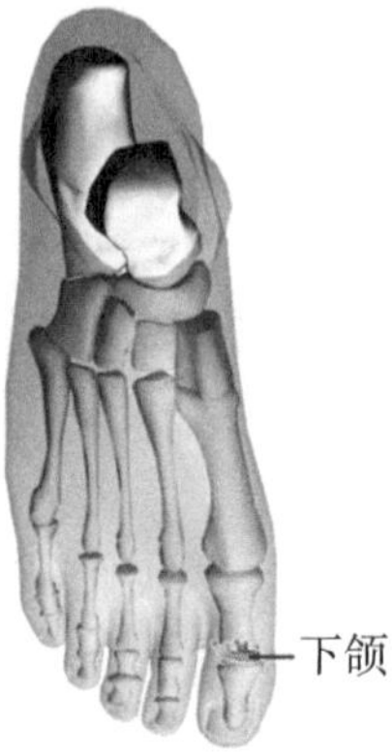

图 3–1–138　下颌反射区位置

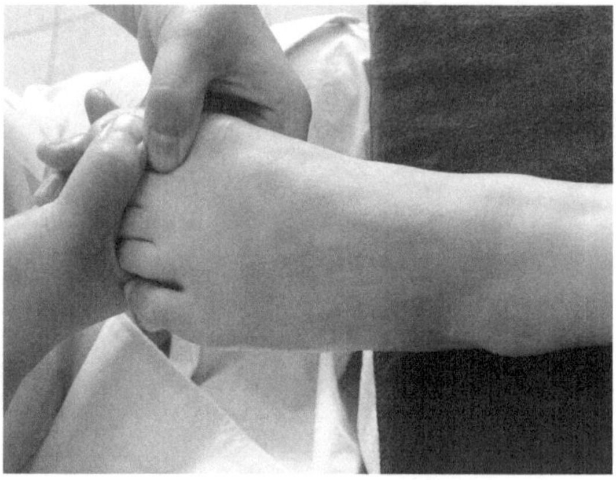

图 3–1–139　下颌反射区操作手法

【阳性意义】双足踇趾皮肤有网状粗纹且刺痛，提示口腔溃疡、牙痛。

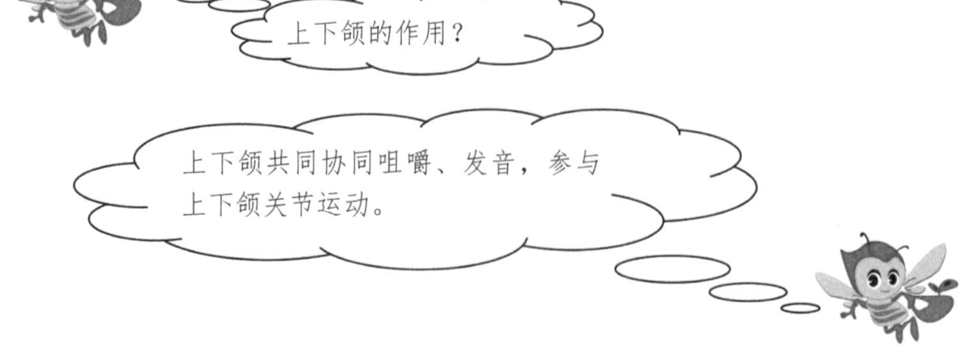

（三）扁桃体

【正常解剖位置】扁桃体在耳垂正面下部，是一对扁卵圆形的淋巴器官，位于口咽外侧壁由腭咽弓和腭舌弓形成的三角形凹陷中。

【生理功能】扁桃体可产生淋巴细胞和抗体，具有抗细菌、抗病毒的防御功能。

【反射区位置】双足踇趾第一趾背面，伸至踇肌腱两侧凹陷处。如图 3-1-140 所示。

【适应症】扁桃体炎、扁桃体肿大、化脓、感冒、发烧。

【手法】以双拇指扣指法，推压 3 遍。如图 3-1-141 所示。

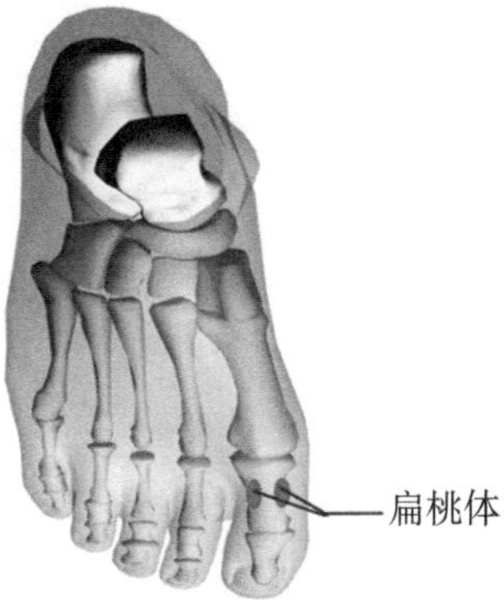

图 3-1-140　扁桃体反射区位置

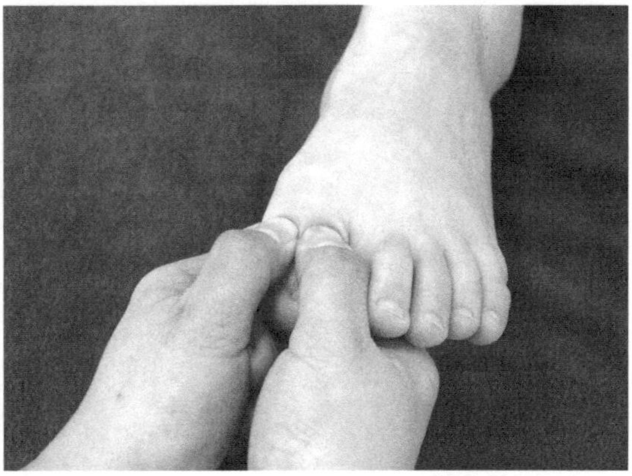

图 3-1-141　扁桃体反射区操作手法

【阳性意义】双足踇趾平时麻木，提示血液循环差、感冒、发烧等。

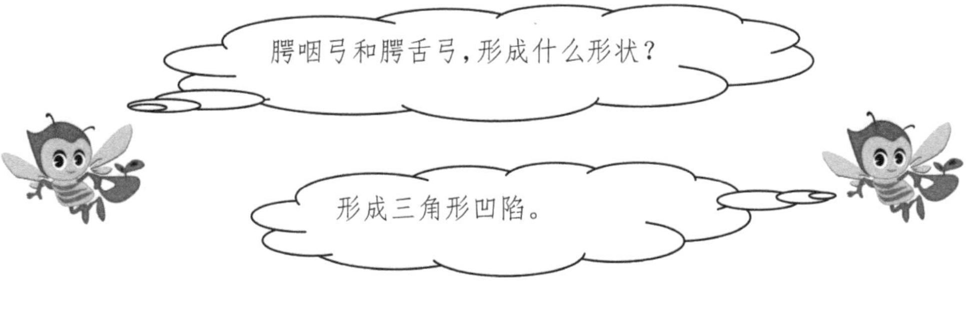

（四）喉

【正常解剖位置】喉上通喉咽，下接气管，为呼吸与发音的重要器官。喉位于颈前正中部，在成人相当于第 3 ～ 6 颈椎部，是由一组软骨、韧带、喉肌及黏膜构成的锥形管状器官。

【生理功能】发音、清除空气中的灰尘。

【反射区位置】双足足背第一、二跖骨关节处，靠踇趾侧。如图 3-1-142 所示。

【适应症】咳嗽、喉咽发炎、支气管炎、上呼吸道感染。

【手法】以拇指腹压推第一、二趾骨缝凹陷处 3 ～ 5 遍。如图 3-1-143 所示。

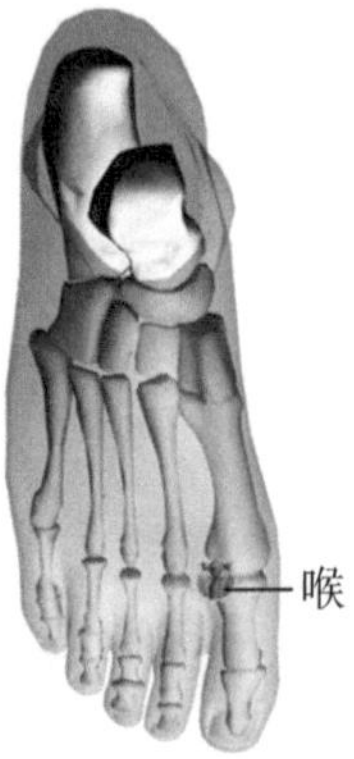

图 3-1-142　喉部反射区位置

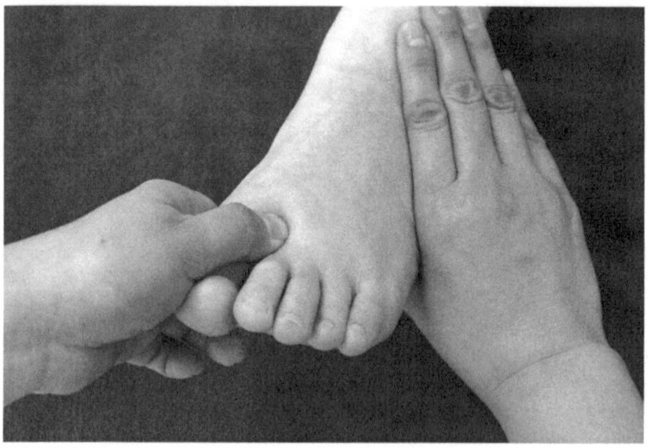

图 3-1-143　喉部反射区操作手法

【阳性意义】喉气管反射区骨骼凸起，刮压时有气体，提示喉咽干燥。

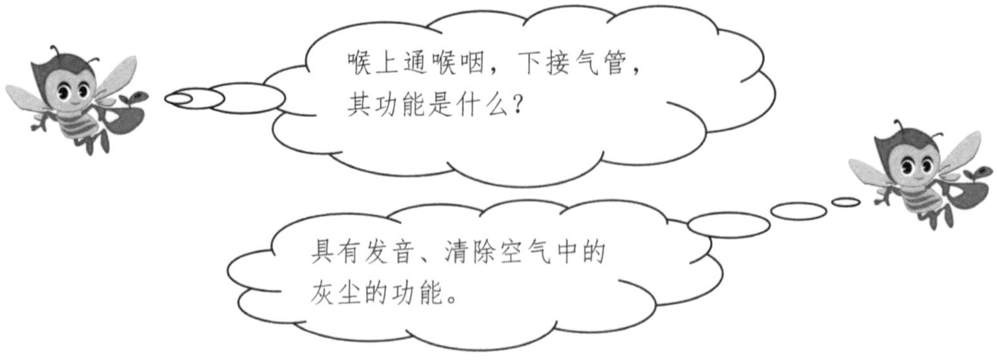

（五）气管

【正常解剖位置】气管上通喉咽，是连接喉与肺之间的管道，以软骨、肌肉、结缔组织和黏膜构成。

【生理功能】净化吸入的气体、清除空气中的灰尘。

【反射区位置】双足足背第一、二跖骨缝处，靠踇趾侧。如图 3-1-144 所示。

【适应症】咳嗽、喉咽发炎、支气管炎、上呼吸道感染。

【手法】以拇指揉按推第一、二趾骨缝凹陷处 3 ~ 5 遍。如图 3-1-145 所示。

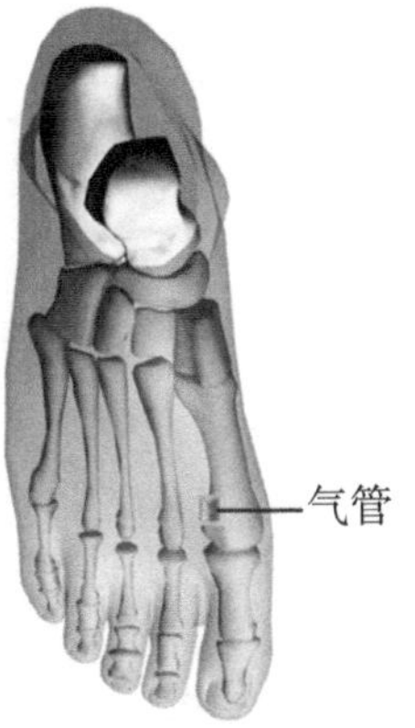

图 3-1-144　气管反射区位置

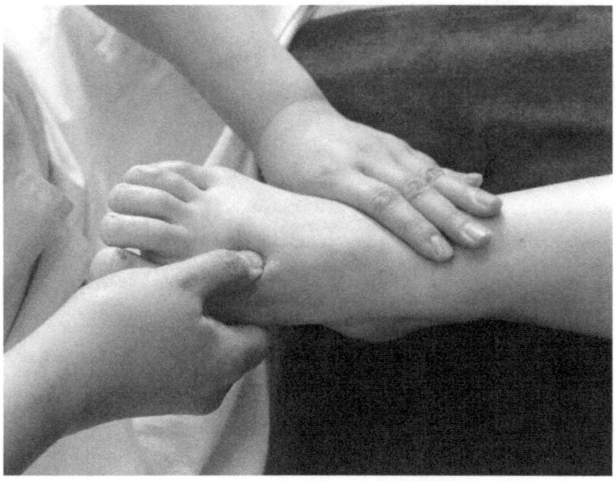

图 3-1-145　气管反射区操作手法

【阳性意义】气管反射区刮压时有气体，提示支气管炎。

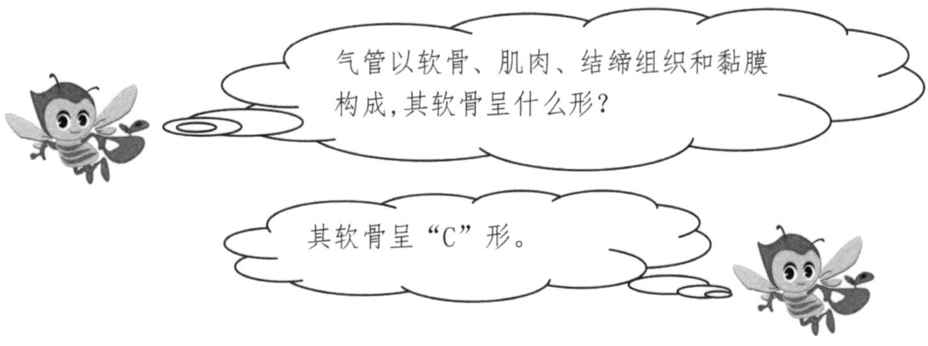

（六）胸部淋巴

【正常解剖位置】胸部淋巴多位于躯干的根部、胸筋膜神经及胸腔器官的附近。

【生理功能】可产生淋巴细胞和抗体，具有抗细菌、抗病毒的防御功能，能吞噬病菌，提高免疫功能。

【反射区位置】双足足背第一、二跖趾近节趾骨，喉反射区下凹陷处。如图 3–1–146 所示。

【适应症】乳腺炎、乳腺癌、乳腺增生、胸闷、上呼吸道感染。

【手法】以食指指腹沿第一跖骨外侧由近心端向足趾方向捏拉 3 遍。如图 3–1–147 所示。

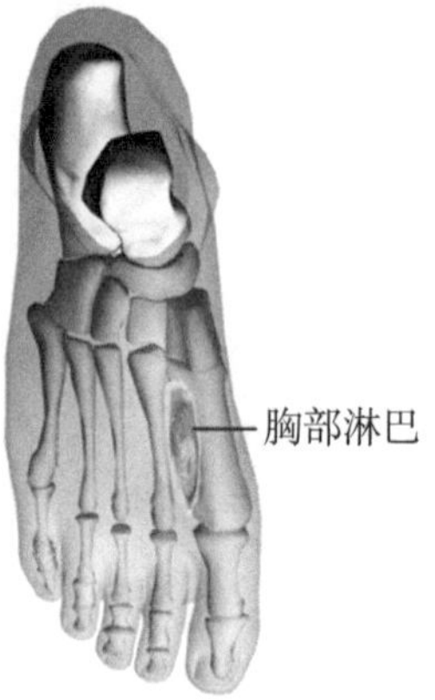

图 3–1–146　胸部淋巴反射区位置

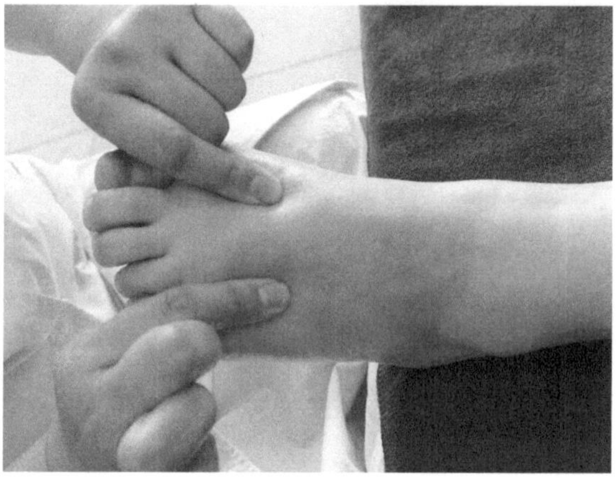

图 3–1–147　胸部淋巴反射区操作手法

【阳性意义】胸部淋巴反射区毛细血管出现青灰色，提示胸闷、发烧、有炎症。

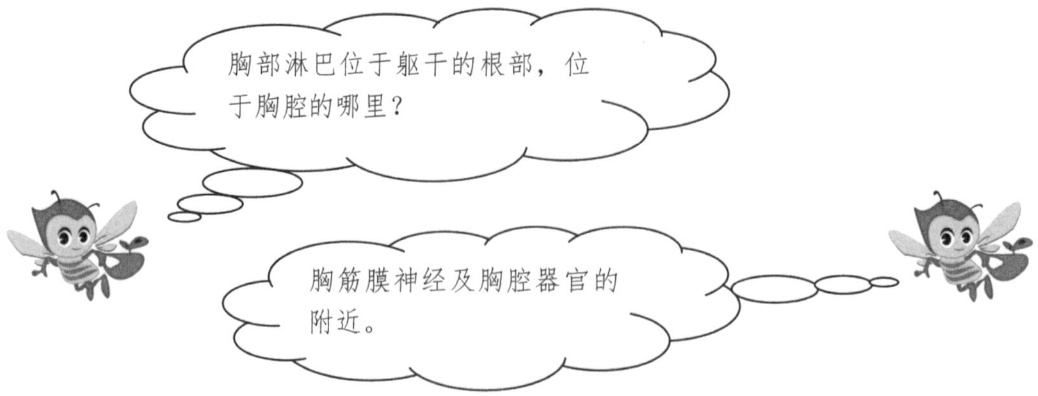

（七）内耳迷路

【正常解剖位置】内耳构造复杂，管道盘旋，形同迷宫，内耳分为半规管、前庭和耳蜗三部分。

【生理功能】传导内耳感觉冲动，维持内耳气压平衡。

【反射区位置】双足足背第四、五趾关节间凹陷处。如图 3–1–148 所示。

【适应症】晕车、晕船、眼花、平衡障碍。

【手法】以食指指腹推第四、五趾骨缝凹陷处 3 ~ 5 遍。如图 3–1–149 所示。

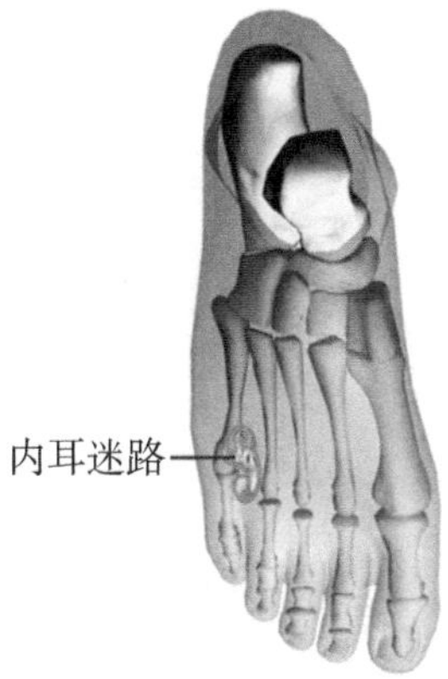

图 3–1–148 内耳迷路反射区位置

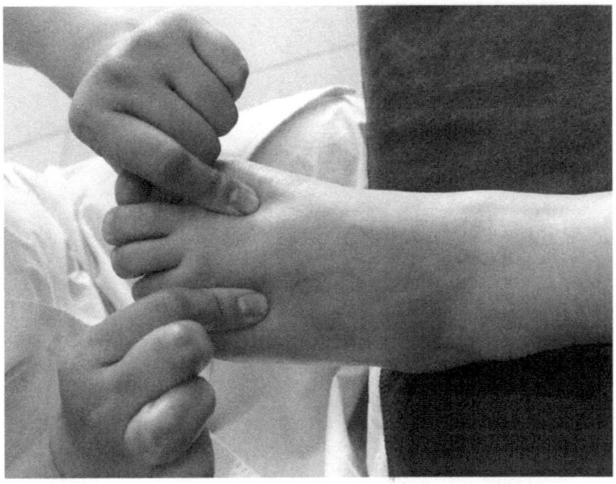

图 3–1–149 内耳迷路反射区操作手法

【阳性意义】双足四、五趾推压时有气体或硬块，提示内耳气压不正常，平时有晕车、晕船等现象。

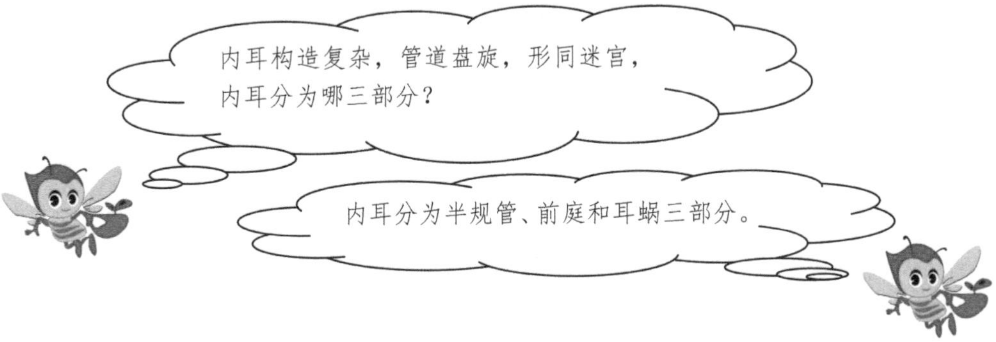

（八）胸及乳房

【正常解剖位置】胸部可分为上界和下界，上界为胸廓上口，下界连于三角肌前后缘。乳房位于胸大肌和胸筋膜的表面，女性乳房在青春期以后逐渐发达，柔韧而富有弹性，生产后分泌乳汁。

【生理功能】胸部参与呼吸，女性乳房生产后可分泌乳汁。

【反射区位置】双足足背第三、四跖背侧。如图 3-1-150 所示。

【适应症】乳腺炎、乳腺癌、乳腺增生、胸闷、上呼吸道感染。

【手法】以双拇指推掌法，双手拇指横推反射区，由足趾向足跟方向推压 3 遍。如图 3-1-151 所示。

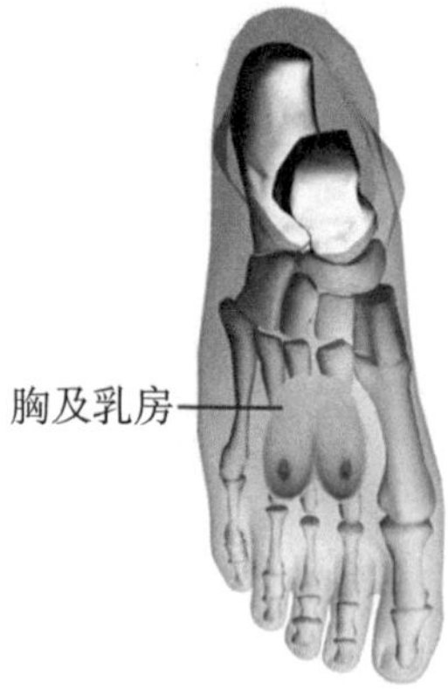

图 3-1-150　胸及乳房反射区位置

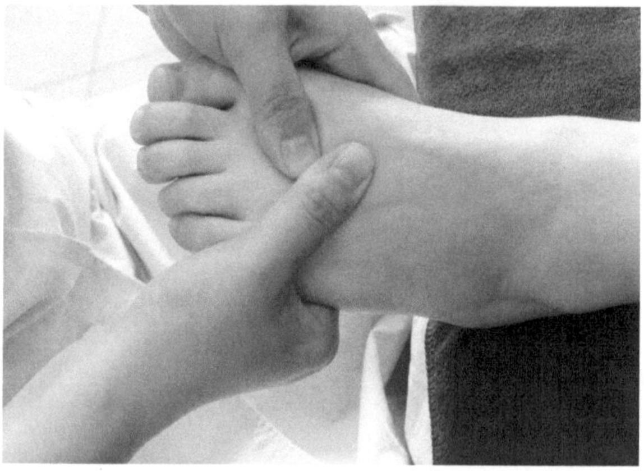

图 3-1-151　胸及乳房反射区操作手法

【阳性意义】双足足背肿胀，休息后减轻，提示胸闷、上呼吸道感染。按摩女性反射区时，触摸到硬块，应配合乳房检查。

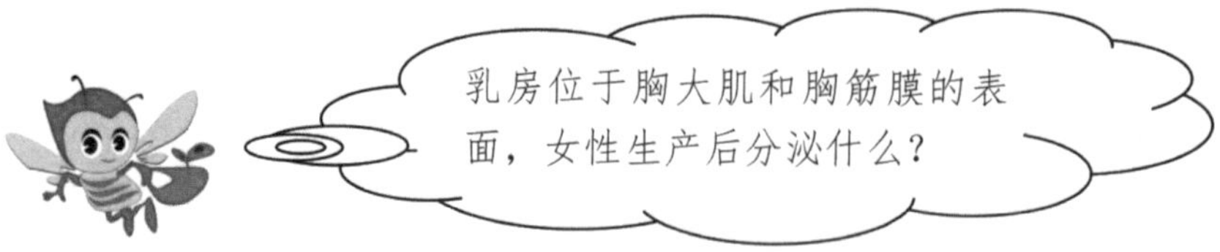

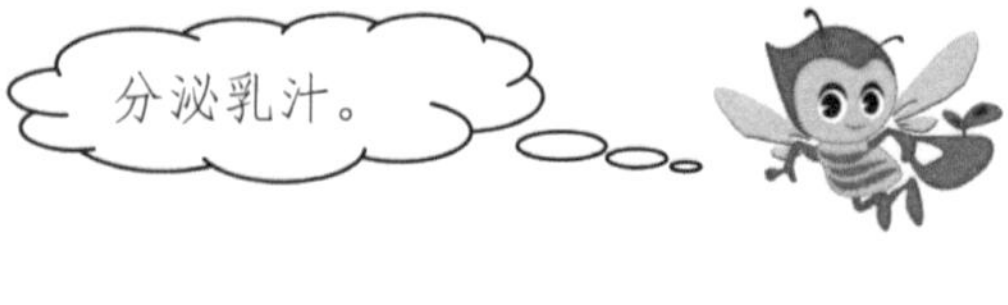

（九）横隔膜

【正常解剖位置】横隔膜是隔开胸腔和腹腔之间的一层薄膜，它位于心脏和双侧肺脏的下面，肝脏、脾脏、胃的上方随着呼吸运动而上下运动。

【生理功能】帮助肺呼吸，在排便、呕吐时增加腹压。

【反射区位置】双足足背跖骨、楔状骨关节处，横跨足背左右侧的一个带状区域。如图 3–1–152 所示。

【适应症】咳嗽、气喘、打嗝、恶心、呕吐、心绞痛。

【手法】以双食指钩掌法，自横膈膜反射区中央向两侧刮压 3 遍。如图 3–1–153 所示。

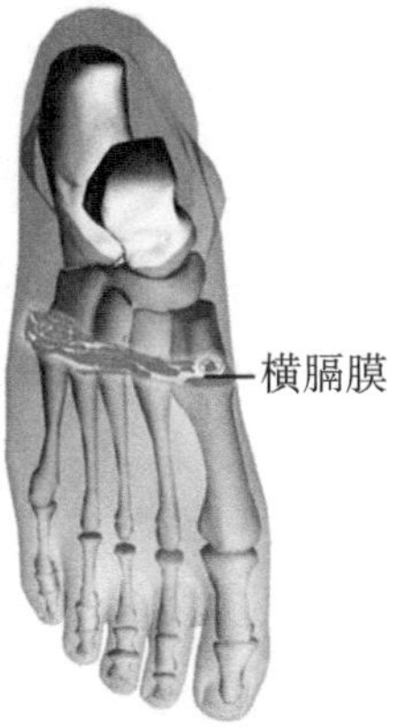

图 3–1–152　横膈膜反射区位置

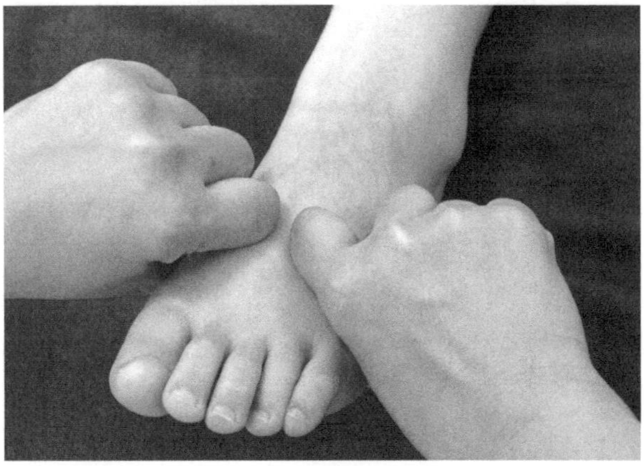

图 3–1–153　横膈膜反射区操作手法

【阳性意义】此反射区骨骼较为凸出，提示呼吸困难、打嗝、恶心等。

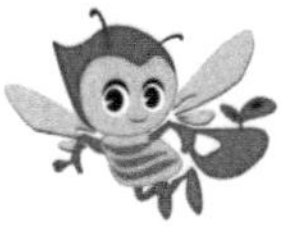

横隔膜是隔开胸腔和腹腔之间的一层薄膜，它位于哪几个器官的上方？

位于肝脏、脾脏、胃的上方。

（十）上身淋巴腺

【正常解剖位置】淋巴是人体内无色透明液体，内含淋巴细胞，由组织液渗入淋巴管后形成，分布在全身各部。淋巴在淋巴管内循环，最后流入静脉。

【生理功能】具有滤过淋巴液和参与免疫的功能，可产生淋巴细胞和抗体，可以抗细菌、抗病毒、吞噬病菌。

【反射区位置】位于双足外踝关节前下方凹陷处。如图 3-1-154 所示。

【适应症】淋巴阻塞、发烧、水肿、淋巴癌、踝部肿胀、淋巴瘤。

【手法】以双手拇指腹或食指指间关节压推踝关节外侧凹陷处 3 ～ 5 遍。如图 3-1-155 所示。

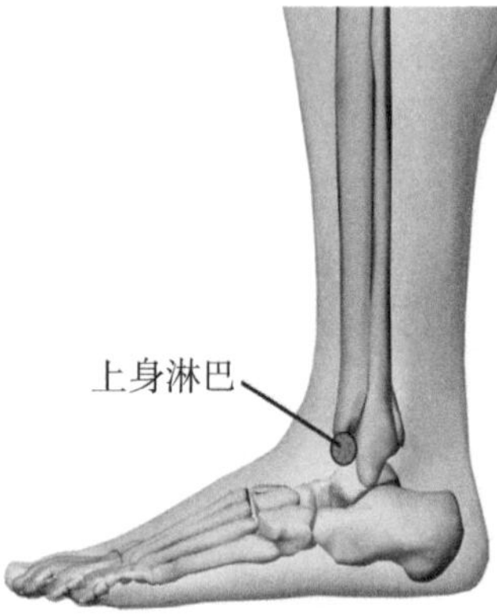

图 3-1-154　上身淋巴反射区位置

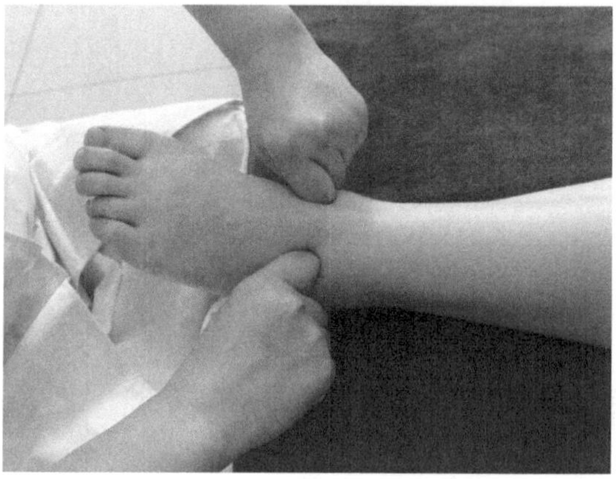

图 3-1-155　上身淋巴反射区操作手法

【阳性意义】双足内外踝关节周围出现水肿，提示发烧、淋巴有炎症。

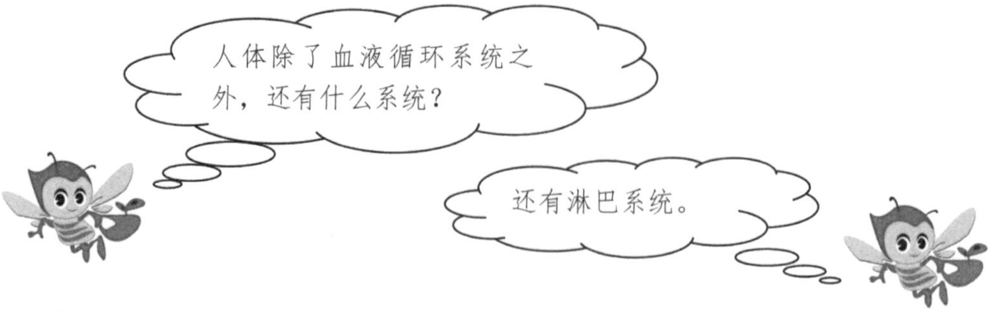

（十一）下身淋巴腺

【正常解剖位置】淋巴是人体内无色透明液体，由组织液渗入淋巴管后形成，在淋巴管内循环，流入静脉，分布在全身各部。

【生理功能】具有滤过淋巴液和参与免疫的功能，可产生淋巴细胞和抗体，可以抗细菌、抗病毒、吞噬病菌。

【反射区位置】位于双足内踝关节前下方凹陷处。如图 3-1-156 所示。

【适应症】淋巴阻塞、发烧、水肿、淋巴癌、踝部肿胀、淋巴瘤。

【手法】以双手拇指腹或食指指间关节压推踝关节外侧凹陷处 3 ~ 5 遍。如图 3-1-157 所示。

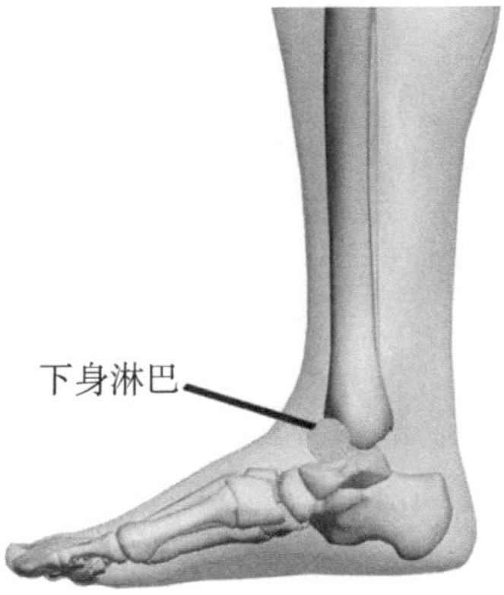

图 3-1-156　下身淋巴反射区位置

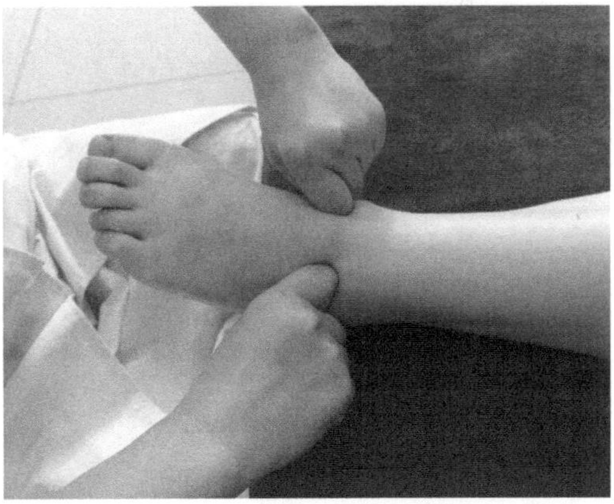

图 3-1-157　下身淋巴反射区操作手法

【阳性意义】双足内外踝关节周围出现水肿，提示发烧、淋巴有炎症。

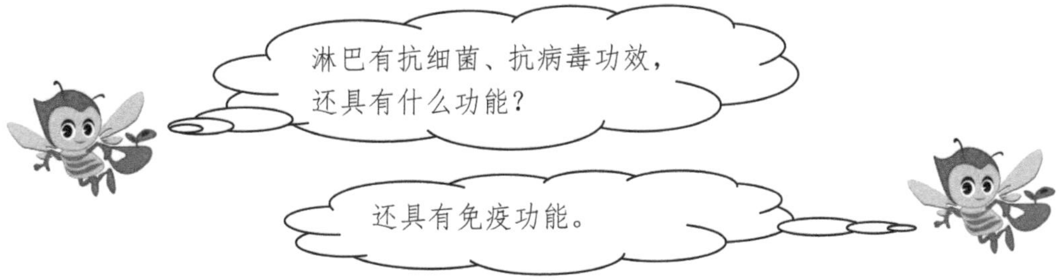

（十二）解溪

【正常解剖位置】解溪属于足阳明胃经穴，位于足背与小腿交界处的踝关节横纹中央凹陷中，当踇长伸肌腱与趾长伸肌腱之间。

【生理功能】化痰止咳。

【反射区位置】两踝关节横纹中点。

【适应症】下肢痿痹、咳嗽、头痛、眩晕。

【手法】双手拇指腹重叠点压 3 ～ 5 遍。如图 3–1–158 所示。

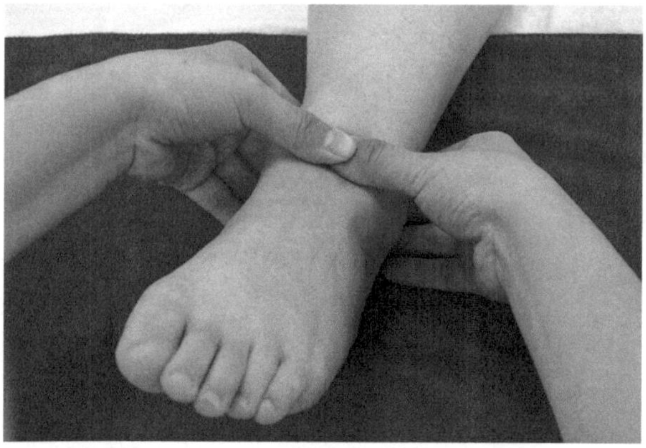

图 3–1–158　解溪反射区操作手法

【阳性意义】此反射区顶压有结节且刺痛，提示感冒、发烧等。

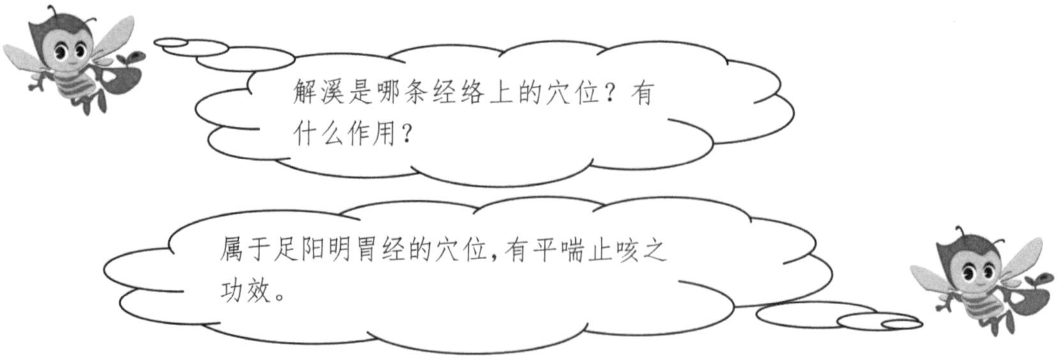

（十三）腹股沟

【正常解剖位置】腹股沟是连接腹部和大腿的重要部位，腹股沟是向睾丸或子宫输送血液和连接神经的通路。

【生理功能】促进下腹部血液循环，增强性功能。

【反射区位置】内踝尖前上方。如图 3–1–159 所示。

【适应症】生殖系统疾患、性功能障碍等。

【手法】以拇指腹从下至上平推 3 ～ 5 遍。如图 3–1–160 所示。

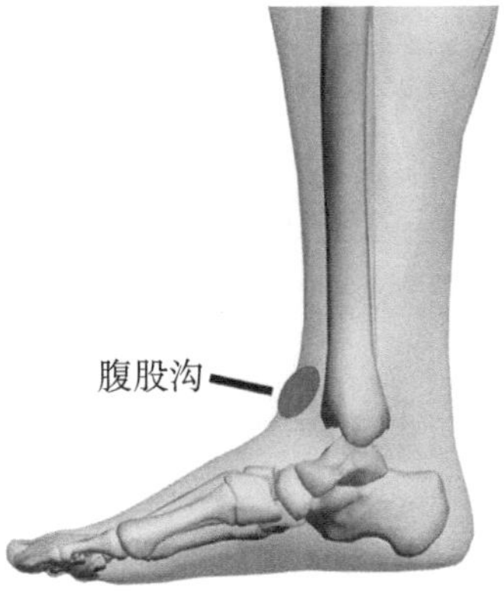

图 3–1–159　腹股沟反射区位置

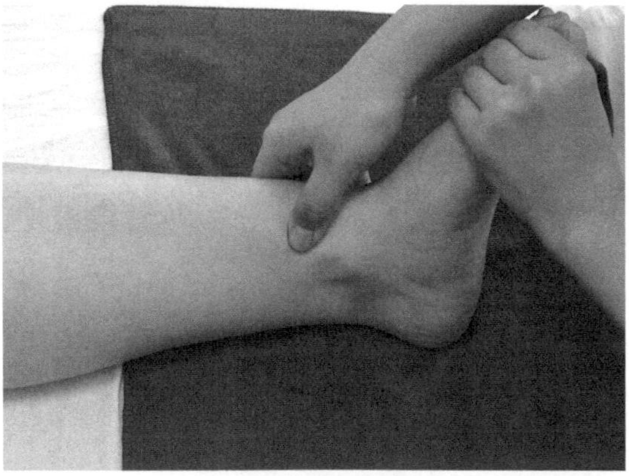

图 3–1–160　腹股沟反射区操作手法

【阳性意义】推按时刺痛、有明显凸起，提示男性性功能低下、阳痿、早泄等。

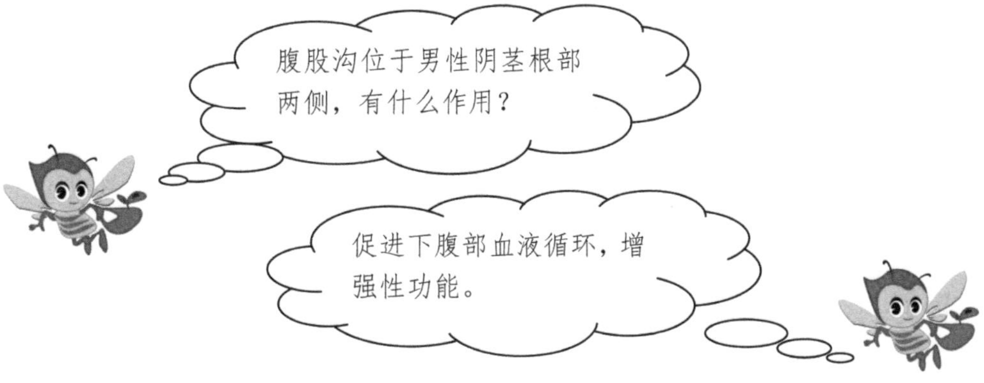

【思考题】

1. 足部基本反射区有哪些？
2. 足底部反射区有哪些？
3. 足背部反射区有哪些？

第二节　耳部反射区基本知识

一、耳廓表面解剖及耳廓的组织结构

（一）耳廓的表面解剖

耳廓分为耳廓正面和耳廓背面。如图 3-2-1、图 3-2-2 所示。

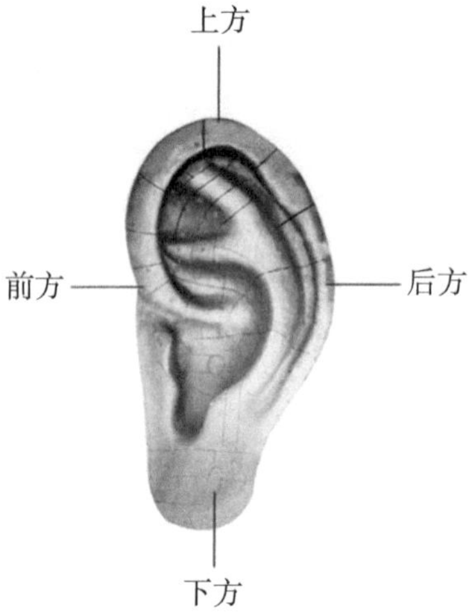

图 3-2-1　耳廓方位示意图（正面）

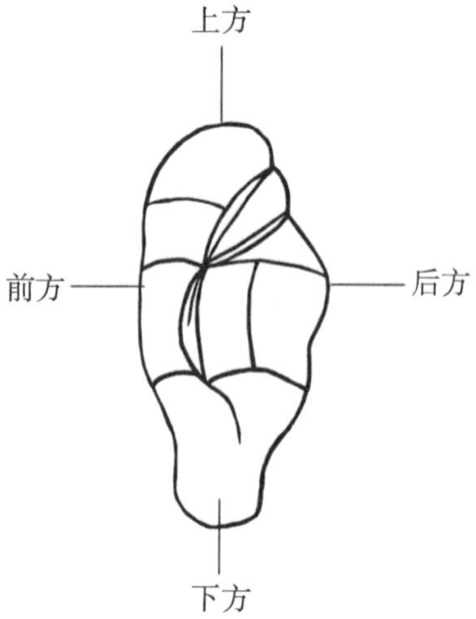

图 3-2-2　耳廓方位示意图（背面）

前方：指耳廓近面颊的一侧。
后方：指耳廓近乳突的一侧。
上方：指耳廓近头顶的一侧。
下方：指耳廓近肩部的一侧。

（二）耳廓正面的表面解剖部位及名称

1. 耳轮及相关部位

耳轮：耳廓外侧边缘的卷曲部分。

耳轮脚：耳轮深入耳甲的部分。

耳轮脚棘：耳轮脚和耳轮之间的隆起。

耳轮脚切迹：耳轮脚棘前方的凹陷处。

耳轮结节：耳轮外上方的膨大部分。

耳轮尾：耳轮向下移行于耳垂的部分。

轮垂切迹：耳轮和耳垂后缘之间的凹陷处。

耳轮前沟：耳轮与面部之间的浅沟。

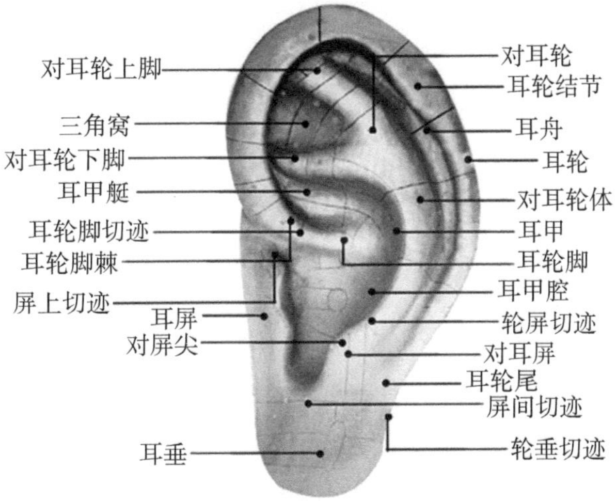

图 3-2-3 耳廓解剖名称示意图（正面）

2. 耳垂及相关部位

耳垂：耳廓下部无软骨的部分。

耳垂前沟：耳垂与面部之间的浅沟。

3. 对耳轮及相关部位

对耳轮：与耳轮相对呈“Y”字形的隆起部分，由对耳轮体、对耳轮上脚和对耳轮下脚三部分组成。

对耳轮体：对耳轮下部呈上下走向的主体部分。

对耳轮上脚：对耳轮向上分支的部分。

对耳轮下脚：对耳轮向前分支的部分。

轮屏切迹：对耳轮与对耳屏之间的凹陷处。

4. 耳舟

耳舟是耳轮与对耳轮之间的凹沟。

5. 三角窝

三角窝是对耳轮上、下脚与相应耳轮之间的三角形凹窝。

6. 耳甲及相关部位

耳甲：部分耳轮和对耳轮、对耳屏、耳屏及外耳门之间的凹窝。由耳甲艇、耳甲腔两部分组成。

耳甲艇：耳轮脚以上的耳甲部分。

耳甲腔：耳轮脚以下的耳甲部分。

7. 耳屏及相关部位

耳屏：耳廓前方呈瓣状的隆起。

屏上切迹：耳屏与耳轮之间的凹陷处。

上屏尖：耳屏游离缘上隆起部分。

下屏尖：耳屏游离缘下隆起部分。

耳屏前沟：耳屏与面部之间的浅沟。

8. 对耳屏及相关部位

对耳屏：耳垂上方，与耳屏相对的瓣状隆起。

对屏尖：对耳屏游离缘隆起的顶端。

屏间切迹：耳屏和对耳屏之间的凹陷处。

9. 外耳门

外耳门：耳甲腔前方的孔窍。

（三）耳廓背面的表面解剖部位及名称

耳廓背面的表面解剖部位可以归纳为“二根”“三面”“四隆”“五沟”。

1. 二根

二根即上耳根和下耳根。

上耳根：耳廓与头部相连的最上处。

下耳根：耳廓与头部相连的最下处。

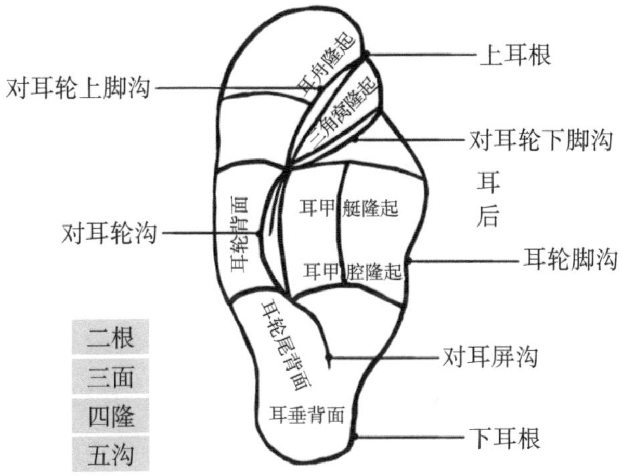

图 3-2-4　耳廓解剖名称示意图（背面）

2. 三面

三面即耳轮背面、耳轮尾背面和耳垂背面。

耳轮背面：耳轮背部的平坦部分。

耳轮尾背面：耳轮尾背部的平坦部分。

耳垂背面：耳垂背部的平坦部分。

3. 四隆

四隆即耳舟隆起、三角窝隆起、耳甲艇隆起和耳甲腔隆起。

耳舟隆起：耳舟在耳背呈现的隆起。

三角窝隆起：三角窝在耳背呈现的隆起。

耳甲艇隆起：耳甲艇在耳背呈现的隆起。

耳甲腔隆起：耳甲腔在耳背呈现的隆起。

4. 五沟

五沟即对耳轮上脚沟、对耳轮下脚沟、对耳轮沟、耳轮脚沟和对耳屏沟。

对耳轮上脚沟：对耳轮上脚在耳背呈现的凹沟。

对耳轮下脚沟：对耳轮下脚在耳背呈现的凹沟。

对耳轮沟：对耳轮体在耳背呈现的凹沟。

耳轮脚沟：耳轮脚在耳背呈现的凹沟。

对耳屏沟：对耳屏在耳背呈现的凹沟。

（四）耳廓的组织结构

耳廓主要由弹性软骨和薄层皮肤构成，并附着有脂肪、韧带、结缔组织、软骨膜以及退化的肌肉等结构。在耳廓的皮下分布有丰富的血管、神经和淋巴管。而耳廓的最下部（即下 1/4 ~ 1/5）为耳垂，触感较柔软，皮下所包含的是脂肪和结缔组织；而上 3/4 ~ 4/5 触感稍硬，其基本架构是由弹性软骨组成。

神经在耳廓上的分布以耳甲腔、耳甲艇和三角窝处较为密集，神经干较细。耳轮脚的起始部位及外耳道口的神经干较粗。耳廓的神经分布：在耳垂、耳轮、耳舟及对耳轮等区域主要由脊神经——耳大神经和枕小神经分布，因此肢体和躯干的疾患常常在这几个区域内出现反应点；耳甲区有来自脑神经——耳颞神经和迷走神经耳支、舌咽神经、面神经的混合支的分布，其中迷走神经耳支是支配这个区域的主要成分，而迷走神经与内脏关系密切，因而胸腔脏腑疾患的病理反应点主要在这个范围内出现。此外，几乎所有支配外耳的神经都有相应的分支分布于三角窝内，因而无论脏腑或肢体的疾患若在耳轮、耳甲无反应点的，常可在三角窝中找到。

二、国标耳穴的定位及运用

（一）耳轮

1. 耳轮部分区

耳轮脚为耳轮 1 区。耳轮脚切迹到对耳轮下脚上缘之间的耳轮分为 3 等份，自下而上依次为耳轮 2 区、耳轮 3 区、耳轮 4 区。对耳轮下脚上缘到对耳轮上脚前缘之间的耳轮为耳轮 5 区。对耳轮上脚前缘到耳尖之间的耳轮为耳轮 6 区。耳尖到耳轮结节上缘为耳轮 7 区。耳轮结节上缘到耳轮结节下缘为耳轮 8 区。耳轮结节下缘到轮垂切迹之间的耳轮分为 4 等份，自上而下依次为耳轮 9 区、耳轮 10 区、耳轮 11 区、耳轮 12 区。见图 3–2–5。

对耳轮上脚下缘：即对耳轮上脚与对耳轮体的分界线，指从对耳轮上、下脚分叉处向对耳轮耳舟缘所作的垂线。

对耳轮下脚后缘：即对耳轮下脚与对耳轮体的分界线，指从对耳轮上、下脚分叉处向对耳轮耳甲缘所作的垂线。

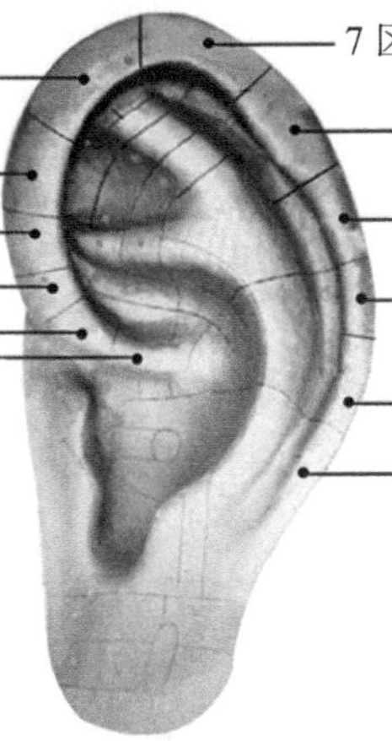

图 3–2–5　耳轮部分区和穴位示意图

对耳轮耳舟缘：即对耳轮与耳舟的分界线，是指对耳轮（含对耳轮上脚）脊与耳舟凹沟之间的中线。

对耳轮耳甲缘：即对耳轮与耳甲的分界线，是指从对耳轮（含对耳轮下脚）脊与耳甲折线之间的中线。

对耳轮脊线：即对耳轮体及其上、下脚最凸起处之连线。

耳甲折线：即耳甲内平坦部与隆起部之间的折线。

2. 耳轮穴位

（1）耳中

【定位】在耳轮脚处，即耳轮 1 区。

【适应症】呃逆、荨麻疹、皮肤瘙痒症、小儿遗尿、出血性疾病、咯血。

【运用】该穴位于迷走神经分支发出处，常用于诊断和治疗消化系统疾病。耳中穴具有较好的止痒、止痛、镇静作用，同时通过刺激耳中穴对缓解心绞痛有一定的效果。

（2）直肠

【定位】在耳轮脚棘前上方的耳轮处，即耳轮 2 区。

【适应症】便秘、腹泻、脱肛、痔疮。

【运用】常用于诊断和治疗直肠相关疾患。痔疮、慢性肠炎可出现阳性反应点。可结合大肠穴区反应点进行诊断。

（3）尿道

【定位】在直肠上方的耳轮处，即耳轮 3 区。

【适应症】尿频、尿急、尿痛、尿潴留。

【运用】常用于诊断和治疗泌尿系统疾患，是泌尿系统耳诊要穴，亦是治疗的主要穴位。

（4）外生殖器

【定位】在对耳轮下脚前方的耳轮处，即耳轮 4 区。

【适应症】外生殖器炎症、会阴部皮肤病。

【运用】常用于诊断和治疗外生殖器疾患。

（5）肛门

【定位】在三角窝前方的耳轮处，即耳轮 5 区。

【适应症】痔疮、肛裂。

【运用】常用于诊断和治疗肛门部疾患。痔疮时可出现明显阳性反应点，为治疗痔疮的主穴。

（6）耳尖前

【定位】在耳廓向前对折上部尖端的前部，即耳轮 6 区。

【适应症】痔疮、肛裂。

【运用】点刺放血，可泄热祛风。

（7）耳尖

【定位】在耳廓向前对折的上部尖端处，即耳轮 6、7 区交界处。

【适应症】发热、高血压、目赤肿痛、牙痛、失眠、咽喉肿痛。

【运用】该穴为泄热要穴，能清热凉血祛风、通经活络、祛瘀生新，治疗时多采用压豆的方法。具有明显的镇静、镇痛、消炎、降压、明目的功效。可用于治疗顽固性失眠、高血压、目赤肿痛、咽喉肿痛等疾病，还可配合其他穴位进行耳穴贴豆以增效。

（8）耳尖后

【定位】在耳廓向前对折上部尖端的后部，即耳轮 7 区。

【适应症】咽喉肿痛。

【运用】压豆治疗，功效类耳尖，可泄热。

（9）结节

【定位】在耳轮结节处，即耳轮 8 区。

【功效】头晕、头痛、高血压、失眠、咽喉肿痛、目赤肿痛、发热、肝功能异常。

【运用】此穴疏肝解郁、平肝潜阳，是治疗肝郁气滞、肝阳上亢之要穴，同时具有很强的泄热通络之功效。用于泄热通络时可与耳尖交替或同时使用。对于急性扁桃体炎疗效突出，同时能够治疗高血压、发热、失眠、头痛等症。阳性反应时对肝功能损伤有诊断意义。

（10）轮 1

【定位】在耳轮结节下方的耳轮处，即耳轮 9 区。

【适应症】发热、咽喉肿痛、高血压。

【运用】轮 1 ~ 轮 4 其功能主治皆相同。该 4 穴阳性反应多提示咽喉肿痛。治疗时常用压豆，具有泄热通络之功效。对急性扁桃体炎疗效极佳，同时对发热、高血压、失眠、肢端麻木疼痛等也有较好疗效。

（11）轮 2

【定位】在轮 1 区下方的耳轮处，即耳轮 10 区。

【适应症】发热、咽喉肿痛、高血压。

【运用】同轮 1。

（12）轮 3

【定位】在轮 2 区下方的耳轮处，即耳轮 11 区。

【适应症】发热、咽喉肿痛、高血压。

【运用】同轮 1。

（13）轮 4

【定位】在轮 3 区下方的耳轮处，即耳轮 12 区。

【功效】发热、咽喉肿痛、高血压。

【运用】同轮 1。

（二）耳舟

1. 耳舟部分区

整个耳舟等分为 6 个部分，自上而下依次为耳舟 1 区、2 区、3 区、4 区、5 区、6 区。见图 3–2–6。

2. 耳舟穴位

（1）指

【定位】在耳舟上方处，即耳舟 1 区。

【适应症】甲沟炎、手指麻木和疼痛。

【运用】诊断和治疗指关节相关疾病。

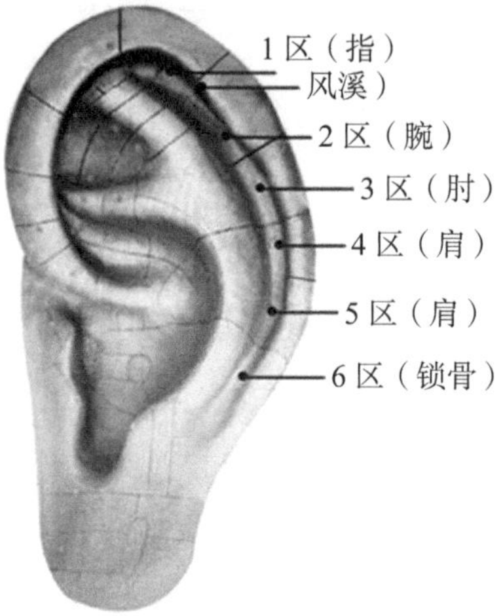

图 3–2–6　耳舟部分区和穴位示意图

（2）腕

【定位】在指区的下方处，即耳舟 2 区。

【适应症】腕部疼痛。

【运用】诊断和治疗腕关节相关疾病，亦可用于诊断和治疗过敏性疾病，尤其是过敏性皮肤病。

（3）风溪

【定位】在耳轮结节前方，指区与腕区之间，即耳舟 1、2 区交界处。

【适应症】荨麻疹、皮肤瘙痒症、过敏性鼻炎。

【运用】是各种过敏性疾病的诊断和治疗的要穴。常与发生症状部位相配进行诊断和治疗。功善祛风通络止痒。

（4）肘

【定位】在腕区的下方处，即耳舟 3 区。

【适应症】肘关节疼痛。

【运用】诊断和治疗肘关节疾患。

（5）肩

【定位】在肘区的下方处，即耳舟 4、5 区。

【适应症】肩关节疼痛、肩关节周围炎。

【运用】诊断和治疗肩关节疾患。治疗肩关节周围炎要穴。4 区大约为旧版耳穴的肩穴，5 区为肩关节穴。若与耳舟部其他穴阳性反应呈一线性，可提示风湿性关节炎。如肩关节受限治疗时，可刺激阳性反应点后嘱受术者向受限方向活动患部。

（6）锁骨

【定位】在肩区的下方处，即耳舟 6 区。

【适应症】相应部位疼痛、肩周炎。

【运用】肩周炎的诊断及治疗。肩背部肌肉紧张、疼痛，触之有硬结时可在锁骨穴区触及明显条索状阳性反应点。症状明显时视诊可观察到颈椎和锁骨之间或锁骨区域内有明显的白色不规则隆起，触诊质地较韧，与肌肉结节触感相似。

（三）对耳轮

1. 对耳轮部分区

对耳轮上脚分为上、中、下 3 等份，下 1/3 为对耳轮 5 区，中 1/3 为对耳轮 4 区，再将上 1/3 分为上、下 2 等份，下 1/2 为对耳轮 3 区，再将上 1/2 分为前后 2 等份，后 1/2 为对耳轮 2 区，前 1/2 为对耳轮 1 区。

对耳轮下脚分为前、中、后 3 等份，中、前 2/3 为对耳轮 6 区，后 1/3 为对耳轮 7 区。

将对耳轮体从对耳轮上、下脚分叉处至轮屏切迹分为 5 等份，再沿对耳轮耳甲缘将对耳轮体分为前 1/4 和后 3/4 两部分，前上 2/5 为对耳轮 8 区，后上 2/5 为对耳轮 9 区，前中 2/5 为对耳轮 10 区，后中 2/5 为对耳轮 11 区，前下 1/5 为对耳轮 12 区，后下 1/5 为对耳轮 13 区。见图 3–2–7。

2. 对耳轮穴位

（1）跟

【定位】在对耳轮上脚前上部，即对耳轮 1 区。

【适应症】足跟痛。

【运用】足跟疾患的诊断和治疗。

（2）趾

【定位】在耳尖下方的对耳轮上脚后上部，即对耳轮 2 区。

【适应症】甲沟炎、趾部麻木疼痛。

【运用】足趾疾患的诊断和治疗。

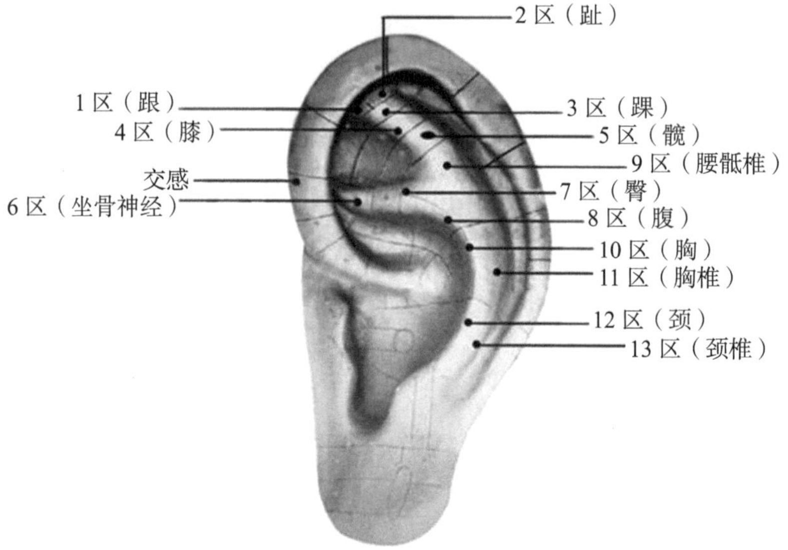

图 3-2-7　对耳轮部分区和穴位示意图

（3）踝

【定位】在趾、跟区下方处，即对耳轮 3 区。

【适应症】踝关节疼痛、踝关节损伤。

【运用】踝部疾患的诊断和治疗。

（4）膝

【定位】在对耳轮上脚中 1/3 处，即对耳轮 4 区。

【适应症】膝关节病。

【运用】膝部疾患的诊断和治疗。

（5）髋

【定位】在对耳轮上脚的下 1/3 处，即对耳轮 5 区。

【适应症】髋关节疼痛、坐骨神经痛、腰骶部疼痛。

【运用】髋关节疾患的诊断和治疗，也可用于坐骨神经痛及腰骶部疼痛治疗的配穴。

（6）坐骨神经

【定位】在对耳轮下脚的前 2/3 处，即对耳轮 6 区。

【适应症】坐骨神经痛、下肢瘫痪。

【运用】治疗坐骨神经痛及下肢痿痹的要穴。

（7）交感

【定位】在对耳轮下脚前端与耳轮内缘交界处，即对耳轮 6 区前端。

【适应症】消化系统和循环系统功能失调、急惊风、哮喘、痛经、自主神经功能紊乱。

【运用】解痉镇痛要穴。刺激该穴可明显且快速缓解内脏平滑肌痉挛引起的内脏绞痛。该穴名为交感，即能抑制交感神经兴奋引起的各类症状，包括内脏绞痛、心动过速、异常出汗、血压升高、哮喘等。有文献记载可用于解除有机磷中毒，与药品合用，则解毒作用更大。不宜用于出血性疾病。

（8）臀

【定位】在对耳轮下脚的后 1/3 处，即对耳轮 7 区。

【适应症】坐骨神经痛、臀肌筋膜炎。

【运用】治疗坐骨神经痛的主穴，出现阳性反应点可作为坐骨神经痛的定位诊断。

（9）腹

【定位】在对耳轮体前部上 2/5 处，即对耳轮 8 区。

【适应症】腹腔疾病、消化系统疾病、妇科疾病、腰骶部疼痛。

【运用】诊断和治疗腹部疾患。

（10）腰骶椎

【定位】在对耳轮体后部上 2/5 处，即对耳轮 9 区。

【适应症】腰骶部疼痛。

【运用】诊断和治疗腰骶部疼痛。腰骶椎骨质增生或外伤、畸形，可在穴区出现条索状、凹陷等与局部病变形状相似的阳性反应。

（11）胸

【定位】在对耳轮体前部中 2/5 处，即对耳轮 10 区。

【适应症】胸胁疼痛、肋间神经痛、胸闷、乳腺疾患。

【运用】诊断和治疗胸胁部疾患。

（12）胸椎

【定位】在对耳轮体后部中 2/5 处，即对耳轮 11 区。

【适应症】胸痛、胸背痛、胸闷、乳腺疾患。

【运用】诊断和治疗胸部及乳腺疾患。穴区出现串珠状、条索状或部分缺如等穴区形态改变的阳性反应多提示结核、骨质增生、小关节紊乱或胸椎侧弯。

（13）颈

【定位】在对耳轮体前部下 1/5 处，即对耳轮 12 区。

【适应症】落枕、颈部扭伤、甲状腺疾患。

【运用】治疗落枕的敏感点，压豆后嘱受术者缓缓向患侧活动。

（14）颈椎

【定位】在对耳轮体后部下 1/5 处，即对耳轮 13 区。

【适应症】落枕、颈椎部疾患。

【运用】诊断和治疗颈椎部疾患。落枕时可与颈穴同取进行治疗。也可针对落枕部位来针对性选穴。同时其阳性反应点亦可作为颈椎疾患定位诊断的依据。整个颈椎穴区靠近轮屏切迹部分为颈椎上段，靠近胸椎部为颈椎下段，可由此进行大致的定位诊断。颈椎骨质有增生或肥大等改变时反应点常位于对耳轮脊上，即颈椎穴位置，常表现为串珠状或局部不规则隆起，触之可察，明显者视诊可察及；颈肩部软组织疾患，如局部筋结或肌肉僵硬疼痛等症，反应点多在一侧耳舟内锁骨区或锁骨区与颈椎区并现，多呈片状隆起，触之有韧感似筋结，明显者视诊可察及。反应点进行双侧耳豆对贴。

（四）三角窝

1. 三角窝分区

将三角窝由耳轮内缘至对耳轮上、下脚分叉处分为前、中、后 3 等份，中 1/3 为三角窝 3 区；再将前 1/3 等分为上、中、下 3 部分，上 1/3 为三角窝 1 区，中、下 2/3 为三角窝 2 区；再将后 1/3 分为上、下 2 等份，上 1/2 为三角窝 4 区，下 1/2 为三角窝 5 区。见图 3–2–8。

2. 三角窝穴位

（1）角窝上

【定位】在三角窝前 1/3 的上部，即三角窝 1 区。

【适应症】高血压。

【运用】诊断和治疗高血压。

（2）内生殖器

【定位】在三角窝前 1/3 的下部，即三角窝 2 区。

【适应症】妇科、男科疾病。

【运用】诊断和治疗妇科、男科相关疾病。

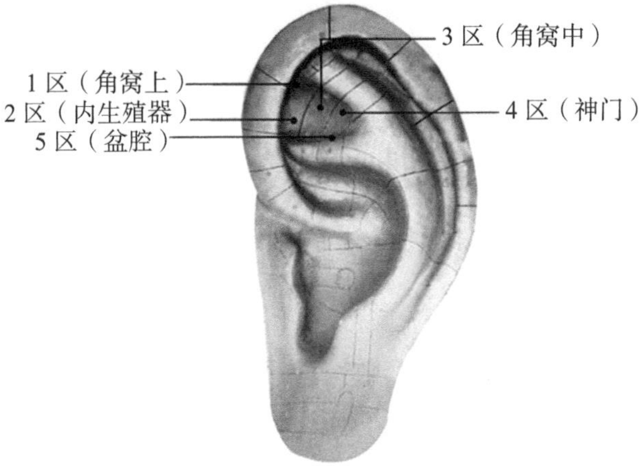

图 3-2-8　三角窝部分区和穴位示意图

（3）角窝中

【定位】在三角窝中 1/3 处，即三角窝 3 区。

【适应症】哮喘。

【运用】治疗哮喘的要穴。

（4）神门

【定位】在三角窝后 1/3 处的上部，即三角窝 4 区。

【适应症】神经系统疾患、过敏性疾病、痛症、炎症、戒断综合症。

【运用】镇静、镇痛的要穴。治疗神经系统疾患要穴。本穴止痛、镇静、安神效果较佳，同时本穴有类似清热凉血的功效，因此对炎症、痛症、过敏性疾患以及一些烦躁不安、焦虑、狂躁等情志和精神异常情况具有较好的调节抑制作用。另外对内脏的机能过亢也有较强的抑制作用，如消谷善饥者运用神门穴作为主要配穴疗效较佳。

（5）盆腔

【定位】在三角窝后 1/3 的下部，即三角窝 5 区。

【适应症】盆腔炎、附件炎。

【运用】诊断和治疗盆腔部疾患。

（五）耳屏

1. 耳屏部分区

耳屏外侧面分为上下 2 等份，上部为耳屏 1 区，下部为耳屏 2 区。将耳屏内侧面分为上下2等份，上部为耳屏3区，下部为耳屏4区。见图3-2-9。

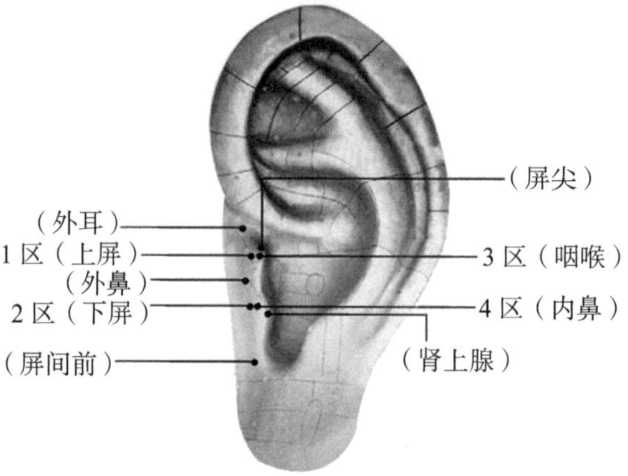

图3-2-9　耳屏部分区和穴位示意图

2. 耳屏穴位

（1）上屏

【定位】在耳屏外侧面上1/2处，即耳屏1区。

【适应症】咽炎、鼻炎。

【运用】治疗咽炎、鼻炎。此处另有一渴点穴，位于屏尖与外鼻的中点偏上处。治疗多饮之症，常用于糖尿病（尤其是上消）、肥胖症。

（2）下屏

【定位】在耳屏外侧面下1/2处，即耳屏2区。

【适应症】鼻炎、鼻塞。

【运用】治疗鼻部疾患。此处另有一饥点穴，位于肾上腺与外鼻的中点偏上处。治疗多食之症，常用于糖尿病（尤其是中消）、肥胖症。

（3）外耳

【定位】在屏上切迹前方近耳轮部，即耳屏1区上缘处。

【适应症】耳鸣、耳聋、眩晕。

【运用】治疗耳部及耳源性疾患。

（4）屏尖

【定位】在耳屏游离缘上部尖端，即耳屏1区后缘处。

【适应症】发热、炎症、疼痛性病症、斜视。

【运用】泄热要穴。并有一定镇痛功效，常用于发热、头痛、牙痛。

（5）外鼻

【定位】在耳屏外侧面中部，即耳屏 1、2 区之间。

【适应症】外鼻部疾患，如鼻前庭炎、鼻部痤疮、酒渣鼻、鼻疖。

【运用】治疗外鼻部疾患。

（6）肾上腺

【定位】在耳屏游离缘下部尖端，即耳屏 2 区后缘处。

【适应症】低血压、炎症、痛症、中毒、过敏及风湿免疫性疾病。

【运用】肾上腺穴有类肾上腺皮质激素样作用，有抗炎、抗过敏、抗风湿、抗休克、消肿止痛的功效，能够治疗风湿免疫性疾病、过敏性疾病、中毒、各种炎症发热疼痛。此外本穴还能够起到扩张冠脉和骨骼肌血管，改善心脏供血，同时能松弛支气管平滑肌，扩张支气管，解除支气管痉挛，由此达到缓解心跳微弱、血压下降、呼吸困难等症状，可治疗支气管哮喘、低血压、休克等病症。

（7）咽喉

【定位】在耳屏内侧面上 1/2 处，即耳屏 3 区。

【适应症】声音嘶哑、咽炎、扁桃体炎、失语、哮喘、美尼尔氏综合症。

【运用】治疗咽喉部疾患。

（8）内鼻

【定位】在耳屏内侧面下 1/2 处，即耳屏 4 区。

【适应症】鼻炎、鼻衄、上颌窦炎、感冒。

【运用】诊断和治疗鼻腔内部相关疾患。

（9）屏间前

【定位】在屏间切迹前方耳屏最下部，即耳屏 2 区下缘处。

【适应症】青光眼、近视。

【运用】诊断和治疗青光眼的要穴。

（六）对耳屏

1. 对耳屏部分区

由对耳屏尖及对屏尖至轮屏切迹连线的中点，分别向耳垂上线作两条垂线，将对耳屏外侧面及其后部分为前、中、后三区，前为对耳屏 1 区，中为对耳屏 2 区，后为对耳屏 3 区。对耳屏内侧面为对耳屏 4 区。见图 3-2-10。

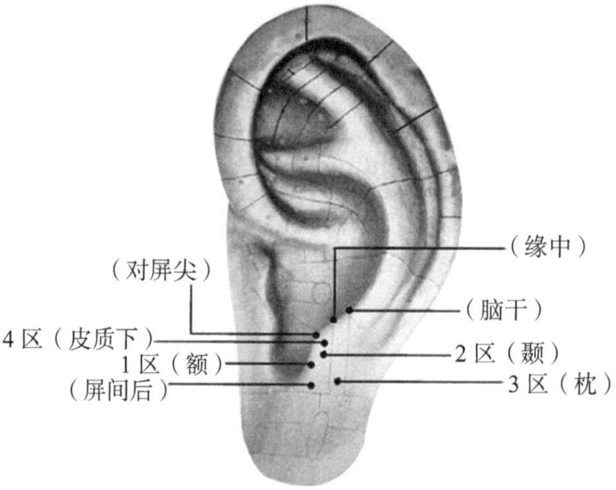

图 3-2-10　对耳屏部分区和穴位示意图

2. 对耳屏穴位

（1）额

【定位】在对耳屏外侧面的前部，即对耳屏 1 区。

【适应症】前额痛、头昏、眩晕、失眠。

【运用】诊断和治疗前额部相关疾患。

（2）屏尖后

【定位】在屏间切迹后方对耳屏前下部，即对耳屏 1 区下缘处。

【适应症】散光、屈光不正及其他各种眼病。

【运用】诊断和治疗散光、屈光不正及其他各种眼病。

（3）颞

【定位】在对耳屏外侧面的中部，即对耳屏 2 区。

【适应症】偏头痛、头晕、耳鸣、耳聋。

【运用】诊断和治疗偏头痛及耳鸣耳聋。

（4）枕

【定位】在对耳屏外侧面的后部，即对耳屏 3 区。

【适应症】头晕、后头痛、失眠、癫痫、哮喘、神经衰弱、皮肤病。

【运用】诊断和治疗神经系统疾患。有较好的止晕效果。

（5）皮质下

【定位】在对耳屏内侧面，即对耳屏 4 区。

【适应症】痛症、神经衰弱、假性近视、失眠、智能发育不全、眩晕。

【运用】诊断和治疗神经系统疾患。具有止痛、抗炎、镇静、安神、抗休克的作用。调节大脑皮质功能，可作为内分泌、妇科、消化系统疾患治疗的配穴。本穴能够促进胃肠蠕动，消化不良、腹胀受术者宜配用。

（6）对屏尖

【定位】在对耳屏游离缘的尖端，即对耳屏 1、2、4 区交点处。

【适应症】咳嗽、哮喘、腮腺炎、神经性皮炎。

【运用】治疗腮腺炎、咳喘等疾患，有抗炎、抗过敏的作用，具有止痛、消肿、止痒的功效。

（7）缘中

【定位】在对耳屏游离缘上，对屏尖与轮屏切迹之中点处，即对耳屏 2、3、4 区交点处。

【适应症】遗尿、崩漏、急惊风、内耳性眩晕、尿崩症。

【运用】本穴是脑垂体的反射区，主治脑垂体相关疾患。同时，因脑垂体是通过控制内分泌系统调节人体机能状态，因此本穴可调节内分泌紊乱引起的各种疾病，并具有抗过敏、抗风湿、镇静安神、止痉的作用。

（8）脑干

【定位】在轮屏切迹处，即对耳屏 3、4 区之间。

【适应症】眩晕、后头痛、假性近视、面肌麻痹、面肌痉挛、咳喘。

【运用】脑干是人的生命中枢，支配呼吸、排泄、吞咽、肠胃等活动。脑桥又能对人的睡眠有调节和控制作用。而中脑是视觉与听觉的反射中枢。脑干中央的网状系统控制觉醒、注意、睡眠等不同层次的意识状态。因此，脑干穴对其所主的以上机能都具有调节作用。

（七）耳甲

1. 耳甲部分区

（1）耳甲分区标志点、线

见图 3-2-11 所示。

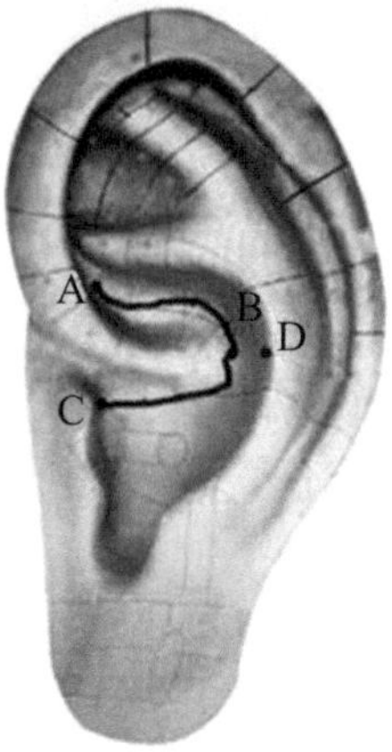

图 3-2-11　耳甲部分区示意图

点：

A 点：耳轮内缘（即耳轮与耳廓其他部分的分界线，是指耳轮与耳舟、对耳轮上、下脚、三角窝及耳甲等部的折线）耳轮脚切迹至对耳轮下脚之间距离的中、上 1/3 交界处；

B 点：耳轮脚消失处至 D 点连线的中、后 1/3 交界处；

C 点：外耳道口后缘上 1/4 与下 3/4 交界处；

D 点：耳甲内，由耳轮脚消失处向后作一水平线与对耳轮耳甲缘相交处。

线：

AB 线：从 A 点向 B 点作一条与对耳轮耳甲艇缘弧度大体相仿的曲线；

BC 线：从 B 点向 C 点作一条与耳轮脚下缘弧度大体相仿的曲线；

BD 线：即 B 点与 D 点的连线。

（2）耳甲分区

将 BC 线前段与耳轮脚下缘间分成 3 等份，前 1/3 为耳甲 1 区、中 1/3 为耳甲 2 区、后 1/3 为耳甲 3 区。ABC 线前方，耳轮脚消失处为耳甲 4 区。将 AB 线前段与耳轮脚上缘及部分耳轮内缘间分成 3 等份，后 1/3 为 5 区、中 1/3 为 6 区、前 1/3 为 7 区。见图 3-2-12。

将对耳轮下脚下缘前、中 1/3 交界处与 A 点连线，该线前方的耳甲艇部为耳甲 8 区。将 AB 线前段与对耳轮下脚下缘间耳甲 8 区以后的部分，分为前、后 2 等份，前 1/2 为耳甲 9 区，后 1/2 为耳甲 10 区。在 AB 线后段上方的耳甲艇部，将耳甲 10 区后缘与 BD 线之间分成上下 2 等份，上 1/2 为耳甲 11 区、

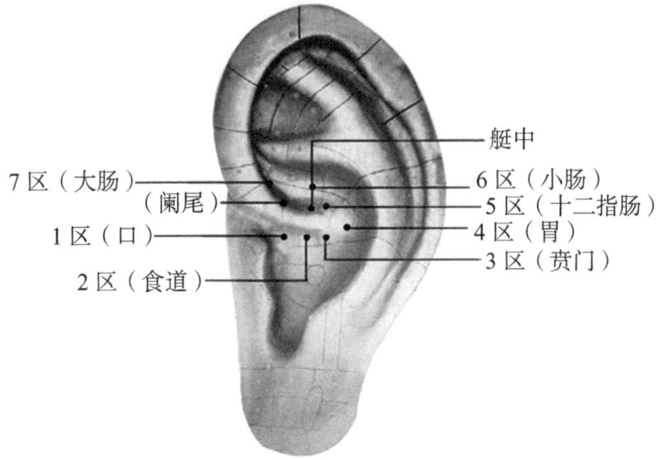

图 3-2-12　耳甲部分区和穴位示意图一

下 1/2 为耳甲 12 区。由轮屏切迹至 B 点作连线，该线后方、BD 线下方的耳甲腔部为耳甲 13 区。以耳甲腔中央为圆心，圆心与 BC 线间距离的 1/2 为半径作圆，该圆形区域为耳甲 15 区。过 15 区最高点及最低点分别向外耳门后壁作 2 条切线，切线间为耳甲 16 区。15、16 区周围为耳甲 14 区。将外耳门的最低点与对耳屏耳甲缘中点相连，再将该线以下的耳甲腔部分为上下 2 等份，上 1/2 为耳甲 17 区，下 1/2 为耳甲 18 区。见图 3-2-13。

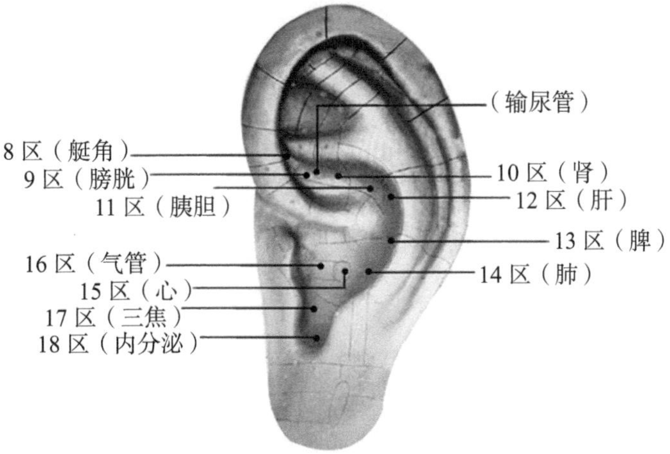

图 3-2-13　耳甲部分区和穴位示意图二

2. 耳甲穴位

（1）口

【定位】在耳轮脚下方前 1/3 处，即耳甲 1 区。

【适应症】口腔疾患、面瘫、胆囊炎、胆石症、戒断综合症。

【运用】主要作为治疗口腔、胆囊及面颊部口周疾患的主穴。本穴还具有镇静安神的功效。

（2）食道

【定位】在耳轮脚下方中 1/3 处，即耳甲 2 区。

【适应症】食管炎、食管痉挛、胸闷。

【运用】诊断和治疗咽喉食道疾患。

（3）贲门

【定位】在耳轮脚下方后 1/3 处，即耳甲 3 区。

【适应症】胃脘部疾患。

【运用】主要诊断和治疗胃脘部疾患，尤其是恶心呕吐、反酸、嗳气、呃逆等胃气上逆的症状用之效更佳。

（4）胃

【定位】在耳轮脚消失处，即耳甲 4 区。

【适应症】胃脘部疾患、牙痛、失眠、前额痛。

【运用】诊断和治疗胃脘部疾患。由于足阳明胃经循行通过牙齿及额颅，根据经络所过主治所及的理论，胃穴可以治疗牙痛、前额痛及其他神经系统疾患，如失眠。尤其对消化不良引起的失眠疗效最佳。

（5）十二指肠

【定位】在耳轮脚及部分耳轮与 AB 线之间的后 1/3 处，即耳甲 5 区。

【适应症】十二指肠溃疡、胃溃疡、腹痛、腹泻、消化不良、胆道疾患、幽门痉挛。

【运用】诊断和治疗胃、十二指肠、胆囊、幽门等部位的疾患。

（6）小肠

【定位】在耳轮脚及部分耳轮与 AB 线之间的中 1/3 处，即耳甲 6 区。

【适应症】吸收功能差、腹痛、腹泻、心脏疾患、口舌生疮、小便黄赤、乳少、咽喉肿痛。

【运用】主要诊断和治疗消化系统疾患。经络学说中，心与小肠相表里，故心之疾患可用小肠，且心经火热可移于小肠。小肠经循行过咽，其是动病中就有“嗌痛，颔肿不可以顾”的主症，因此该反射区还能够治疗咽喉肿痛。小肠经循行过肩胛部，因此可以治疗乳少。

（7）大肠

【定位】在耳轮脚及部分耳轮与 AB 线之间的前 1/3 处，即耳甲 7 区。

【适应症】腹泻、便秘、咳嗽、牙痛、痤疮。

【运用】主要诊断和治疗大肠相关疾患。同时由于大肠与肺相表里，可治疗肺系疾病。又因大肠经循行过牙齿与面颊，因此也可治疗牙痛和面颊部痤疮。

（8）阑尾

【定位】在小肠区与大肠区之间，即耳甲 6、7 区交界处。

【适应症】阑尾炎。

【运用】诊断和治疗阑尾炎的要穴。

（9）艇角

【定位】在对耳轮下脚下方前部，即耳甲 8 区。

【适应症】前列腺及尿道相关疾患。

【运用】主要诊断和治疗前列腺、尿道及性功能减退等相关疾患。

（10）膀胱

【定位】在对耳轮下脚下方中部，即耳甲 9 区。

【适应症】泌尿系统疾患、腰背疼痛、坐骨神经痛、后头痛。

【运用】主要诊断和治疗泌尿系统疾患。因膀胱经循行于脊柱两侧、后头部及双下肢后侧，因此又可治疗腰背疼痛、坐骨神经痛及后头痛。

（11）肾

【定位】在对耳轮下脚下方后部，即耳甲 10 区。

【适应症】泌尿系统疾患、生殖系统疾患、神经系统、运动系统等疾患、耳鸣耳聋、先天发育不足及慢性虚劳等。

【运用】肾穴主要有补肾益精填髓、大补阳气、利水消肿、强健腰膝、明目聪耳等功效，其主治与肾的生理功能密切相关。“肾主骨，生髓”，该反射区能够治疗骨骼相关疾病，如骨质疏松、关节退行性改变、骨折等。“脑为髓海”，该反射区能够治疗髓海不充之证，如头晕、头昏、头痛、失眠、智力低下、痴呆、小儿脑瘫等神经系统疾患。“齿为骨之余”，能够治疗肾虚牙痛、牙齿松动等。“肾主水，为水脏”，则能治疗泌尿系统疾患及水肿、带下。“肾藏精，主生殖”，则能治疗生殖系统疾患、退行性病变、早衰、肾精不充之耳鸣耳聋、腰膝酸软、精神萎靡、乏力等。“肾其华在发”，可治疗少年白发、脱发等。可随辨证与其他穴位相配使用。

（12）输尿管

【定位】在肾区与膀胱区之间，即耳甲 9、10 区交界处。

【适应症】输尿管结石、尿路感染。

【运用】诊断和治疗尿路疾患。

（13）胰胆

【定位】在耳甲艇的后上部，即耳甲 11 区。

【适应症】胰腺炎、消化不良、胆囊相关疾患、消化不良、偏头痛、耳鸣、耳聋、中耳炎、带状疱疹、胁肋胀痛。

【运用】同一区域，左耳为胰腺，右耳为胆囊。足少阳胆经循行过耳部、头侧、胁肋，因此，胆囊反射区可治疗其循行部位相关疾患。

（14）肝

【定位】在耳甲艇的后下部，即耳甲 12 区。

【适应症】消化系统疾患、胁肋胀痛、咽干口苦、眼部疾患、妇科疾患、筋脉挛急、情志抑郁、高血压、眩晕、贫血。

【运用】肝反射区可治疗肝胆疾患。此外，“肝藏血”，可治疗血液病，如贫血。“肝主疏泄”，可治疗胃气上逆引起的呃逆、呕吐等，情志疏泄不及引起的抑郁、多愁善感、善太息、胸胁胀痛或胀闷不适，情志疏泄太过引起的心烦易怒、血压升高、头晕头痛、失眠多梦。机体气机不畅，脾胃升降失司引起的消化不良、腹胀、反酸等，气机不畅导致气血瘀滞而引起的少腹、乳房、胸胁胀满不适或胀痛、月经不调、痛经、经闭，还有气机不畅致水湿代谢受阻引起的水肿等。“肝开窍于目”，还可治疗眼病。“肝主筋”“诸风掉眩皆属于肝”，肝反射区能治疗肌肉痉挛抽搐、筋脉拘急、肢体麻木、屈伸不利及眩晕等。肝经循行于巅顶，肝穴可治疗巅顶头痛。而肝经循行“环阴器、抵小腹”，又可治疗妇科、泌尿生殖系统疾患。女子以肝为先天，所以妇科病症肝反射区为主要选穴，亦可随辨证配穴。

（15）艇中

【定位】在小肠区与肾区之间，即耳甲 6、10 区交界处。

【适应症】腹痛、腹胀、腹水、胆道蛔虫、酒精中毒。

【运用】治疗腹痛、腹胀、腹水、胆道蛔虫、酒精中毒。

（16）脾

【定位】在 BD 线下方，耳甲腔的后上部，即耳甲 13 区。

【适应症】消化系统疾患、妇科疾患、出血性疾病、眩晕。

【运用】“脾主运化”，脾反射区可治疗消化系统疾患，如消化不良、腹胀、便溏及营养不良性疾病，如消瘦、乏力，治疗水湿运化不利所致水肿、肥胖、湿疹，所谓“诸湿肿满皆属于脾”。“脾主统血”“脾为后天之本”，又主运化而能生血，可以治疗气血不足所致头晕眼花、乏力、心悸、月经量少、面色少华等，又可治疗脾不统血所致便血、尿血，妇科疾患如崩漏以及血液病如紫癜。“脾主升清”，则可治疗中气下陷所致的内脏下垂、脱肛、神疲乏力、眩晕、泄泻。“脾主四肢肌肉”，则可治疗肌肉酸痛、萎缩、无力。“脾开窍于口”，则可治疗口腔溃疡、唇炎等症。可随辨证配穴。

（17）肺

【定位】在心、气管区周围处，即耳甲 14 区。

【适应症】咳嗽、咳喘、胸闷、便秘、鼻炎、皮肤病、感冒、肥胖。

【运用】诊断和治疗肺系相关疾病。“肺主气司呼吸”，治疗各类呼吸异常、喘咳气逆等。“肺主行水”，可治疗咳逆上气、小便不利、水肿等症。“肺朝百脉，主治节”，则可治疗血脉不畅引起的心悸、胸闷、咳嗽、气喘。“肺为华盖”，外感病首犯肺，则可取肺穴治之。“肺在体合皮，其华在毛”，因此主治皮肤、毛发疾患。“在窍为鼻”，可治疗鼻腔疾患，如鼻炎、嗅觉失灵等。肺与大肠在经络上互为表里，则可治疗便秘等大肠病症。

（18）心

【定位】在耳甲腔正中凹陷处，即耳甲 15 区。

【适应症】心血管疾患、血液病、口舌生疮、失眠、健忘、癔病。

【运用】“心主血脉”，主管心脏的搏动及血液的运行及生成，因而心反射区能治疗心血管疾患和血液病。“心藏神”，心反射区可治疗神志异常，如失眠、健忘、癔病。“心在窍为舌”，心火旺盛常表现于舌，因而心反射区能治疗口舌生疮。“心在液为汗”，心反射区可治疗汗液排泄异常，如多汗、无汗。

（19）气管

【定位】在心区与外耳门之间，即耳甲 16 区。

【适应症】咳嗽、哮喘。

【运用】诊断和治疗呼吸系统疾患及咽喉部疾患。能止咳化痰平喘，利咽。

（20）三焦

【定位】在外耳门后下，肺与内分泌区之间，即耳甲 17 区。

【适应症】腹胀、腹痛、水肿、便秘、肥胖、手臂外侧疼痛、耳鸣耳聋。

【运用】主要治疗腹部三焦区域疾患。三焦运行水谷，参与水液代谢，因此腹胀、腹痛、消化不良、水肿、便秘、肥胖等皆由三焦气化不利所致。而手少阳三焦经循行于手臂外侧，则可治疗循行区域的疼痛。三焦经循行过耳，则可治疗耳鸣、耳聋等耳部疾患。此反射区近耳道口有迷走神经、舌咽神经、面神经混合支通过，故又称为这三支神经的混合支刺激点，可以治疗面瘫、面肌痉挛、牙痛、舌痛、口腔疾患及语言不利，又是美容和减肥的要穴。

（21）内分泌

【定位】在屏间切迹内，耳甲腔的底部，即耳甲 18 区。

【适应症】内分泌系统疾患、单纯性肥胖、妇科疾患。

【运用】能够抗风湿、抗过敏，主要调节内分泌、妇科疾患、过敏性疾患及风湿免疫性疾病。

（八）耳垂

1. 耳垂部分区

在耳垂上线至耳垂下缘最低点之间划两条等距离平行线，于上平行线上引两条垂直等分线，将耳垂分为 9 个区。上部由前到后依次为耳垂 1 区、2 区、3 区；中部由前到后依次为耳垂 4 区、5 区、6 区；下部由前到后依次为耳垂 7 区、8 区、9 区。见图 3–2–14。

耳垂上线：亦作为对耳屏耳垂缘和耳屏耳垂缘，即耳垂与耳廓其他部分的分界线，指过屏间切迹与轮垂切迹所作的直线。

耳垂前缘：即耳垂与面颊的分界线，指沿耳垂前沟所作的直线。

2. 耳垂穴位

（1）牙

【定位】在耳垂正面前上部，即耳垂 1 区。

【适应症】牙痛、低血压。

【运用】治疗牙痛和低血压的要穴。

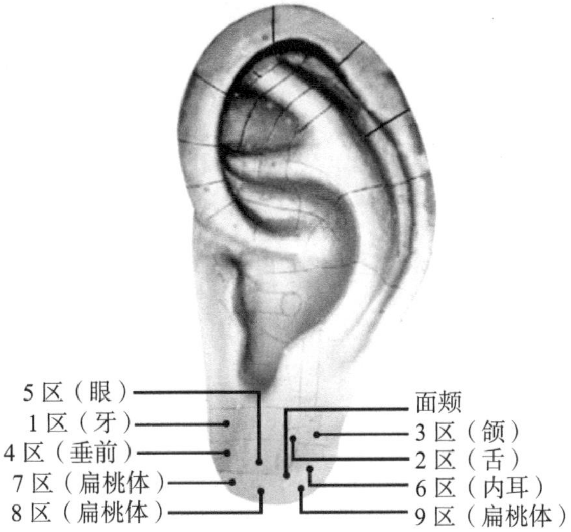

图 3-2-14　耳垂部分区和穴位示意图

（2）舌

【定位】在耳垂正面中上部，即耳垂 2 区。

【适应症】口舌生疮。

【运用】治疗口舌生疮。

（3）颌

【定位】在耳垂正面后上部，即耳垂 3 区。

【适应症】牙痛、颞颌关节紊乱。

【运用】治疗牙痛及颞颌关节紊乱。

（4）垂前

【定位】在耳垂正面前中部，即耳垂 4 区。

【适应症】神经衰弱、失眠多梦、牙痛。

【运用】诊断和治疗睡眠障碍及牙痛。

（5）眼

【定位】在耳垂正面中央部，即耳垂 5 区。

【适应症】眼部疾患。

【运用】治疗眼部疾患要穴。

（6）内耳

【定位】在耳垂正面后中部，即耳垂 6 区。

【适应症】耳鸣、耳聋、内耳性眩晕、中耳炎。

【运用】治疗内耳性疾患。可用于诊断和治疗美尼尔氏综合症。

（7）面颊

【定位】在耳垂正面眼区与内耳区之间，即耳垂5、6区交界处。

【适应症】痤疮、色斑、面瘫、面痛、面肌痉挛、腮腺炎、面部扁平疣。

【运用】治疗面部疾患要穴。常用于美容。

（8）扁桃体

【定位】在耳垂正面下部，即耳垂7、8、9区。

【适应症】扁桃体炎、咽炎、发热。

【运用】诊断和治疗扁桃体炎、咽炎、发热。

（九）耳背

1. 耳背部分区

分别过对耳轮上、下脚分叉处耳背对应点和轮屏切迹耳背对应点作两条水平线，将耳背分为上、中、下3部分，上部为耳背1区，下部为耳背5区；再将中部分为内、中、外3等份，内1/3为耳背2区，中1/3为耳背3区，外1/3为耳背4区。见图3–2–15。

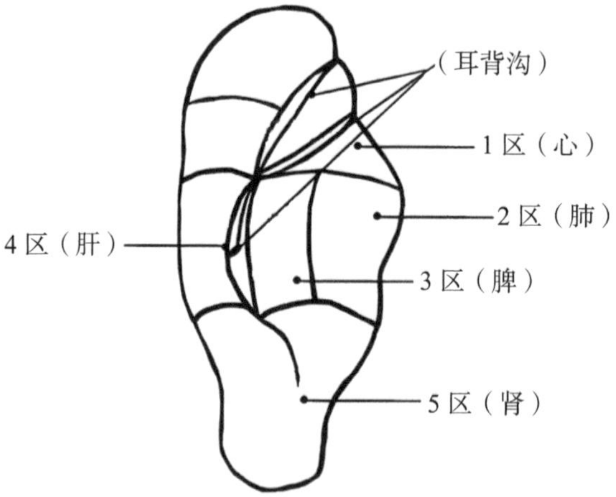

图3–2–15　耳背部分区和穴位示意图

2. 耳背穴位

（1）耳背心

【定位】在耳背上部，即耳背1区。

【适应症】心悸、失眠、多梦。

【运用】诊断和治疗心悸、失眠、多梦。

（2）耳背肺

【定位】在耳背中内部，即耳背 2 区。

【适应症】咳嗽、哮喘、感冒、皮肤瘙痒症。

【运用】诊断和治疗咳嗽、哮喘、感冒、皮肤瘙痒症。

（3）耳背脾

【定位】在耳背中央部，即耳背 3 区。

【适应症】消化不良、腹胀、食欲不振。

【运用】诊断和治疗消化不良、腹胀、食欲不振。

（4）耳背肝

【定位】在耳背中外部，即耳背 4 区。

【适应症】胁肋疼痛、消化不良、肝胆疾患。

【运用】诊断和治疗胁肋疼痛、消化不良、肝胆疾患。

（5）耳背肾

【定位】在耳背下部，即耳背 5 区。

【适应症】头痛、头晕、神经衰弱。

【运用】诊断和治疗头痛、头晕、神经衰弱。

（6）耳背沟

【定位】在对耳轮沟和对耳轮上下脚沟处。

【适应症】高血压。

【运用】诊断和治疗高血压。

（十）耳根

1. 耳根穴位（见图 3–2–16）

（1）上耳根

【定位】在耳廓与头部相连的最上处。

【适应症】鼻衄、哮喘、心悸、神经系统疾病。

【运用】多用压豆法，诊断治疗鼻衄、哮喘、心悸。

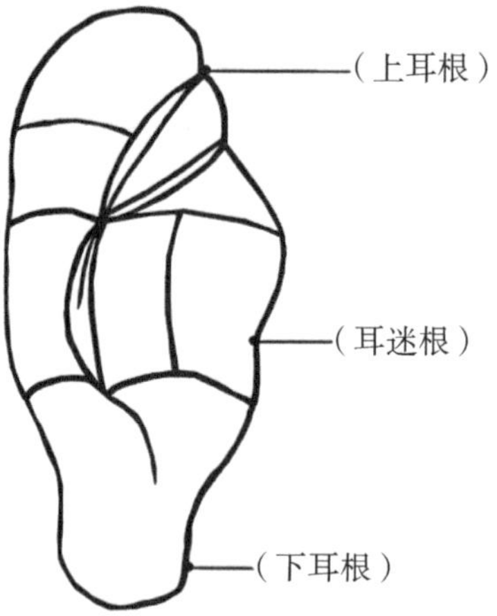

图 3–2–16　耳根部穴位示意图

（2）耳迷根

【定位】在耳轮脚沟的耳根处。

【适应症】胆囊疾患、胃溃疡、十二指肠溃疡、鼻塞、心动过速。

【运用】诊断和治疗胆囊疾患、胃溃疡、心动过速。

（3）下耳根

【定位】在耳廓与头部相连的最下处。

【适应症】低血压、下肢瘫痪、治疗小儿麻痹后遗症。

【运用】多用压豆。

【思考题】

1. 耳轮部常用耳穴有哪些？
2. 耳舟部常用耳穴有哪些？
3. 耳垂部常用耳穴有哪些？

第三节　手部反射区基本知识

娇美的容颜，得体的服饰，精致的妆容，优雅的举止，气质不凡的谈吐，缜密的逻辑思维，都能令人信心倍增、散发光芒。但是这些都可以通过后天的学习培训不断完善。在社交场合中，在举手投足之间，手与人、手与物都有着频繁的接触，人们有意无意地都会注意到你的手，会给你的手打分，甚至以手来看你的为人及修养，推断你的际遇及境况。脸上的表情、说出的语言，都可以经过润色和伪装，但是手却比身体的其他部位更能显示出年龄的痕迹，手也是五脏六腑的缩影。

一、手上的奥秘

（一）握手看性格

手是造物之宝，同时它也常常蕴含着一定的性格信息。如握手时，一双饱满、修长、圆润、柔软、光滑的手，会给别人留下美好的印象，正如我们平时所说的“心慈手软”。我们会通过握手感觉到对方的温柔、慈善、宽和。而一双干瘪、瘦小、枯萎、粗糙的手，往往使对方感受不良，正如我们平时所说的“心狠手辣”。我们会觉得对方比较难相处，通过握手感受到对方的固执、强硬，甚至凶狠和毒辣。纤细之手多柔顺，尖长之手总缠绵，短粗之手表直率，糙大之手表勤劳。

我们在握手之前，在对方伸出手的瞬间，就可以根据对方伸出手的拇指和食指的夹角来判断对方的性格。

如果对方两指之间的夹角小于30度（如图3-3-1所示），往往提示对方的体质比较差，健康状况不佳；性格也比较内向、谨慎、小心和犹豫不决，不喜欢改变自己和周围环境。对于这样的人，我们可以引导建议他自己多做决定，少一些忧思顾虑，因为中医讲“思伤脾”，思虑过度会使脾胃受损，而脾胃又为后天之本，后天之本不固，身体无法康泰。

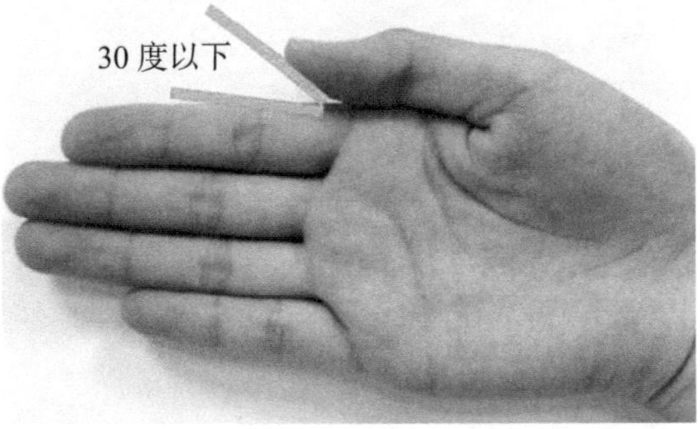

图3-3-1　拇指和食指夹角30度以下

如果对方两指之间的夹角在45度左右（如图3-3-2所示），往往提示对方健康状况比较良好，这类人性格比较灵活、为人慷慨、不喜欢拘束，独立能力强，富有同情心。属于平和质。

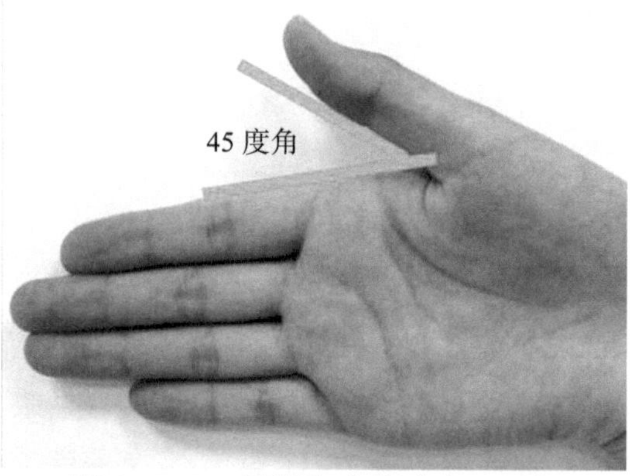

图 3–3–2　拇指和食指夹角 45 度

如果对方两指之间的夹角大约在 90 度（如图 3–3–3 所示），往往提示对方身体比较强健，精力充沛，但是肝火旺盛，易怒。性格方面，独立性极强，自我主义，不易受环境束缚，往往大意、粗心、莽撞。可以建议对方凡事三思而后行，不要急于行动和做决定。

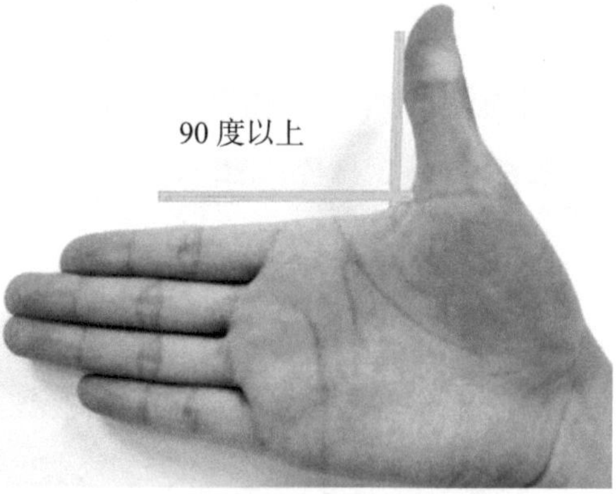

图 3–3–3　拇指和食指夹角 90 度

（二）手温测气血阴阳

《黄帝内经》认为："掌中热者，腹中热；掌中寒者，腹中寒。"《灵枢》中说："夫四末阴阳之会者，此气之大络也"，意思是说手足是阴阳经脉气血会合联络的部位。人体生命力的旺盛衰弱，密切联系着双手的功能。手掌是手阴经和手阳经的交汇处，即气血相通，又经络相连，手的寒热温凉可以反映身体的阴阳是否平衡。如果双手温暖润泽，说明身体健康，性格随和。

1. 手冷阳气虚

有些人手脚冰凉，天冷的时候更加明显，是因为阳气亏虚，无力推动气血运行到四肢末端所致。而阴阳是互生互助的，阳损及阴，阴损及阳，阳虚久病必伤阴血，阴血亏虚也会导致阳气的进一步亏损。所以，手脚冰凉的人，男女均可见到，而以女性居多，因为女性经血必耗阴血。此类人群往往伴有倦怠乏力、腰膝酸软、肠胃不适等表现，这常是阳气虚弱的表现。这类人平时可多吃一些性质偏温热、具有温补阳气作用的食物，如羊肉、猪肚、红枣、桂圆、生姜等。此外，还要加强锻炼，注意保暖。

2. 手热阳盛或阴虚

有些人双手摸起来似近炭火一般，不再是感觉温暖，而是灼热感，自己也会时常感到五心烦热，口中冒火，口干口臭，面部痤疮，大便臭秽。此类人群往往是长期暴饮暴食，肆食辛辣刺激的食物，嗜烟酒肥甘厚味，导致胃火炽盛引起的实火内灼，是实热实火导致的阳盛。这种情况应该告知受术者，病从口入，宜清淡饮食为主，长此以往容易形成高血压、高脂血症、糖尿病等慢性病，“鱼生痰、肉生火”，“萝卜白菜保平安”。

另一种人群，虽然握手之初，感觉手温比较高，再握时反而不是很热，此热乃虚火，非实火所致。此类人群往往伴有两颧泛红、口干舌燥、喜饮水、心烦、失眠多梦等阴虚火旺的表现。这类人要少吃温燥的食品和调味品，如榴莲、花椒、肉桂、牛羊肉等，注意规律作息，平时可以顺应季节变化食用一些养阴生津的当令水果，比如荸荠、梨、西瓜等。

3. 手干阴液亏虚

有些人的双手比较干燥，犹如枯萎的树叶般，缺乏光泽，尤其是秋冬季节会加重，还会伴有脱皮、皲裂。这是气血不畅、体内阴血津液不足的表现。中医讲“血虚不荣”，试想一盆缺水的植物怎么可能长得欣欣向荣？要想改善这种状况，应该从内调理，涂抹护手霜，虽可缓解一时之急，却不能解决体内阴液亏虚的问题。平时应该注意滋阴养血，减少熬夜，避免劳累，适当食用一些桂圆、红枣、当归、百合、黄精等。

4. 手黏阴虚火旺

有些人手心容易出汗，总是黏糊糊的，此类人群容易出现内分泌疾病，伴有烦热、咽干、口燥等症状。这是典型的阴虚火旺表现，是阴液亏虚到一定程度，阴虚化火、阴虚火旺所致，调理上应以“补阴”为主，特别是要滋肾阴、养心阴。平时应该减少出汗，泡脚、汗蒸、桑拿所致的被动汗出都应该避免，日常饮食中少吃羊肉、洋葱、葱、姜、蒜等热性食物，补充一些山药、红豆、红薯、枸杞、黑豆、黑木耳等。

对于手掌的寒热温凉辨识气血阴阳，歌诀总结如下：“手掌长握热到烫，多是实热炎症伤；握久反而不觉热，多是体内有虚火。手掌握着像冰块，寒气游窜体内外。若是只有手指寒，心脏血管慢循环。”

（三）手感辨体质状况

手感厚实而且富有弹性，是最佳的身体状况，往往提示身体健康，体质壮实，性格也比较慈善温和。如果手感比较僵硬，缺乏弹性，则提示消化功能比较差，中医认为“脾主四肢”，脾胃的吸收运化功能直接影响四肢末端的肌肉是否充盈饱满，俗话说“手掌如铁奔波不竭”，此类人大多性格也比较固执，遇事不懂得变通。如果手感比较柔软，就像摸到一团棉花似的轻柔，则往往提示体质纤弱，精力有限，经常会出现倦怠乏力，过劳则气虚乏力的现象，这类人多是脑力劳动者，往往喜欢坐享其成，身体素质比较差，所以有“掌软如棉闲且有钱”之说。

二、观手指探五脏

（一）拇指主呼吸

拇指为手太阴肺经所过之处，十二经脉之首即为手太阴肺经，为什么手太阴肺经是十二经脉的起源？《素问·灵兰秘典论》说“肺者，相傅之官，治节出焉”。“肺主治节”就是说肺主呼吸，随着肺脏一呼一吸的呼吸运动，治理和调节全身的气机的升降出入运动。《素问·平人气象论》说“心藏血脉之气”，所以中医有“心主血脉”“诸血皆归入心”的认识，因为“气为血之帅”，所以肺脏的气机运动有助于心脏推动和调节血液的运行。肺主皮毛，肺的宣发和肃降功能，治理和调节津液的输布、运行和排泄。肺脏如果出现问题，在拇指上会有所反应，如果拇指指端肥大，则说明呼吸系统的功能比较差，此类人群容易患感冒、鼻塞、鼻炎、支气管炎、哮喘等呼吸系统疾病，出现免疫力低下、气短乏力、气少不足息等症状。《素问·病能论》说“肺为藏之盖也”，故肺有“华盖”之称。肺脏就相当于是五脏六腑抵御外邪的第一道屏障。

（二）食指主消化

食指为手阳明大肠经的循行部位，《素问·灵兰秘典论篇》：“大肠者，传道之官，变化出焉。”所以大肠具有传导糟粕、下降浊气、升华精气的作用。彭用光在《体仁汇编·大肠药性》中谓：“传不洁之道，变化物之形。”如果食指出现变形或者有青筋暴露，则说明为消化系统的传达运输功能障碍，多有便秘、腹胀，或者便溏、泄泻等症状。由于肺和大肠相表里，如果肺气不足，必然会影响大肠的传导运输功能，所以拇指下方的大鱼际，也可以反映消化系统的功能。小儿推拿里面就将大鱼际这个部位的中间定位为板门穴，板门穴具有健运脾胃、消除食积、促进消化的作用。因为小儿脏腑清灵，易趋康复，所以揉板门能迅速缓解患儿消化不良引起的食积、腹胀、便秘等症状。

（三）中指主心脑

中指为手厥阴心包经的循行部位，《素问·灵兰秘典论》：“心者，君主之官。神明出焉。”《灵枢·邪客》：“心者，五脏六腑之大主也，精神之所舍也。”《素问·痿论》：“心主身之血脉”。心包为心脏的包膜，古人认为外邪侵袭心脏，首先伤及心包，所以心包又有“心主”之称。心主血脉，心主神志。所以中指可以反应全身血液循环系统和神经系统两个方面的情况，可以概括为心脑血管状况。如果中指出现瘦弱、苍白、僵硬不灵活、膨大粗糙、弯曲，指间缝隙比较大等情况，则说明存在心脑血管功能紊乱的情况，或者脑组织缺氧、用脑劳心过度，心脑血管动脉硬化，心气不足，神志不安，此时应该预防冠心病、高血压等心脑血管疾病。

（四）无名指主内分泌

无名指为手少阳三焦经的循行部位，《素问·灵兰秘典论》：“三焦者，决渎之官，水道出焉。”日本人将无名指称为“药指”。手少阳三焦经主全身水液代谢，所以无名指和内分泌系统关系密切。因上中下三焦包含了人体的五脏六腑，所以无名指偏长粗壮的人，大多精力旺盛，身体康健，思维敏捷。而无名指变形、弯曲、有青筋暴露，则说明内分泌功能紊乱，有易出汗、精神疲惫、情绪抑郁、月经不调等症状，即便身体查不出明确的疾病，也经常处于亚健康状态。有报道显示，无名指比食指长的人具有更强的赚钱能力，但如果无名指过长，超过中指上指节一半以上，则会出现因生活不规律、熬夜、饮酒、纵欲过度、劳累等影响健康的状况。如果无名指短于中指指端的一半以下，则会出现气虚、气不够用的现象。如果无名指的下指节粗大，则会出现性功能异常，以性功能亢进居多，经常会有阴虚火旺的表现。

（五）小指主生殖

小指为手太阳小肠经和手少阴心经的循行部位，小肠的主要生理功能是受盛、化物和泌别清浊。所以小指也可以反映消化系统的功能，因手厥阴心包经是心经的保护屏障，代心经受邪，所以心经的早期症状在中指即会有所体现。而手少阴心经和足少阴肾经互为表里经，手太阳小肠经和足太阳膀胱经互为表里经，所以小指可以反映心和小肠、肾和膀胱的病变，肾主生长发育和生殖，主骨（主髓）藏精。因食指主消化，中指主心脏的血液循环，所以我们更多的通过小指来判断肾脏生殖功能的强弱。如果小指变形向外弯曲，则说明先天性肾虚，易发生和肾虚相关的疾病，比如阳痿、早泄、卵巢早衰、不孕不育等，如果小指变形向内弯曲，则说明先天性脾虚，消化吸收功能比较差，这类人也许胃口很好，但是吸收功能却不好，因为小肠主泌别清浊，这类人的小肠往往清浊不分。如果小指有青筋穿过，则说明容易得生殖泌尿系统的炎症。

三、观指甲知气血

指甲就像一面反映人体健康状况的显示屏和窗口。指甲生长速度为成人平均每天生长 0.1 毫米，六个月的时间全部更换一次。但是指甲的生长速度也因人而异，俗话说“人闲长头发，心闲长指甲”，它与人的健康状态相关。有研究发现，指甲生长速度改变与人体的某些病理变化有密切关系。比如当患甲状腺功能亢进、先天性心脏病、帕金森综合症、妊娠期疾病时，指甲一般生长会加快，而在患甲状腺功能低下、肾功能不全、糖尿病、营养失调等疾病时，指甲的生长则会变慢。通过观察指甲可以发现肠胃的运化功能、睡眠质量、营养状态如何，以及体内是否有毒素堆积等问题。

手指甲根部有 12 个穴位，称为井穴，是经脉阴阳的交汇之处。《灵枢・九针十二原篇》："所出为井"。也就是说井穴在经脉流注方面好像水流开始的泉源一样。所以井穴是气血生化开始之处。经脉的气血能够灌注五脏六腑，气血是维持人体生理的重要物质，指甲也依赖气血的滋养以维持其正常的形态和光泽。如果出现气虚、血虚、气滞、血瘀、气陷、气逆、血热等情况的时候，在指甲上会出现最早的反映，因为指甲角的根部是气血的源头。

正常的指甲构造包括：甲板、甲床、甲壁、甲上皮、半月痕。如图 3-3-4 所示：

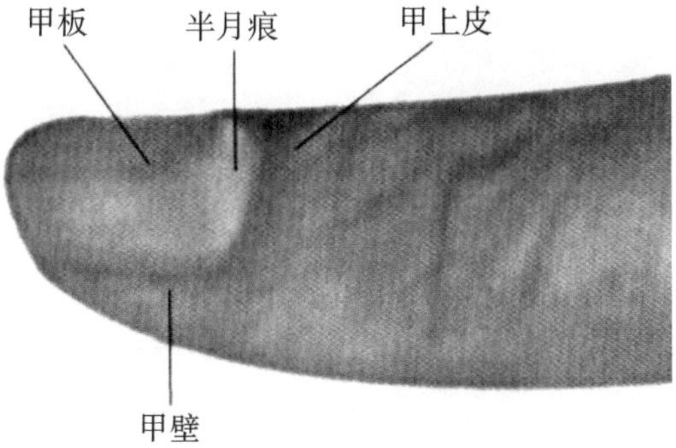

图 3-3-4　正常人指甲构造

（一）指甲的纵横纹

正常的指甲没有明显的纵横纹。甲体平坦光滑，没有突起和凹陷。

如果指甲出现纵纹，则往往提示：一是神经衰弱、睡眠障碍、多梦易醒、醒后难以复睡等（如图 3-3-5 所示）。二是劳累过度，或有慢性消耗性疾病。三是免疫力低下，容易过敏。四是如果纵纹非常明显，纹路比较深，则说明身体出现了急病和大病（如图 3-3-6 所示）。五是如果出现黑色纵纹，则说明体内有化学毒素残留，为身体肝肾机能衰弱、毒素积累的征兆，因接触环境污染、食物含农药重金属过多所致（如图 3-3-7 所示）。

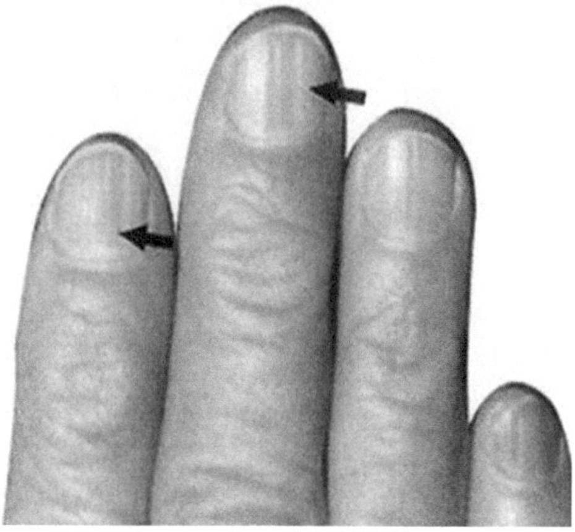

图 3-3-5　指甲纵纹一

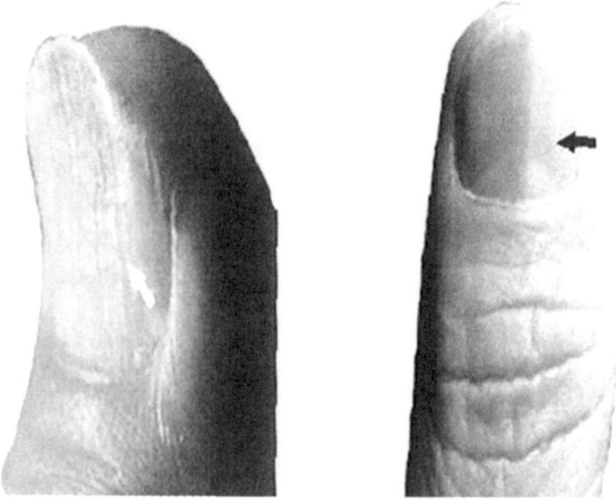

图 3-3-6　指甲纵纹二

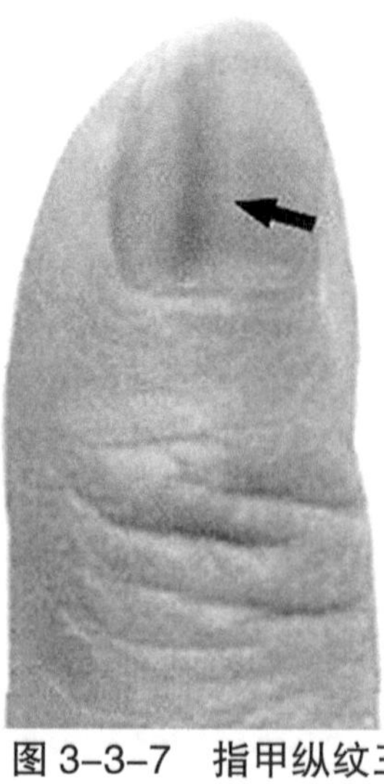

图 3-3-7　指甲纵纹三

如果指甲出现横纹，往往提示消化系统的问题：一是细小的横纹（如图3-3-8所示），提示稍有饮食不慎，就会出现腹泻、腹胀、消化不良的症状。横纹多且细，说明存在慢性消化系统疾病。二是粗深的横纹（如图3-3-9所示），表示曾经得过一次急性的胃肠炎，病情比较严重，损伤到脏腑，必须就医不可。指甲生长周期为六个月，我们可以根据横纹位置判断发病时间。三是凸起的横纹（如图3-3-10所示），反映心脏有问题。

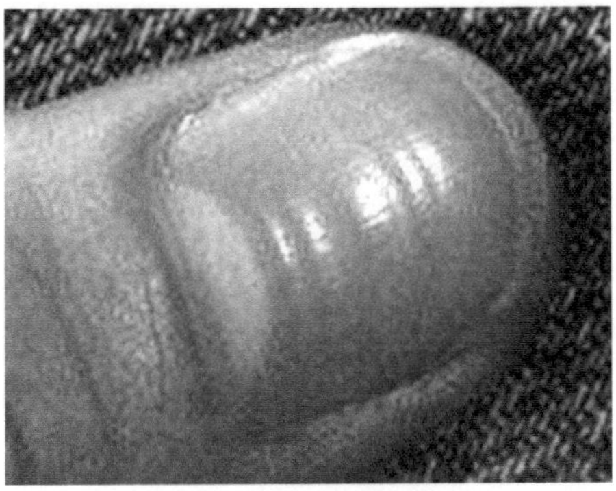

图 3-3-8　指甲横纹一

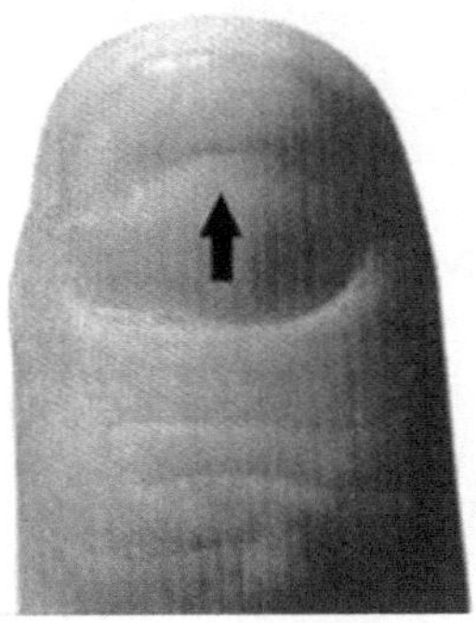

图 3-3-9　指甲横纹二

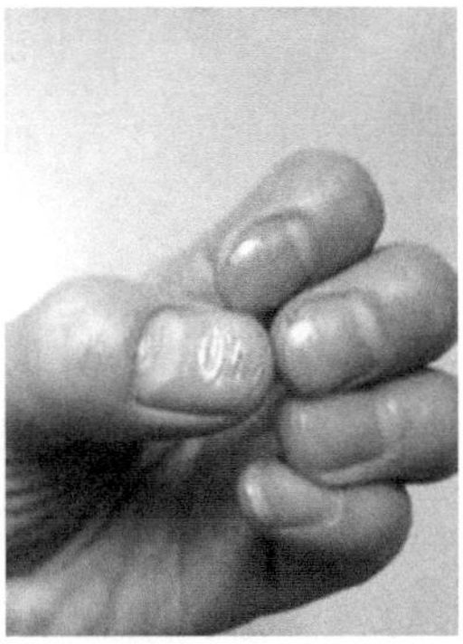

图 3-3-10　指甲横纹三

（二）指甲的色泽

正常指甲的颜色是均匀的淡粉色，鲜明光滑润泽，坚韧，厚薄软硬适中，甲半月即半月板颜色稍淡，呈乳白色。如果指甲的颜色发生变化，出现白点、白斑、横纹、纵纹、断裂，提示身体存在健康问题。

指甲颜色苍白，缺少血色，提示贫血、血寒、气血亏损、低血压。指甲颜色鲜红，多是体内有热，或者阴虚火旺所致。指甲颜色青紫，提示手指末端供血供氧不足、动脉硬化、高血脂。指甲颜色发青，提示体内寒气比较重、有瘀血，青到发黑则说明病情危重。指甲颜色发蓝，是恶性病变指甲。指甲颜色发黄，多提示肝胆系统的疾病，或者嗜烟成性之人。指甲变灰，多是缺氧所致，或者抽烟，也有可能患了甲癣，如灰指甲等。

指甲上出现白斑，提示体内缺钙，或者有寄生虫，习惯性长期便秘的人也会出现指甲白斑。如果是中指上出现了白斑，则提示脊柱缺钙，容易出现腰腿部位的疾患，容易发生骨折，且不易修复，慎防骨质疏松、强直性脊柱炎等疾病。如果指甲上的白点数量较多，则是神经衰弱的表现。如果指甲上出现黑色斑点，轻者是过度疲劳，重者易得脑血管疾病。

如果指甲色泽变亮，像涂抹了指甲油一样，非常光亮，指甲厚度也变薄，则提示甲亢、糖尿病等内分泌性疾病，或者急性传染性疾病。如果指甲的某一部分变亮，呈块状或者条状，多提示胸膜炎或者腹膜炎引起的积液所致。

如果十个手指光泽不均匀，或者同一个手指指甲的光泽不均，提示体内存在慢性炎症或者损害。如果每个指甲都是根部毛糙无光，而前端有光泽，可能存在慢性气管炎或胆囊炎。

如果整个指甲没有一丝光泽，像毛玻璃一样，说明身体存在慢性的或者严重的消耗性疾病，比如肺结核、肺脓疡、肝脓疡或者是长期出血的受术者。

（三）守护半月痕

指甲根部乳白类似月牙形状的部分称之为“半月痕”，被誉为人体健康的“晴雨表”，也叫“健康圈”，还有人称之为“小太阳”，是人体气血是否充沛的标志，提示人体的营养状况。一般半月痕是指甲的1/5，边缘清晰。拇指、食指、中指、无名指宽窄依次递减，小指多无。

十个手指有八个手指有半月痕，表示气血充足。如果小手指也有半月痕，则表示身体健康、阴阳平衡。中医认为：精足人壮，精弱人病，精少人老，精尽人死。半月痕就能反映人体精髓元气是否充足。如果人体双手半月痕的数量减少，在八个以下，甚至没有，则说明人体气血亏虚，精髓元气不足。中医学说：“精不足补之以味。”我们可以通过食疗改善身体的营养状态。以补充优质蛋白质为好，如奶类、蛋类、豆类、鱼类、黑色性食物、种籽胚芽性食物等。

如果半月痕很小，或者根本就没有半月痕，说明体内阳气不足，阴寒较盛。此类人群脏腑功能低下，能量不足，容易手脚冰凉、气短乏力、易疲劳、易衰老，容易形成痰核、结节、肌瘤，甚至肿瘤。此类人群因阳气亏虚，平时应注意顾护阳气，可以多晒太阳、做艾灸，因为太阳为天之阳，艾灸为地之阳。《扁鹊心书》中提到：“保命之法，灼艾第一，丹药第二，附子第三。”充分说明艾灸对于补充阳气的重要作用。同时也应该减少汗出，因为“血汗同源”，阴阳互生互助互根互用，所以伤阴必定导致损阳。

如果半月痕过多过大，半月痕面积超过了整个甲体的1/5，甚至小指也有明显的半月痕，则提示体内阳气过盛，脏腑功能过于亢进，可见烦躁易怒、上火、口干喜饮水、食量大、易烦热、手足心热，甚至出现高血压、糖尿病、脑血管疾病等。此类人群应注意避免辛辣刺激饮食，少吃牛羊肉、鱼虾海鲜等，因为“鱼生痰，肉生火”，饮食过多，饮食积滞，容易形成食火，应该减少食量，适当运动。

如果半月痕边缘模糊不清，不甚明显，颜色和甲体的颜色比较接近，没有明显的分界线，属于寒热交错或阴阳失调的体质。此类人群往往不喜凉饮，大便黏腻不爽，甚至便溏，腰膝酸软，双下肢怕冷，双足怕凉，但是易上火，易出现口腔溃疡，面红目赤。这是因为“上热下寒”的缘故，虚火上炎于上，寒湿注于下的缘故，因为火性本就上炎，所以可以艾灸涌泉穴，引火下行。饮食避寒凉，穿衣宜保暖，不可使外寒内侵。

如果半月痕突然晦暗、缩细、消失，往往会患有消耗性的疾病、肿瘤、出血等。如果纵欲过度，生活习惯不良，嗜烟酗酒，半月痕也会消失，也很难长出来。此时都提示身体机能已经比较差了，应该多加注意保养。但是小孩子没有发育之前，是没有半月痕的。

如果半月痕面积大于指甲的 1/5 时，则多为心肌肥大，易患心脑血管、高血压、中风等疾病。此类人群应控制好血脂，清淡低盐低脂饮食，慎防病从口入。

半月痕的大小可以反映出身体的气血阴阳是否充足，半月痕的颜色也可以提示身体状态。如果半月痕的颜色是奶白色，则表示这类人体质比较好，气血相对充足。如果半月痕的颜色是灰白色，则表示这类人的消化吸收功能比较差，气血亏虚，体质比较差，经常会神疲乏力。如果半月痕的颜色是粉红色，则提示体内存在糖尿病、甲亢等消耗性疾病，脏腑功能比较低下。如果半月痕的颜色是紫色晦暗的状态，则提示气滞血瘀的比较严重，血液循环不良，容易引起心脑血管疾病，机体供血供氧不足，易头晕、头痛、脑动脉硬化。如果半月痕的颜色是黑色，多见于严重的心脏病、肿瘤或长期服药引起药物和重金属中毒。

有时候并不是所有的手指半月痕都存在问题，半月痕的异常可以出现在任何一个手指上。一是拇指半月痕和呼吸系统密切相关，如果拇指的半月痕存在颜色和大小的异常，则说明这类人群容易反复感冒、易疲劳、易患呼吸系统的疾病，比如慢性鼻炎、过敏性鼻炎、支气管炎、过敏性哮喘等。二是食指半月痕表示胃肠的消化吸收代谢功能，当食指的半月痕出现异常的时候，多表示食欲减退、消化不良、大便异常等。三是中指半月痕关乎神志和心脏，如果中指半月痕出现异常，则表示劳心过度，精神紧张，易心悸心慌、胸闷气短、失眠、多梦、头晕头痛。四是无名指半月痕和内分泌系统密切相关，如果出现异常，提示体质下降、阴阳失调、寒热错杂等，则易出现代谢系统的疾病。五是小指半月痕和心肾密切相关，多观察小指半月痕的变化，可以提前预防心脏系统的疾病。因为心脏的急症大多比较凶险，抢救不及时，会危及生命。所以防患于未然非常必要。判断心脏的疾患，可以小指结合无名指一起观察。

四、观青筋知瘀滞

正常人手部的青筋不甚明显，隐藏于皮肤之下，无凸起。青筋就是静脉血管，血液通过静脉血管回流至心脏，转变为动脉血。如果青筋凸起、曲张、扭曲，提示静脉血回流受阻碍，压力增高。正如输液或者抽血的时候，需要在上肢扎上橡皮筋，以便于血管暴露出青筋，青筋的出现说明是人体血液循环受到了阻碍，体内存在积滞，导致积滞的原因就是气血循环不畅，积滞的病理产物有瘀血、痰凝、宿便等。

观察发现，长期便秘的人就会出现青筋，但是如果长期便秘者，一天腹泻数次的话，凸起的青筋就会凹下去。青筋的出现是由于积滞造成的，如宿便、瘀血，或者痰凝、气聚等。所以外在的青筋是身体内部废物堆积过多的表现，比如寒、湿、瘀、毒、痰、热等积滞。

俗话说“青筋过鼻梁，无事哭三场”，这句话主要是针对小儿而言的。如果幼儿鼻梁上出现青筋，说明存在饮食积滞、消化不良的问题。儿科大夫经常会说“若要小儿安，三分饥与寒”，小儿脏腑娇嫩，脾胃的运化功能承载不了过量的食物，食积容易生胃火。由于幼儿对于身体的不适感，无法通过语言表达，所以望诊对于儿科就尤为重要。所以观察小儿手诊的青筋就显得尤为重要。

（一）小儿食指

中医诊病，讲究望、闻、问、切，四诊合参。但是在给小儿诊病的时候，无法直接向小儿问诊，而且小儿脉诊很多也不配合，影响脉诊的诊断。小儿指纹是指三岁以内小儿两手食指掌侧前缘部的浅表脉络。

三岁以下小儿诊脉困难，常代以诊指纹，其特点可概括为“三关测轻重”，即以第一节为风关，第二节为气关，第三节为命关。如图 3–3–11 所示。纹在风关是邪浅病轻，纹达气关是感邪较重，纹透命关则病尤重。正常指纹红黄相兼，隐现于风关之内。“红紫辨寒热”即纹红为外表表征、寒证，纹紫为热，淡红为虚，青色为风、主痛，青兼紫黑为血络瘀闭。

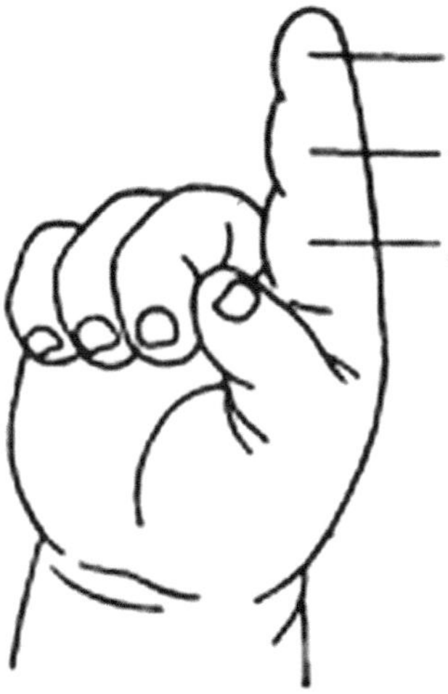

图 3–3–11　小儿指诊

表 3–3–1　望小儿指纹的主证及临床意义

	表现	主证
三关测轻重	指纹显于风关	邪气入络，邪浅病轻，可见于外感初起
	指纹达于气关	邪气入经，邪深病重
	指纹达于命关	邪入脏腑，病情严重
	指纹直达指端（透关射甲）	提示病情凶险，预后不良
浮沉分表里	指纹浮而显露	外感表证
	指纹沉稳不显	内伤里证
红紫辨寒热	指纹偏红	外感表证、寒证

（二）手背青筋

如图 3–3–12 所示，如果手背部出现青筋，多提示胸椎、腰椎等部位出现病变，容易腰酸背痛，后背及后腰肌肉紧张，粘连硬结而导致腰肌劳损、颈部劳损。此时多是膀胱经经络不通，需要疏通经络，即所谓“不通则痛，通则不痛”。

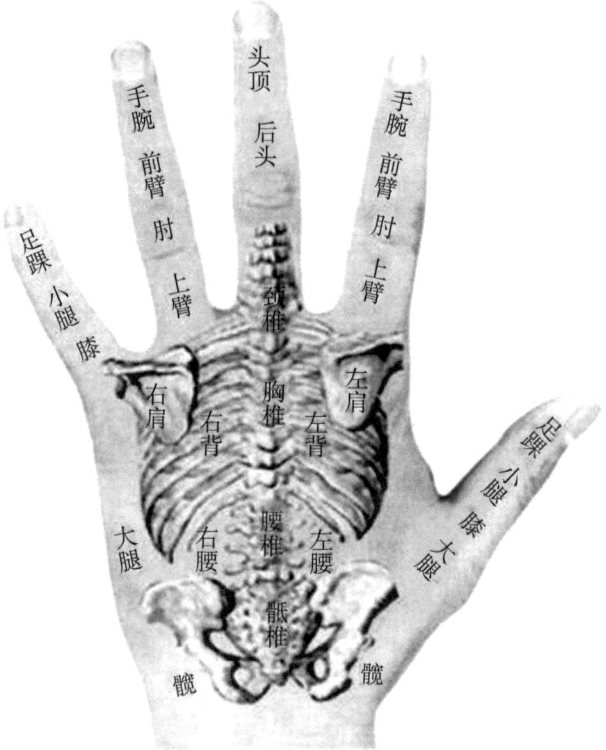

图 3-3-12　手背青筋

（三）拇指青筋

拇指的青筋多提示和心脏冠状动脉粥样硬化有关系，如果颜色呈现紫黑色，则说明存在冠心病，如果紫黑的青筋面积比较大，则应该高度重视，预防急性心梗的发生。如今，急性心梗的发病率、致死率逐年增高，这和饮食习惯、生活压力、工作劳累、情志不舒都有关系，急性心肌梗死发作急骤，如果未能及时处理，往往迅速危及生命，而且发病人群越来越年轻化。急性心梗在发病之前，往往比较隐匿，容易被忽视，一旦发作，往往措手不及，后果无力挽回。平时如果发现拇指指掌关节出现青筋凸起、扭曲，则应进一步详查心脏彩超、冠脉造影等检查以排除血管堵塞的风险，因为心电图往往只有在发病时或者病情非常严重的时候才会出现异常，其特异性不甚明显，因此不能以为心电图正常，就认为心脏正常。如图 3-3-13 所示。

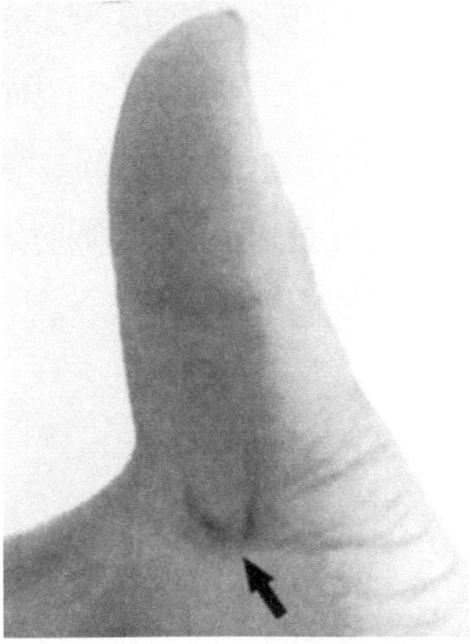

图 3-3-13 拇指青筋

（四）食指青筋

食指外侧有青筋，而且青筋长、颜色深，说明消化不良，小时候疳积重，消化吸收功能弱，营养不良，抵抗力低下，体质很弱，常常生病。同时，食指指节出现青筋，不仅说明大肠积滞不通，还存在左侧肩膀疼痛的可能性。如图 3-3-14 所示。

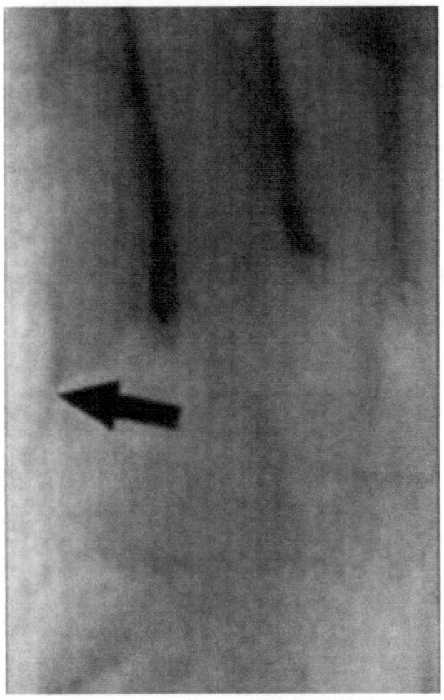

图 3-3-14 食指青筋

（五）中指青筋

中指中部有青筋，代表经常出现头痛、头晕，提示脑供血不足，如果中指根部有青筋，则容易出现脑动脉硬化。如果只是出在左侧（靠大拇指一侧的为左），表示左侧脑动脉硬化及经络不通比较严重，头部左侧容易出现不适；如果出现在右侧，说明右侧脑动脉硬化及经络不通比较严重，头部右侧容易出现头部不适；如果两侧都有青筋，而且颜色较深，说明脑部的动脉硬化已非常明显。如图 3–3–15 所示。

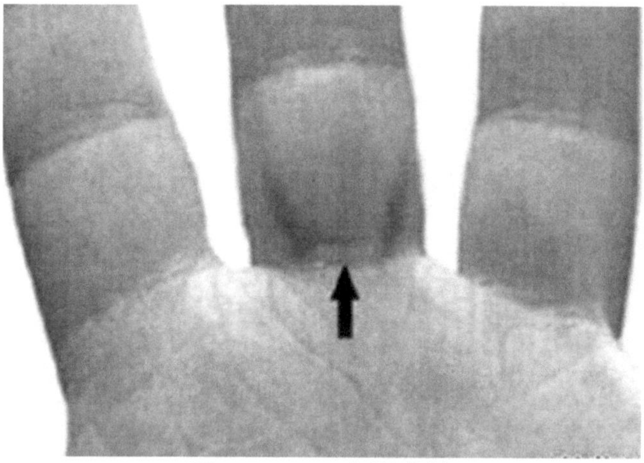

图 3–3–15　中指青筋

手中指的根部和手掌的交界处以下，是颈部的区域，如果这个部位有青筋显露，则说明存在慢性咽炎，或者甲状腺功能异常，比如甲状腺功能低下、甲状腺功能亢进、甲状腺结节等，或者出现咽部如有一团异物，似痰非痰，似气非气，吐之不出，咽之不下，中医称之为“梅核气”。

（六）小指青筋

小指外侧出现青筋，代表先天肾气不足。幼儿时期容易出现遗尿，成年后容易出现尿频、腰膝酸软等肾功能低下的情况。青筋的长度、深度，提示了病情的严重程度。如图 3–3–16 所示。

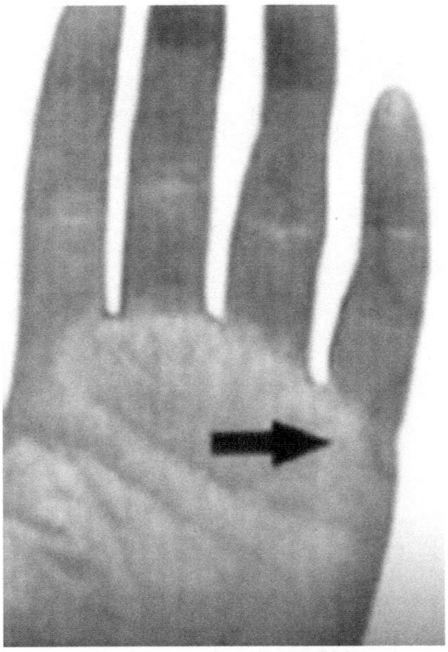

图 3-3-16　小指青筋

第四章　脊柱按摩相关知识

人体脊柱从侧方看犹如一条游动龙体，上下自然构成四个弯曲，即颈腰弯曲向前弓，胸骶弯曲向后挺，四个不同的弯曲构成了人体躯干部整体的挺直。自然的曲度分解了人体的重量，保护了内脏，缓解了大脑的震荡。而人体之所以能直立行走，从生物力学方面，脊柱的四个自然的“S”形曲度，构成了躯干与下肢的杠杆力作用。

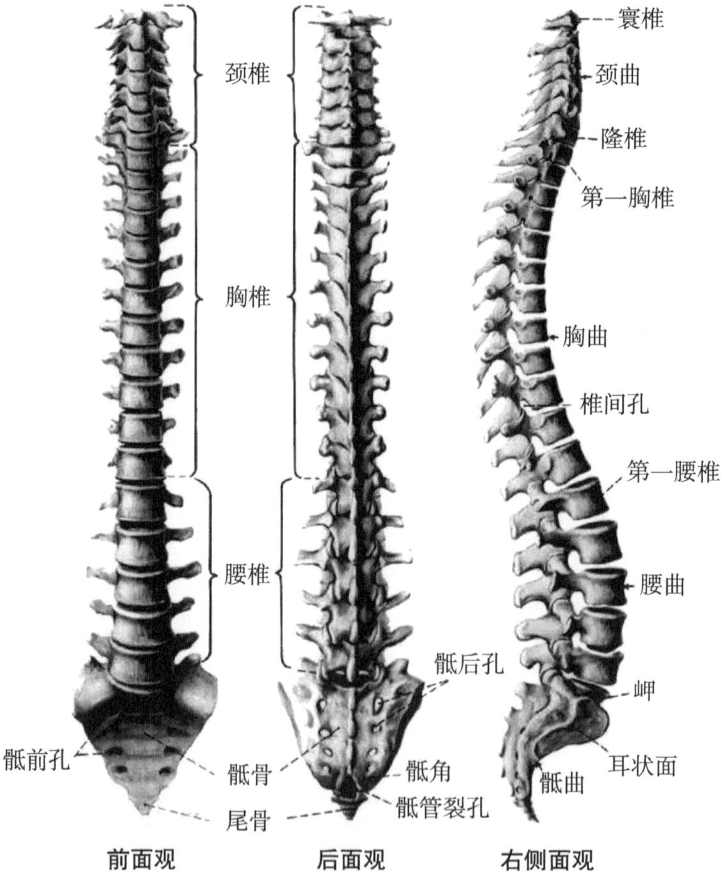

图 4-1　脊柱的结构与形态

第一节　脊柱的结构与形态

脊柱是身体的支柱，位于人体背部正中线，由颈椎、胸椎、腰椎、骶椎及尾椎组成，有负重、减震、保护和运动等功能。椎骨之间借助椎间盘、关节、韧带、肌肉等进行连接，内有脊髓、神经、血管等重要组织。

一、脊柱的结构

成人脊柱由 26 块椎骨组成，即颈椎 7 块，胸椎 12 块，腰椎 5 块，骶骨 1 块（小儿为 4 ~ 5 块，成人融合成 1 块），尾骨 1 块（小儿为 3 ~ 5 块，成人融合成 1 块）。除第一颈椎（寰椎）、第二颈椎（枢椎）、骶椎和尾骨有特殊结构之外，其他椎骨均由椎体、椎弓和突起组成，其周围有韧带和肌肉起到连接稳定的作用。

（一）椎骨的组成

1. 椎体

椎体是椎骨负重的主要部分，呈短圆柱状，由一圈致密的骨皮质包围海绵状的髓质（松质骨），上下骨皮质中有较厚的软骨板衬垫，边缘由较厚的环形衬板构成。椎体的骨小梁除按应力线斜行交叉外，还可看到一组从椎体上面向后延伸，至椎弓根水平时呈扇形分布于下关节突与棘突，另一组则从椎体下面向后延伸到椎弓根水平时呈扇形分布于下关节突与棘突。椎体前缘最薄弱，易于发生压缩性骨折。

2. 椎弓

椎弓位于椎体的后方，为弓形骨板，与椎体共同围成椎孔，全部椎骨的椎孔贯通，构成容纳脊髓的椎管。椎弓连接椎体的部分缩窄，称椎弓根。根的上、下缘各有一切迹。相邻椎骨的上下切迹共同围成椎间孔，有脊神经和血管通过。两侧椎弓根向后内扩展变宽，称椎弓板，在中线会合。

3. 突起

突起是由椎弓发出，共 7 个突起：①棘突 1 个，伸向后方或后下方，尖端可在体表扪及。②横突 1 对，伸向两侧。棘突和横突都是肌和韧带的附着处。

③关节突2对，在椎弓根与椎弓板结合处分别向上、下方突起，即上关节突和下关节突，相邻关节突构成关节突关节。

（二）椎骨的特点

1. 颈椎

一般颈椎：特点是椎体较小，呈椭圆形，椎孔较大，呈三角形。横突上有横突孔，椎动脉和椎静脉由此孔通过；棘突短而分叉；上下关节突的关节近似水平位，使颈部能灵活运动；相邻椎骨上下切迹围成椎间孔，有脊神经和血管通过。

特殊颈椎：第1颈椎呈环状称寰椎，无椎体，由前弓、后弓和侧块构成。前弓后面的齿凹与第2颈椎的齿突形成关节。侧块上的椭圆形凹陷与颅底的枕髁形成关节，使头能作点头动作。第2颈椎称枢椎，有一向上的指状突起，称齿突。寰椎可围绕齿突做旋转运动。第7颈椎又名隆椎，棘突特别长且末端不分叉，在皮下易触及，常用来计数椎骨序数的标志。

2. 胸椎

胸椎椎体的横切面呈心形，在椎体侧面后方上下缘有上肋凹和下肋凹，与肋骨头形成关节，上肋凹一般较下肋凹要大。椎孔为圆形，较颈椎的要小。横突末端前面有圆形的横突肋凹与肋结节形成关节。上下关节突的关节面近似冠状位，上关节突关节面平坦，而下关节突的则略凹陷。胸椎棘突较长，伸向后下方，彼此叠掩，呈覆瓦状，上下部胸椎的棘突较平，中部最斜。

3. 腰椎

腰椎椎体粗壮，椎孔呈三角形，棘突宽而短，呈长方形板状，水平后伸。各棘突的间隙较宽，临床上可在此处作腰椎穿刺术。上下关节突呈矢状位，第1～3腰椎的横突逐渐增长，以第3腰椎最长，第4、5腰椎的则逐渐变短。

4. 骶骨

骶骨由5块骶椎融合而成，呈三角形。底向上，尖向下，盆面（前面）凹陷。底前缘中部向前隆凸，称岬。中线两端有4对骶前孔。背面粗糙隆凸，正中线上有骶正中嵴，嵴外侧有4对骶后孔。骶前、后孔均与骶管相通，有骶神经前后支通过。骶管上连椎管，下端的裂孔称骶管裂孔，裂孔两侧有向下突出的骶角，骶管麻醉常以骶角作为标志。骶骨外侧部上宽下窄，上部有耳状面与髂骨的耳状面构成骶髂关节。

5. 尾骨

尾骨由 4 ~ 5 块退化的尾椎融合而成。上接骶骨，下端为尾骨尖。

（三）椎骨间的连接

各椎骨之间借韧带、软骨和滑膜相连，可分为椎体间连结和椎弓间连结。椎体之间连结包括椎间盘、前纵韧带、后纵韧带；椎弓间的连结包括椎弓板、棘突、横突间的韧带和上、下关节突关节。

1. 椎间盘

椎间盘是连结相邻两个椎体的纤维软骨盘（第 1 及第 2 颈椎之间除外），成人有 23 个椎间盘。椎间盘由两部分构成，中央部为髓核，是柔软而富有弹性的胶状物质。周围为纤维环，由多层纤维软骨环按同心圆排列组成，牢固连结各椎体上、下面，保护髓核并限制髓核向周围膨出。椎间盘既坚韧，又富弹性，承受压力时被压缩，除去压力后又复原，具有“弹性垫”样作用，可缓冲外力对脊柱的震动，也可增加脊柱的运动幅度。椎间盘的厚薄各不相同，中胸部较薄，颈部较厚，腰部最厚，所以颈、腰椎的活动度较大。当纤维环破裂时，髓核容易向后外侧脱出，突入椎管或椎间孔，压迫相邻的脊髓或神经根引起牵涉性痛，临床称为椎间盘突出症。

2. 前纵韧带

前纵韧带位于椎体前面，宽而坚韧，上起自枕骨大孔前缘，下达第 1 或第 2 骶椎椎体。其纵行的纤维牢固地附着于椎体和椎间盘的前面，有防止脊柱过度后伸和椎间盘向前脱出的作用。

3. 后纵韧带

后纵韧带位于椎管内椎体的后面，窄而坚韧，起自枢椎体，下达骶骨。与椎间盘纤维环及椎体上下缘紧密连结，而与椎体结合较为疏松，有限制脊柱过度前屈的作用。

4. 黄韧带

黄韧带位于椎管内，连结相邻两椎弓板间的韧带。黄韧带协助围成椎管，并有限制脊柱过度前屈的作用。

5. 棘间韧带

棘间韧带是连结相邻棘突间的薄层纤维。

6. 棘上韧带和项韧带

棘上韧带是连结胸、腰、骶椎各棘突尖之间的纵行韧带，有限制脊柱前屈的作用。而在颈部，从颈椎棘突尖向后扩展成三角形板状的弹性膜层，称为项韧带。项韧带向上附于枕外隆凸，向下达第 7 颈椎棘突并续于棘上韧带。

7. 横突间韧带

横突间韧带是连结相邻椎骨的横突之间的韧带。

8. 关节突关节

关节突关节由相邻椎骨的上、下关节突的关节面构成，只能作轻微滑动。

9. 寰椎与枕骨及枢椎的关节

①寰枕关节：为两侧枕髁与寰椎侧块的上关节凹构成的联合关节。两侧关节同时活动，可使头作俯仰和侧屈运动。

②寰枢关节：为寰椎与枢椎间的间接连结，能使头作俯仰、侧屈和旋转运动。

（四）脊柱的肌肉

肌肉是脊柱稳定系统的主要组成部分之一，有保持姿势和运动脊柱两大作用。保持姿势主要是肌肉的等长收缩，需要肌肉长时间工作。

脊柱的肌肉通常被分为脊柱前群肌肉和脊柱后群肌肉两大组。

1. 脊柱后群肌肉

脊柱后群肌肉位于人体躯干的后部，由浅至深分为 4 层：

第一层：背阔肌、斜方肌。

第二层：小菱形肌、大菱形肌、肩胛提肌、上后锯肌、下后锯肌、头夹肌、颈夹肌、前锯肌。

第三层：竖脊肌，其肌束在腰部分为 3 个纵行肌束：最外侧为髂肋肌，中间为最长肌，最内侧为棘肌。

第四层：横突间肌、椎枕肌、多裂肌、棘突间肌、回旋肌。

2. 脊柱前群肌肉

脊柱前群肌肉位于躯干前部，从浅至深分为 3 层：

第一层：胸锁乳突肌、腹外斜肌、腹内斜肌、腹直肌、腹横肌。

第二层：前斜角肌、中斜角肌、后斜角肌、腰小肌、腰大肌。

第三层：腰方肌、头外侧直肌、颈长肌、头前直肌、头长肌。

二、脊柱的形态

从侧面观察站立位的成人，脊柱呈现一定的弧度。脊柱各段均有一定弧度，这些弧度被称为生理弯曲。正常成人的脊柱有 4 个生理弯曲，其中两个向后、两个向前。脊柱胸椎段、骶椎段的生理弯曲向后凸，这是从婴儿时期就存在的生理弯曲，为原发性生理弯曲；婴儿在爬行抬头、行走站立发育过程中形成的向前凸的腰椎段和颈椎段的生理弯曲，则为继发性生理弯曲。继发性生理弯曲是在后天形成的，主要是为了适应人体日常活动生物力学平衡的需要。人体所有正常的生理弯曲都是为了使机体的生物力线处于最佳位置，以减轻脊柱稳定系统（肌肉、椎间盘、韧带等）的负担。如图 4–1–1 所示。

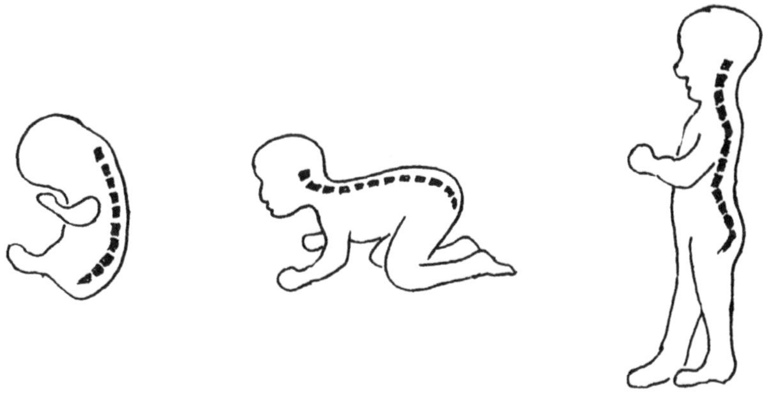

①原发曲度　②颈曲出现　③腰曲出现

图 4–1–1

正常状态下，脊柱的重心线应该经过各段生理弯曲的交界线。测量脊椎的弧度，可以通过目测作基本粗略的判断，查看侧位脊椎 X 光片是最科学有效的方法。通过侧位 X 光片，可以诊断出机体生理弯曲是否正常、加大、减小或消失等。

脊柱生理弯曲的异常可由脊椎半脱位引发的脊椎平衡代偿性变化造成。脊椎神经科医生通过治疗来恢复和维持脊柱的生理弯曲，以避免脊椎生理弯曲异常引起相应部位的慢性损伤和病痛。

第二节　脊柱生物力学

脊柱是由椎骨、韧带及椎间盘等连接构成的人体中枢支柱，结构复杂，功能重要，具有静力学、动力学特点及保护性能。脊柱能支撑、平衡和传导头、躯干及上肢的重量和附加重力，吸收作用于脊柱的应力和震荡，并能做较大屈伸、侧屈和旋转运动，有利于人们从事各种劳动和活动，同时它能保护脊髓、胸腔与腹腔中的内脏。

一、脊柱运动的生物力学

神经和肌肉的协同作用产生脊柱的运动。脊柱作为柔软性载负体，其运动形式是多样的。脊柱的运动范围较大，但组成脊柱的各个节段的运动范围却较小，节段间的运动是三维的，表现为两椎骨的角度改变和位移。脊柱的活动通常是多个运动节段的联合运动，包括沿横轴、矢状轴和纵轴的旋转和平移。限制任何部位的活动都可增加其他部位的活动。

（一）运动特性

在脊柱运动中，椎体与椎间盘韧带、关节囊等组织相比，变形量极小，分析运动时可视为刚体，而椎间盘等其他物体被视为塑性物体。

（二）自由度

按照刚体运动学理论，椎骨的三维运动有 6 个自由度即前屈后伸、左右侧弯和左右旋转运动方向上的角度以及上下、前后和左右方向的位移。其中 3 个为平动自由度，3 个为转动自由度。

（三）运动范围

1. 颈椎的活动度

颈椎是脊柱活动度最大的部分。颈椎活动由两个部分完成：①上颈椎（枕—寰—枢复合体）的联合运动；②下颈椎（颈 2 ～ 7）的联合运动。前者以旋转运动为主，后者以屈伸运动为主。枕—寰—枢复合体是人体中轴骨中最复杂的关节。枕~颈1和颈1~2的关节均有伸屈运动，枕~颈1的屈伸范围为13.4度，颈1~颈2关节约10度，二者使枕—寰—枢复合体的屈伸范围达到23.4度。轴性旋转只发生在颈1~颈2关节，其旋转范围可达47度，相当于整个颈椎旋转度的40%~50%。枕—寰—枢复合体之间的平移度很小，枕—颈1间的轴性平移约1毫米，颈1~颈2的侧向平移一般只有在侧屈和轴性旋转时才会发生。下颈椎的屈伸活动主要发生在中段，颈5~颈6活动度最大，侧屈与旋转运动越向下越小。整个颈椎节段的联合运动，屈伸约145度，轴向旋转约180度，侧屈约90度。

2. 胸椎的活动度

在矢状面上，上胸段平均每节段为4度，中段为6度，下段为12度。在冠状面上，上胸段的侧屈活动范围为6度，最下节段为9度。胸椎的轴性旋转范围自上而下逐渐减小，上胸段的活动范围为8度，下胸段只有2度左右。

3. 腰椎的活动度

从腰1~腰5，屈伸范围逐渐增加，从腰1的12度增加到腰骶关节的20度。腰椎各节段的侧屈范围大致相同，但腰骶关节较小，只有2度~4度，腰5~骶1稍大，可到8度。腰椎的轴性旋转各关节基本相同，约为2度~3度，明显低于颈椎。

（四）椎体承载

椎体主要承受压缩载荷，腰椎骨界面上的载荷比颈、胸椎要大。椎体骨密质较薄，主要由骨松质构成。骨松质的骨小梁是按纵横主应力迹线方向分布，椎体是椎骨受力的主体。椎体骨密质虽然较薄，但可承受椎体压力的45%~75%。椎体的抗压强极限约为5~7千帕。椎体的最大承载量与椎体的上下位置有很大的关系。在腰椎，压缩性载荷主要由腰椎椎体承受，只有18%的载荷由小关节承担。椎体的强度随年龄的增长而减弱，超过40岁尤其明显。

二、椎间盘的生物力学

（一）结构特点

椎间盘由纤维环、髓核、透明软骨终板构成。纤维环由坚韧的纤维组织环绕而成，各层纤维方向不同，彼此成 30 度 ~ 60 度交角，增加了纤环的抗载荷能力。髓核外观呈半透明的凝胶状，主要由软骨基质和胶原纤维组成。透明软骨终板是椎体上下软骨面，构成椎体的上下界，与相邻椎体分开，年轻人的髓核含水量约 85%，其余是胶原纤维和蛋白多糖。随年龄增长及椎间盘退变，髓核水量逐渐降至 70%。胶原维持椎间盘的形状和张力，蛋白多糖通过与水的相互作用维持组织刚度、抗压力和黏弹性。

（二）椎间盘功能

正常椎间盘由胶冻状的髓核和纤维环组成，形成封闭的有一定压力的内环境，其功能有：

1. 受压

椎间盘在受压的时候，主要表现为纤维向四周膨出，即使在很高的载荷下，去除载荷后产生永久变形时也没有出现哪个特殊方向的纤维环破裂。在脊柱的运动节段承受压缩试验中，首先发生破坏的是椎体而不是椎间盘。

2. 受拉

在脊柱前屈、后伸或侧弯活动中，椎间盘的纤维环承受轴向张应力。在围绕脊柱纵轴的旋转活动中也产生与轴线 45 度角的张应力，即使在脊柱受压时，也有部分椎间盘承受张应力。因此，可以认为，在所有的不同方向和载荷条件下，椎间盘都承受张应力。对椎间盘的强度测试表明，椎体前后部位的椎间盘强度比两侧的高，中间的髓核强度最低，椎间盘的纤维环在不同的方向上也表现出不同的强度，沿纤维走行方向的强度是水平方向强度的 3 倍。

3. 受弯

弯曲及扭转暴力是椎间盘受损伤的主要原因。实验证实，脊柱在矢状、额状或其他垂直平面弯曲 6 度 ~ 8 度时并不发生椎间盘的破坏，但是去除后纵韧带后，弯曲 15 度时椎间盘就发生破坏。另外，在受弯时，椎间盘发生膨出，前屈时向前膨出，后伸时向后膨出，脊柱侧弯时椎间盘向凹侧面膨出。

4. 受扭

在脊柱的运动节段轴向受扭的实验中发现，扭矩和转角变形之间的关系曲线呈“S”形，明显地分为三个部分：初始部分为 0 度 ~ 3 度变形，只要很小的扭矩即可产生；在中间部分为 3 度 ~ 12 度的扭转，这部分扭矩与转角之间存在着线性关系；在最后部分，扭转 20 度左右发生断裂。一般来说，较大的椎间盘能够承受较大的扭矩，圆形的椎间盘比椭圆形的承受强度高。

5. 剪切

椎间盘的水平剪切强度大约为260帕，它说明单纯的剪切暴力很少造成纤维环破裂。纤维环的破裂多由于弯曲、扭转和拉伸的综合作用。

6. 松弛和蠕变

椎间盘在承担载荷时有松弛和蠕变现象。所谓松弛，即若将试件突然固定在一定变形之下，开始时材料内部达到一定的应力，以后随着时间的延长，该应力逐渐减小，这一过程称松弛。所谓蠕变，即若对试件突然加载，然后保持载荷不变，突加载荷终了时试件会有一定的变形，并且随着时间的延长，试件变形将逐渐增长，这一过程称为蠕变。在三种不同载荷下观察70分钟，结果发现，较大的载荷产生较大的变形及较快的松弛和蠕变率。蠕变的特点与椎间盘的退变程度有关，没有退变的椎间盘蠕变很慢，经过相当长的时间也能达到最大变形，显示出黏弹性性质。退变的椎间盘则相反，表明退变的椎间盘吸收冲击的能力减退，不能将冲击均匀地分布到软骨终板。

7. 疲劳的耐受

从离体的脊柱运动节段疲劳试验看到，施加一个很小的轴向持续载荷，向前反复屈曲5度，屈曲200次时椎间盘出现破坏迹象，屈曲1000次时完全破坏。

三、小关节的生物力学

（一）结构特点

脊椎节段的活动类型取决于椎间小关节的取向，而小关节面的取向在不同的节段有一定的变化。下颈椎的小关节面与冠状面平行，与水平面成45度，允许颈椎前屈、后伸、侧弯和左右旋转。胸椎的小关节面与冠状面呈20度，与水平面呈60度，允许侧弯、旋转和一定程度上的屈伸。腰椎小关节面与冠状面45度与水平面垂直，允许前屈、后伸、侧弯，限制过度的旋转运动。

（二）承载能力

腰椎小关节能承受不同类型的载荷，其承受压缩载荷的作用因体位和姿势而异。当腰椎处在最大前屈位时，其小关节承受了约 90%的张力但并不承受压应力；腰椎后伸至最大限度时小关节承受的压应力占 33%。当腰椎承受剪切应力时，由于椎间盘的蠕变和松弛特性，可有效抵抗载荷，故小关节承受剪切应力明显加大，承载比例可达 45%，与椎间盘大致相等。

四、韧带的生物力学

（一）前纵韧带和后纵韧带

脊柱前纵韧带抗张力能力最强，其次是棘上韧带、棘间韧带和后纵韧带，前纵韧带的最大破坏载荷是后纵韧带的 2.2 倍。前纵韧带刚度最大，其次是后纵韧带，棘间韧带最弱。前纵韧带和后纵韧带有较大的刚度，对于在屈伸运动时抵抗椎间盘膨隆和椎体移位有重要意义。棘上韧带变形能力最大，前纵韧带和后纵韧带变形能力最小。

（二）黄韧带

黄韧带呈节段性，有丰富的弹性纤维。黄韧带的抗张应力为 30 ~ 50 牛顿，在脊柱韧带中范围最大。腰椎前屈时。黄韧带受到拉伸，弹力纤维被拉长，处于储能状态。外力解除后，弹力纤维内储存的能量又会立即释放出来，使其恢复原状。腰椎后伸可使黄韧带松弛，由于预张力的作用，黄韧带不会出现皱着或弯曲凸入椎管的情况。当腰椎间盘退变后，长期的椎间距缩小，使黄韧带松弛，小血管迂曲变形，弹力纤维退行性变，黄韧带肥厚，其预张力消失，造成侧隐窝狭窄。

（三）棘上韧带和棘间韧带

棘上韧带和棘间韧带既起到稳定脊柱活动的作用，又能加强脊柱的外在稳定。棘上韧带位于棘突后部末端，呈狭条状，因其离脊柱伸屈轴心较远，所以，在脊柱做前屈运动时，棘间部分有较大的变形能力。

五、脊髓的生物力学

（一）结构特点

当脊髓无软棘膜包裹时，其特性如半流体性黏聚体，包裹着软棘膜的脊髓为唯一具有特殊力学特性的结构。如除去周围的神经根、齿状韧带等组织，将脊髓悬吊起来，其长度可因自身重力而延长 10%，此时若想将其继续延长，会突然出现弹性阻力。

（二）位移曲线

脊髓的负荷—位移曲线有两个明显不同的阶段。第一阶段也可称初始阶段，很小的拉伸即可产生很大的位移；第二阶段，相同的牵拉只形成小的位移。造成第一阶段变化的力约 0.01 牛顿，第二阶段脊髓在断裂前可承受 20 ~ 30 牛顿的拉力。脊髓生物力学特性与组织特性有关，第一阶段有较大的伸缩性是脊髓折叠性形成的，可在很小的外力下折叠或展开；第二阶段，脊髓展开或折叠已到极限，脊髓组织直接承受外力阻力将以 10 为指数而迅速增加。

（三）脊柱活动与脊髓关系

椎管长度的改变总是伴有脊髓的相应改变，脊髓折叠和展开可满足脊柱从完全伸直到完全屈曲所需的 70% ~ 75%的长度变化。生理活动的极限部分由脊髓本身的弹性变形完成。脊髓在长度改变的同时，同样伴有横截面积的变化。

六、神经根的生物力学

（一）结构特点

与周围神经不同，脊髓神经根只在近脊神经节处才有一层神经外膜，而外周神经则有厚厚的神经外膜。脊神经由神经纤维和胞体组成，而外周神经只有神经纤维组成。

（二）应力曲线

脊神经仅能被牵拉15%～23%。直腿抬高试验时，脊神经可在神经根管内滑动2～5毫米。假如神经受到压迫，这种正常的神经根活动就会受到限制，在被牵拉的过程中，可产生神经的激惹和炎症，此时神经内的张力升高，在神经内可发生小范围结构上的破坏，从而造成神经根生物力学特性的改变。

七、人体平衡的生物力学

人体的固有结构左右对称，内外平衡。人体以脊柱为中轴线，两侧肌肉、骨骼、神经均成对称。肋骨每侧12根；神经31对；脊柱两侧有竖脊肌、斜方肌、大菱肌、小菱肌、锯齿肌；肩胛有冈上肌、冈下肌、大圆肌、小圆肌；腰部有腰大肌、腰三角肌；臀部有臀大肌、梨状肌；大腿有股四头肌、阔筋膜肌、缝匠肌；小腿有腓肠肌、比目鱼肌；手臂有肱二头肌、肱三头肌、桡侧肌。人体神经由脊椎骨缝隙中穿插出来，分散到四肢和两肋，达于肌表。一旦对称偏离，平衡失调，功能即受影响。长时间的不对称下，软组织则可因“补偿调节”由外向内形成对应的紧张与压力，血管流动缓慢，组织细胞血氧供应不足而产生质变，造成器官功能紊乱与机体老化现象。

①人体垂直力学：由头顶向下至脚，由两肩至脚，由腰肌至脚，由臀肌至脚等由上至下的贯穿力量称人体垂直力学。

②人体交叉力学：由右肩（左肩）经左腰（右腰）至左脚（右脚），或由右肩（左肩）经右腰（左腰）至左脚（右脚），由上至下，由左至右，由右至左的一种交叉力称人体交叉力学。

③对应力学：腹背、内外、前后的影响为对应力学。

④上下调节力学：人体的上部与下部的影响称上下调节力学。一个肢端或头颈的肌腱、韧带、筋膜的劳损可以引起本侧的全部力学改变，同时可以交叉影响对应一侧的骨骼肌肉的力学改变。

第三节　脊柱的运动功能

运动节段是脊柱基本功能单位，是脊柱的最小单元，但是却体现出整个脊柱所具有的生物力学特点。一个运动节段包括相邻两个椎体、椎间盘、关节囊包裹的小关节和相连的韧带。尽管脊柱的肌肉不包括在运动节段内，但它们对运动节段功能的发挥有至关重要的作用。

脊柱的各个运动节段通过以下机制彼此连接起来。

①运动轴——椎间盘及小关节，围绕它们的轴可做旋转运动。

②杠杆——椎体和其上的骨性突起，是致动体的附着点。

③致动体——指与运动节段接触的前方和后方的肌肉，是脊柱功能单位的运动控制结构。

④限制体——运动节段的韧带，用以维持脊柱的稳定，将运动节段的活动限制在正常范围。

简而言之，运动节段的运动是这样产生的：肌肉收缩推动椎体上的杠杆，做以椎间盘及小关节为轴的旋转运动；韧带组织提供稳定性，限制运动节段在生理范围内运动。尽管每一运动节段只有有限的运动范围，但所有运动节段彼此叠加，脊柱就具有很大的屈曲性和广泛的运动范围。

第四节　脊柱的神经分布

一、脊髓

脊髓位于脊椎椎孔形成的椎管中央，长约 40 ~ 50 厘米，呈细长圆柱状，脊髓全长粗细不完全相同，有颈膨大和腰膨大两处相对膨大之处。

脊髓外包有 3 层被膜：从外到内依次为硬脊膜、蛛网膜和软脊膜。硬脊膜由致密结缔组织构成，形成一圆形长管围绕着脊髓。硬脊膜在椎间孔处包绕脊神经，变为脊神经的外鞘。

脊髓中心呈 H 形的灰色区域称为灰质，其周围的白色区域为白质。灰质主要由神经细胞组成，白质主要由神经纤维构成。

脊髓前动脉、脊髓后动脉和椎间动脉三大动脉负责供给脊髓血液。

二、脊神经

神经系统共分为三大类：运动神经、感觉神经及植物神经。顾名思义，运动神经支配全身骨骼肌的运动；感觉神经主要感受体内和体外各种对身体的刺激，向大脑传递信息；植物神经每天 24 小时不断地自主控制、掌握人体内脏的运行，如体温、心跳、血压等。大多数情况下，神经都是混合型的，同时具有运动、感觉和植物三大类神经的功能。

脊神经共有 31 对，分别是颈神经 8 对、胸神经 12 对、腰神经 5 对、骶神经 5 对和尾神经 1 对。第一颈神经是从第一颈椎和枕骨之间出椎管；第二至第八颈神经从同序号椎骨上位椎间孔穿出。而胸神经、腰椎神经均从同序号椎骨的下位椎间孔穿出脊椎。第一至第四骶神经的前、后支分别由相应的骶前、后孔离开椎管，第五骶神经和尾神经从骶管裂孔穿出。

脊神经出椎间孔后，即分为前支和后支，它们都属于混合型神经，同时具有运动、感觉和植物神经功能。一旦椎间孔及其周围组织有骨质增生、韧带肥大、椎间盘突出等压迫性损害以及直接或间接受到周围软组织炎症等非压迫性刺激时，经由椎间孔出入的脊神经就会受到影响，进而造成该神经支配的器官组织病变。

三、植物神经系统

植物神经又称自主神经，是整个神经系统的重要组成部分。植物神经遍布全身各组织、器官和系统，作用是调控人体的自主性和随意性活动，维持生命体征（血液循环、消化、排泄功能等），也参与到学习等高级活动过程。

当植物神经系统发生病变时，可引发非常复杂的临床表现。对于心血管系统可能出现头痛、头晕、心悸等表现，对于呼吸系统则可能出现胸闷、气短等表现。

植物神经系统是不完全独立的系统，它与脊神经系统的中枢在组织结构上相互联系，在功能上相互协调、相互影响。

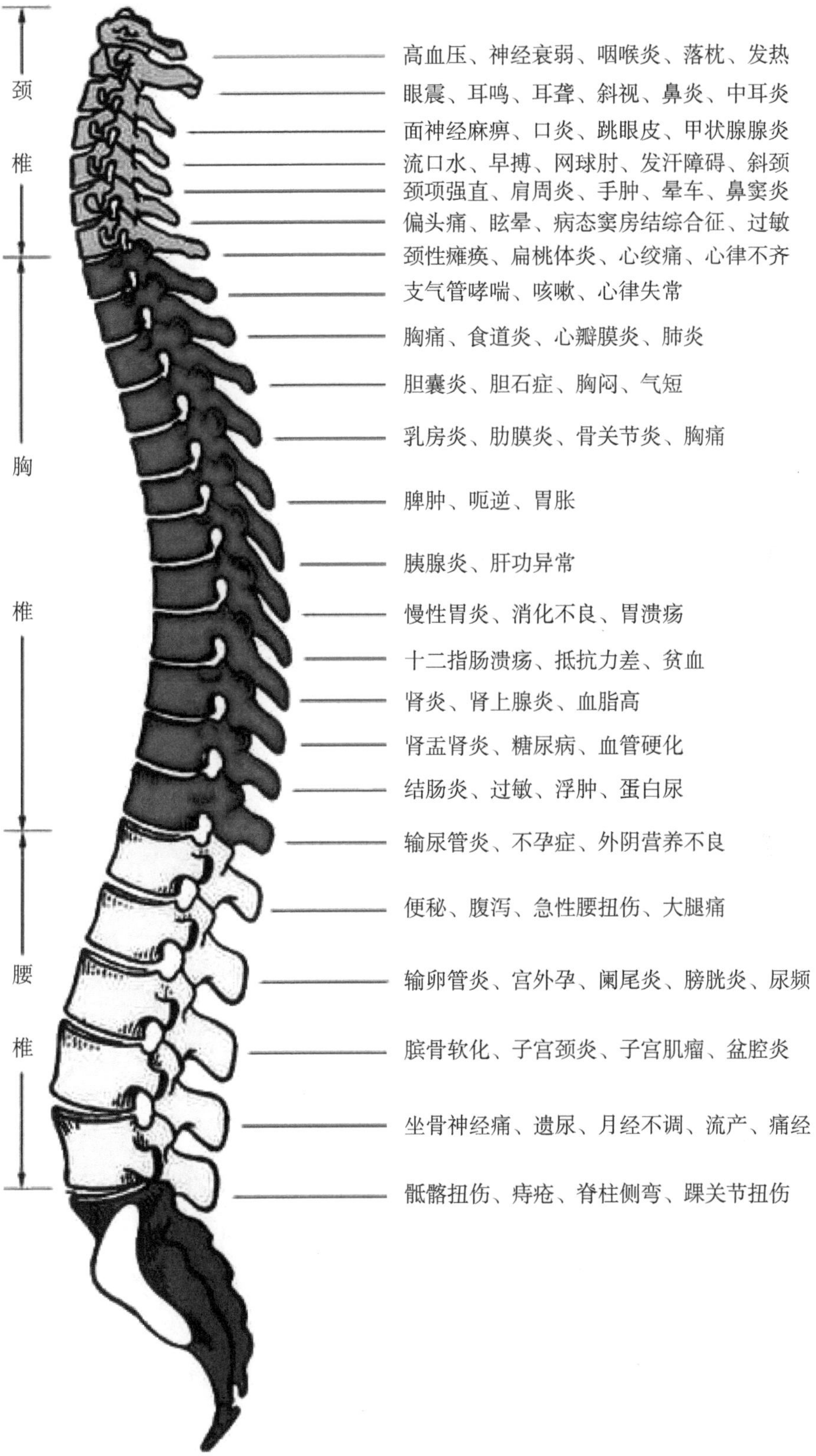

图 4-4-1 人体脊柱侧视图

植物神经分为交感神经和副交感神经两种。许多内脏同时接受交感、副交感神经的双重支配，但血管、汗腺竖毛肌等只接受交感神经支配，而虹膜等主要接受副交感神经支配。

脊椎关节紊乱以及该紊乱引起周围组织的无菌性炎症引发本体感受器激发神经反射，该反射可能影响其神经相对应器官的功能而产生病变。脊椎神经医学体系重点强调神经系统病症与脊椎关节紊乱的关系，强调用整体观点分析疾病，这使得保健按摩师常常用看似简单的手法治愈了有“疑难杂症”的受术者。

第五节　脊柱问题相关知识

随着社会和科学技术的深入发展，人们越来越认识到，脊柱与人体健康的密切关系，与脊柱相关的问题几乎涉及身体的各个系统。督脉行于脊柱之中，统帅周身阳气。明代医家张介宾认为：“论阳常有余：故人身通体之温者，阳气也。及既死，则形存气去，此阳脱在前，阴留在后。可见生由乎阳，死亦由乎阳。非阳能死物也，阳来则生，阳去则死。”脊柱是人体的重要支柱，由于脊椎损伤、错位、退变造成督脉经络不通、阳气减弱、气血运行受阻、压迫通往内脏的神经，引起生理功能紊乱，进而影响脏腑功能，导致各系统问题的发生。

一、脊柱问题的主要原因

一是轻微扭挫伤：可造成椎间小关节微小移位，或骨质增生处的椎间软组织损伤等。

二是过度疲劳：因工作或生活过度疲劳，可造成脊柱退行性变或失稳。

三是姿势不良：睡眠、工作及生活姿势不良可造成脊柱慢性劳损，如偏睡一侧、枕头过高或过低、长时间伏案工作等均属于不良姿势。

四是感受风、寒、湿邪：风、寒、湿邪可造成脊椎退行性变及失稳，出现局部气血循环不畅，肌肉收缩不协调，便可引起脊椎生理发生变化。

五是内分泌失调：内分泌失调常并发植物神经功能紊乱，这种紊乱可使脊柱失稳加剧。因此，更年期妇女更易患脊柱相关问题。

二、脊柱诊查

（一）诊查要点

①具有自觉表现一项或几项表现者：如脊背疼痛、脊柱活动障碍、疼痛、酸胀、沉痛麻木、相对应器官功能障碍等。

②望诊检查：从受术者的上至寰枕关节，下至尾骨在内，外至肩胛骨内缘线，仔细观察脊柱中线及脊柱两侧，是否有侧弯、棘突凹陷或凸起，偏离或偏歪中线者，脊柱区带内色素改变。

③触诊：采用三指触诊法，可发现棘突增粗、压痛、偏离中线，及与脊柱有关的肌肉、韧带附着点有明显的痉挛、增粗、条索状或沙粒状硬结、剥离、摩擦音等阳性反应物。

④其他辅助检查：排除骨折、脱位、肿瘤、结核、嗜伊红细胞肉芽肿及严重的器质性病变者。

（二）四步定位诊断法

1. 第一步：神经定位诊断法

问诊时，根据受术者疼痛、麻木的部位，按神经定位诊断分析神经根受压部位，初步确定紊乱的脊椎或关节。

2. 第二步：望诊定位法

望脊椎的形态，观察有无偏歪、凹陷或凸起，脊椎区有无皮肤颜色改变及色素斑等。

3. 第三步：触诊定位法

通过三指触诊法，确定棘突有无偏歪，吻棘、关节突有无紊乱摩擦音、弹响音；横突压痛、有无阳性反应物如硬结、条索状肿块、或代偿性肥大等部位。

通过三步触诊，符合前两项望诊、神经系统检查结果符合第一、第二步定位诊断，即可进一步明确脊椎紊乱的诊断。

4. 第四步：脊柱影像定位法

首先仔细观察X线侧位片各椎间关节的变化，椎轴动力学改变，生理曲度是否变直、是否有反弓、是否侧弯；椎体后缘是否变锐、是否有骨桥形成；寰椎紊乱时会出现的仰位、倾位、侧旋等改变以及各椎间关节形态改变或移位，都属脊椎紊乱的表现。各椎间盘变性、椎体关节骨质增生、各韧带钙化的部位、程度等，与前三步定位诊断综合分析，可作出最后定位诊断结论。应注意排除骨折、脱位、结核、肿瘤、化脓性炎症等。

（三）触诊方法

1. 单指触诊法

以拇指指腹为着力点，在局部组织进行滑动触诊，观察局部组织有无紧张、压痛、结节、条索等。主要用于诊断软组织损伤的问题。

2. 三指触诊法

以食指、中指及无名指三指指腹尖端分别按压在脊柱三突上，上至环枕关节，下至尾骨尖端，外至竖脊肌外侧。用一定压力由上向下、由内到外滑动，仔细触摸各棘突连线是否为直线，各棘突有无偏歪、肥厚、压痛，同时用食指与无名指分别感觉两侧竖脊肌有无压痛、硬结、条索等。主要用于诊断脊柱相关问题。

3. 三线触诊法

①骨线：第 1 线，为脊柱的正中线，是棘突的连线和督脉的所在。可沿线检查棘突和棘上韧带是否偏移、凹凸、中断、间隙变化、阶梯样改变等。为脊柱问题的定位定性提供依据。

②筋线：第 2 线，华佗夹脊穴和 31 对脊神经的分布所在。是脊柱深层韧带肌腱问题的主要诊断依据，包括椎间盘突出。可根据疼痛的性质和结节、条索、肿块的大小判断疾病的时间和轻重。

③肌线：第 3 线，肌肉隆起的区域，是背部主要肌肉及膀胱经所在。在触诊的过程中检查肌肉的弹性、痛点的深浅。为肌肉的劳损程度提供依据。

（四）椎体定位

1. 颈椎

方法：受术者坐位或俯卧位。

第二颈椎定位：自枕骨下缘中点向下触摸，触摸到的第一个椎体棘突即为第二颈椎棘突，而后向下依次触摸第三、第四、第五、第六颈椎。

第七颈椎定位：受术者低头，先以拇指触摸后颈部隆起的最高点，再嘱咐受术者抬头、低头，此时指下有滑动感，即为第七颈椎棘突。

2. 胸椎

方法：受术者俯卧位。

第一胸椎定位：第七颈椎向下数，第一个椎体即为第一胸椎，而后向下依次触摸第二、第三胸椎。

第四胸椎定位：两侧肩胛骨肩胛冈内侧端尽头连线，平第四胸椎椎体，而后向下依次角膜第五、第六胸椎。

第七胸椎定位：两侧肩胛骨下角连线，平第七胸椎椎体，而后向下依次触摸第八、第九、第十、第十一、第十二胸椎。

3. 腰椎

方法：受术者俯卧位。

第二腰椎定位：两侧第十二肋尖连线，平第二腰椎棘突，而后向上触摸第一腰椎，向下触摸第三腰椎。

第四腰椎定位：两侧髂嵴高点连线，平第四腰椎棘突，而后向下触摸第五腰椎。

三、脊柱问题的主要表现

（一）颈椎问题表现

1. 眩晕

一般认为，眩晕多由于颈椎紊乱，局部软组织水肿，炎性渗出，肌肉痉挛，刺激压迫椎动脉及其周围的交感神经纤维或颈上神经节，反射性引起椎—基底动脉系缺血，临床常由于头颈部位置改变而发生，故又称“位置性眩晕”。轻者呈一过性发作，过后无任何不适；重则天旋地转，卧床不起，稍改变头颈部位置则表现加剧。眩晕发作时伴有恶心、呕吐、出冷汗、心悸心慌、四肢冰冷等植物神经功能紊乱表现。多节颈椎的紊乱均可诱发眩晕。

2. 头痛

疼痛的部位可局限于眶周、颞部、枕部、顶部或一侧头部，疼痛的程度可从轻微隐痛、不适到刺痛或跳痛。常伴有眩晕、眼胀、心悸、鼻塞、出冷汗等植物神经功能紊乱表现，有人称之为“颈性偏头痛”。头痛的部位与颈椎椎体紊乱的方向有关。寰椎紊乱多引起同侧头面部疼痛，枢椎紊乱多引起同侧枕颞部的疼痛。

3. 眼部表现

以眼胀、视力疲劳表现较多见。受术者在阅读或看电视时，因眼胀、眼涩、流泪、昏花而不能持久，多伴有同侧头痛。很多中年受术者配镜后，上述表现不能缓解，严重者表现为视力明显下降甚至失明。有的则表现为屈光不正、眼睑下垂等。

4. 鼻部表现

常见表现有鼻塞、流清涕、鼻孔内异样感觉，以单侧为多，与环境、气候变化有关。发病与环枢椎紊乱有密切关系，多为紊乱方向的同侧。可能是由于颈交感神经受刺激后，鼻黏膜的血管处于敏感状态，对正常的物理、化学刺激因素反应强烈，血管的舒缩功能失调，而使鼻黏膜肿胀、充血及出现卡他性渗出。有的受术者出现嗅觉异常，甚至形成过敏性鼻炎。

5. 咽喉部表现

咽喉部表现主要为失音、声音嘶哑、咽部异物感（即中医的梅核气）、吞咽困难，甚至引起慢性咽炎而出现咽部不适，分泌物增多，刺激性咳嗽，咽部疼痛、充血。其原因主要为颈交感神经刺激后，通过颈上节的分支——咽支而引发的表现。

6. 耳部表现

耳部表现主要为耳鸣、耳聋。耳鸣可发生在单侧或双侧，声如蝉鸣，甚如机器轰鸣，症状严重者，连日常有声调较高的讲话声、金属碰撞声都难以忍受。头颈部位置改变时表现可减轻或加剧。有些受术者表现为耳胀、听力减退，伴同侧枕部牵拉痛，重者可出现耳聋。

7. 颅神经表现

以第 9、12 对颅神经损伤多见。表现为呛咳、音哑、伸舌障碍、语言不清、软腭麻痹等。

8. 循环系统表现

颈部交感神经受刺激可出现血压异常（高血压、低血压），雷诺氏综合症，以及类冠心病表现，如胸闷、胸痛、气短、心悸等，甚至出现心律失常。

9. 其他表现

颈、肩、臂痛，肌肉萎缩，功能障碍，失眠，嗜睡，记忆力减退，二便失调，共济失调，肢体震颤、麻痹，三叉神经痛，血管神经性水肿，精神分裂症，癫痫，哮喘，以及消化、内分泌、泌尿生殖等系统的问题。

（二）胸椎问题表现

1. 胸脊神经激惹症状

胸脊神经激惹症状表现为损伤的神经节段支配区的放射性或局限性疼痛、麻木、肌肉痉挛或肌肉萎缩。例如胸 7 至胸 10 脊神经受激惹，引起季肋部疼痛或束带感，胸 8 和胸 12 脊神经受激惹，产生下腹部及腹股沟区的疼痛并向会阴部放散。

2. 植物神经功能紊乱症状

上段胸脊椎（胸 1 至胸 5）损伤的症状主要表现为头、颈、胸腔脏器和上肢的感觉异常及功能紊乱。与颈脊椎交感神经受激惹的症状相似，如头、颈、胸背、上肢的血管运动机能失调、汗液分泌紊乱。上述部位的皮肤表现为苍白、潮红、冰凉、灼热、多汗或无汗等。心血管和呼吸系统的功能紊乱亦和上胸椎损伤有关，表现为心悸、心律失常、假性心绞痛、胸闷、胸部堵塞和压迫感、呼吸不畅、喘咳或痉挛性呛咳以及哮喘等。

中下段胸脊椎（胸 5 至胸 12）损伤的症状主要表现为腹腔实质性器官和结肠脾曲以前的消化道功能紊乱症状。以食欲不振、脘腹胀满、胃痛、腹痛、腹泻、便秘等消化道功能紊乱症状多见。长期的内脏运动和分泌功能紊乱，最终可导致器官的实质性病变，如胃十二指肠溃疡、慢性胃炎、胃下垂、慢性结肠炎、胆囊炎等。

3. 胸胁屏气（岔气）

胸胁部屏伤是指胸胁部屏（岔）气伤。是由于用力不当等因素，致胸胁部疼痛，以痛无定处，范围广，压痛不明显，或伴有咳嗽，呼吸急紧，活动痛剧，胸闷不舒为主要症状的一种病症。临床上多见于因举重抬扛、用力不匀或动作不协调损伤胸廓关节或软组织而引起的胸痛。按摩疗法对本症有显著效果。因直接暴力造成的胸壁挫伤、肋骨骨折及并发内脏损伤等不在本节讨论之列。

（三）腰椎问题表现

1. 腰痛或腰伴腿痛

疼痛的程度差别很大，从轻微的钝痛到刀割样剧痛不等；有的比较局限，受术者能清楚而准确地指出疼痛部位，有的疼痛部位较深且区域模糊；有的仅限于腰部，有的可向下肢扩散。多数昼夜均有疼痛，但有的白天腰痛重，夜间休息减轻，有的白天轻微活动后腰痛减轻，夜间常因腰部疼痛、僵硬而不能入睡，或在睡眠中痛醒，起床时更感困难。

2. 腰部僵硬或无力

急性腰痛多伴有单侧或双侧腰背肌痉挛，不能前屈。有的因腰背肌长期废用而萎缩，导致腰部无力或空虚感，肩不能负重，走路也感困难。一部分慢性腰痛受术者，因腰背肌损伤后，血肿机化、韧带挛缩、骨质增生、骨关节炎等均可导致腰部强硬，触之呈板样感觉。

3. 功能障碍与姿势畸形

其程度与损伤种类、损伤轻重、病程长短等各有不同。轻者弯腰不便，能做一般劳动或轻微活动；重者则不能劳动而被迫卧床，甚至不能翻身，生活不能自理。

4. 喜暖怕冷、遇寒则痛剧

腰痛受术者每遇风寒、潮湿等气候变化时疼痛增剧，在阴雨天之前疼痛明显。尤其是韧带损伤所引起的疼痛，遇到寒冷刺激时，更为敏感。

（四）骶椎问题表现

1. 坐位腰胯痛

坐位时间稍久，就会感到腰胯酸痛。这往往是由于坐姿不正而引起骶髂关节损伤。因为人体在坐位时，主要是两个坐骨接触座椅。坐骨是髂骨的延伸部位。有些人喜欢坐位时跷二郎腿，这样就造成单侧的坐骨（髂骨）承受上半身的重力，久而久之，骶髂关节的韧带对肌肉的张力下降，弹力减退，导致骶髂关节错缝。

另外一种多为经产妇产生的症状。由于妊娠期骨盆增大，骶髂关节韧带舒张，加上产后休息不好，骶髂韧带的弹力未能很好地恢复，也容易造成骶髂关节错缝，多发生于中青年妇女。

2. 平躺下腰胯痛

平时行走、坐立时疼痛不明显，但当平躺时就会出现下腰痛和腰胯痛，只能侧身睡。这种情况往往是骶髂关节错缝，两侧髂骨高低不对称，平躺时错位的髂骨受到创面的压力而产生症状。

3. 睡床翻身腰胯痛

睡眠时平躺或侧卧无症状，当转动身体时就产生腰胯痛，这种情况多是骶髂关节错缝，也可能是腰骶关节问题。

4. 步态不正（长短腿）

步态不正指走路时一脚高一脚低，平卧时会发现两足跟长短不等。这种状态有三种可能：一是骶髂关节错缝；二是股内收肌损伤；三是髋关节问题。

第五章　心理学相关知识

保健按摩师是一种与人打交道的职业，每天都要为各种各样的受术者服务。如何与不同的受术者进行恰当、令人愉悦的交流，如何探索受术者的心理动向，利用心理学创设良好的主宾关系，成为每个保健按摩师的必备技能。在本章节中，将从什么是心理健康，怎样才算心理健康，如何用心理学提升保健按摩师的服务水准，如何运用心理交流原则和技巧促进受术者心身平和等多方面进行讲解，以帮助保健按摩师提高自身的整体素质，用科学的心理学知识服务受术者，解决宾客的实际心理困扰，满足宾客人性化的需求，从而达到保健按摩的更高层次，展示保健按摩的真实理念。

第一节　心理健康概述

从传统意义上理解，健康是指人的身心健康。随着社会竞争的加剧，人们越来越认识到心理、社会因素对人体健康有着重要的影响。1984 年，联合国卫生组织把健康定义为“不但没有身体的缺陷和疾病，还要有生理、心理和社会适应能力的完满状态”。由此可见，健康包括身体和心理两个方面，缺一不可。衡量一个人是否健康，必须从生理、心理、行为等因素方面分析，不仅要看其有没有身体上的器质性或功能性异常，还要看其有没有主观不适感，有没有社会公认的不健康行为。

一、什么是健康

健康是指生理、心理及社会适应三个方面全部良好的一种状况，而不仅仅是指没有生病或者体质健壮。

健康的标准（世界卫生组织制定）如下：

①充沛的精力，能从容不迫地担负日常生活和繁重的工作而不感到过分紧张和疲劳。

②处世乐观，态度积极，乐于承担责任，事无大小，不挑剔。

③善于休息，睡眠好。

④应变能力强，能适应外界环境中的各种变化。

⑤能够抵御一般感冒和传染病。

⑥体重适当，身体匀称，站立时头、肩位置协调。

⑦眼睛明亮，反应敏捷，眼睑不发炎，无出血现象。

⑧肌肉丰满，皮肤有弹性。

⑨道德高尚，有良好的公德和道德修养。

⑩对自己和对他人的健康负责，工作、生活、娱乐等，以不影响、不损害他人的利益和健康为前提。

二、什么是亚健康

亚健康状态，又称慢性疲劳综合症或第三状态，是指介于健康与疾病之间的边缘状态、有可能趋向疾病的状态，很大程度上是慢性病的潜伏期。

（一）亚健康的主要原因

亚健康状态是由于心理、生理、社会三方面因素导致机体的神经系统、内分泌系统、免疫系统的整体协调失衡、功能紊乱。其主要原因是人们的生活压力、工作压力、社会压力太大、太多，在当今社会中，人人都避不开这三大压力，所以每个人都或多或少有或轻或重的亚健康问题。

（二）亚健康的表现

①睡眠差。

②做梦多。

③记忆力下降。

④注意力不集中。

⑤社会交往能力下降。

⑥心情不好。

⑦工作效率不高。

⑧自信心不强。

⑨体重增加。

⑩食欲不正常。

【复习题】

1. 什么是健康?

2. 健康的标准是什么?

3. 什么是亚健康?

第二节　心理服务的对象、任务与原则

保健按摩服务不同于一般的服务，它是有形的物与无形的服务行为的综合体。具体地说，保健按摩服务是服务人员通过各种设施、设备、方法、手段、途径和“热情好客”的种种行为方式，在为宾客提供能够满足其生理和心理的物质和精神的需要过程中，创造一种和谐的气氛，产生一种良好的心理效应，从而触动宾客的感情，唤起宾客心理上的共鸣，使宾客在接受服务的过程中产生惬意、幸福之感，进而乐于交流、乐于保健按摩消费的一种活动。

保健按摩师在为宾客按摩过程中，如果想解除宾客身体和精神疲劳，不仅要有按摩技术，还必须掌握心理服务的知识，即心理服务对象、任务和原则，否则，很容易陷入心理服务的误区，影响按摩师自身的心理健康，也不利于宾客的精神放松。

一、心理服务的对象

人的精神正常与不正常无明显的界限，它是一个连续变化的过程。如果将人的精神正常比作白色，精神不正常比作黑色，那么在白色与黑色之间存在一个巨大的缓冲区域——灰色区，大多数人都散落在这一灰色区域内——亚健康。如果进一步划分的话，灰色区又可分为浅灰色与深灰色区域。浅灰色的人

只有心理冲突而无人格变态，其突出表现是由诸如失恋、丧亲、经济窘迫、夫妻纠纷等生活矛盾所带来的心理不平衡与精神压抑。深灰色区的人则患有某种异常人格和神经症，如强迫症、恐惧症、疑病症、性倒错等。浅灰色区与深灰色区之间并没有明确界限，而后者往往包含了前者。

保健按摩师属于社会服务工作者，其心理服务的对象主要是浅灰色人群，即在学习、工作和生活中遇到各种心理压力，引起矛盾冲突而产生适应及情绪障碍者。浅灰色人群是最主要、最多见的对象。而对深灰色和纯黑色人群应该谨慎言行，并建议其尽快寻求专业心理医生的帮助。

二、主宾心理交流的任务

作为社会服务者的保健按摩师，在与宾客交流过程中，其心理服务的主要目的是要帮助宾客减轻他们由于内心世界出现的矛盾冲突所带来的情绪和行为的困扰，并尽力帮助他们在自我认识和自我改善中达到心理的健全与成熟。在这过程中，保健按摩师更多的是协助者、倾听者，他 / 她运用一些心理学的方法和技术来帮助宾客自省，独立解决自己的心理困扰。

三、主宾心理交流的基本原则

主宾交流过程中，并不是什么都可以谈，什么都随便谈，必须遵循一定的基本原则，只有如此，才能有的放矢地进行心理疏导，帮助宾客在身体放松的同时，得到心理疏解，达到按摩保健的更高层次。

①理解支持原则：要求按摩师设身处地地去感受宾客的内心体验，以深刻了解其心理困扰和行为动机。只有理解了对方，体味到对方的难言之隐和痛苦，才能给予对方以心理支持，进而进行心理互动。

②疏导启发原则：按摩师应该对宾客的失调情绪进行合理疏导，给予适当的安慰，对宾客在主宾交流过程中表现出来的积极因素给予肯定，例如其积极面对压力，或者勇于承认生活中的失败等。同时保健按摩师应该注意强调启发性，引导宾客正视自己面临的问题，启发其从多种角度思考问题，自觉领悟、调整、建立新的适当的态度，提高独立性。

③耐心倾听、细致询问的原则：只有认真倾听才能了解对方存在的问题，

才能理解对方。同时，认真倾听还可以帮助宾客解除心理负担、放松情绪。细致询问是为了澄清问题，把握宾客心理问题的实质。只有把握了实质，才能更好地帮助宾客理清问题的头绪，进行有的放矢的帮助和支持。

④保密性原则：这是主宾心理交流中最基本、最重要的原则，是鼓励宾客畅所欲言的心理基础，也是对宾客人格及隐私权的最大尊重。其保密范围包括：对宾客的谈话内容保守秘密，不公开宾客的姓名，拒绝关于宾客情况的调查以及尊重宾客的合理要求等内容。

【复习题】

1. 主宾心理交流的任务是什么？
2. 主宾心理交流的基本原则是什么？
3. 主宾心理交流中最重要的原则是什么？

第三节　宾客的消费心理

对于所有的商家而言，宾客是他们的经济来源，是他们的衣食父母。保健按摩的服务对象也是宾客，所以，保健按摩师只有熟知宾客的消费心理、掌握他们的需求，才能更好地为他们提供满意的服务，才能赢得更多的宾客。

一、宾客常见的消费心理

作为从事服务行业的保健按摩人员，必须了解宾客的消费心理，这对保健按摩事业是否能够取得成功起着决定性的作用。日常生活中常见的消费心理有以下几种：

（一）求廉的心理

人们在消费活动中，都希望用最少的付出换取最大的效益。追求物美价廉是最常见的消费心理。买主在消费活动中，对商品或服务的价格反应最为敏感，在同类以及同质量的商品或服务中，消费者总会选择价格较低的商品和服务。

（二）求实的心理

这种消费心理讲究消费行为的实效，着重于消费行为对宾客带来的实际效果。保健按摩是不是达到了预期的效果，是不是可以帮助宾客缓解疲劳、放松精神，都成为宾客对消费行为实效价值的评价标准。

（三）安全的心理

这里包含两层意义：一是获取安全，二是避免不安全。宾客在购买商品或者享受服务过程中，不会给宾客本人和家人的生命财产或身心健康带来危害。人们之所以选择去医院看病或接受保健按摩，是为了预防和治疗疾病，促进身体健康和安全。是否安全就决定了宾客消费的取向。

（四）从众的心理

从众心理是指宾客在消费过程中，通过消费与他人相同的服务而求得安心的心理因素。在消费过程中，宾客主观地推测消费群体最集中的服务一定是最好的服务，认为不好的服务项目不可能得到那么多人的认可。因此，宾客是在跟随大众消费过程中寻求一种安心和放心。

（五）求新、求美的心理

追求和使用新产品，接受新的服务项目是宾客的一种普遍心理。人们总是在求新求美，保健按摩项目的创新和开发，就是为了迎合宾客这一心理。减肥、养颜、抗衰老等方法，在很大程度上满足了宾客求美的心理。一般来说，年轻人求新、求美的欲望比老年人更强烈。

（六）自尊和表现自我的心理

人人都有自尊心，宾客也不例外。宾客更期望自己的消费能得到社会的承认和其他宾客的尊重。宾客大都喜欢听好话，喜欢受人恭维，从而觉得自己有成就，并希望能够通过某种消费形式来表现自己。

（七）追求“名牌”的心理

消费者对名牌产品有着强烈的追求欲望和信任感。在服务领域，这种名牌效应更强烈，比如拥有某保健按摩店的金卡，有时候就是身份的一种象征。宾客往往认为买到名牌消费品才能保证消费效果。

二、如何判断宾客是否具有消费意向

在与宾客接触的过程中，宾客在言语或行动中总会有意无意地做出一些反应，保健按摩师需要及时捕捉有效信息，判断宾客是否具有消费意向。

（一）非言辞讯号

①宾客在听保健按摩知识或其他健康知识的过程中神情专注。
②宾客谈话间点头示意的次数增加，表情放松而面带笑容或安静地思考。
③宾客原先坐姿是后仰，后来逐渐采取前倾或略为挺直的姿势。
④宾客停止翻弄手指，停止摇摆，停止抽烟。
⑤宾客注意查看相关资料，或注视特定的重点。

（二）言辞讯号

①宾客询问价钱、优惠条件等。
②宾客问询服务条件、治疗效果等。
③宾客开始说明自己的情况。
④宾客向其他人或朋友亲戚等征求意见等。
保健按摩师注意捕捉宾客发出的讯号，加以引导，通常可以成功地促成宾客的消费行为。

【复习题】

1. 日常生活中常见的消费心理有哪些？
2. 如何判断宾客是否具有消费意向？

第四节　建立良好主宾关系的基本要素

保健按摩师与宾客的关系可以分为很多种，有淡如水的泛泛之交，有真诚的朋友之情，也有心灵相通的知己之感。当然后者会令保健按摩师与宾客之间的关系更为密切。宾客主观上都愿意与理解自己、善解人意，甚至能帮助自己排解烦恼的人交往。如果保健按摩师要想与宾客建立良好的主宾关系，就需要注意以下几点。

一、尊重

对宾客的尊重，是保健按摩师与宾客心理交流的最起码要求。尊重宾客的现状以及他们的价值观、人格和权益，予以接纳、关注、爱护，是建立良好主宾关系的重要条件，是有效助人的基础。同时，尊重可以使宾客感到自己受尊重、被接纳，获得一种自我价值感。

第一，尊重意味着完整地接纳一个人。每一个人都有长处和短处，尊重就意味着要接纳一个既有优点又有缺点的宾客，而不是仅仅接纳其积极面，排斥消极面。

第二，尊重意味着彼此平等。虽然按摩师在专业知识方面，在某些经验方面比宾客要高，但这决不能成为比宾客优越的资本。应当以平等商量的口吻和宾客交谈，而不要卖弄自己的学识，罗列一大堆的术语，使对方处于“无知”的尴尬境地。

第三，尊重意味着以礼待人。宾客都是客人，应以礼相待，言语行动都要有礼貌，不说粗话、脏话。此外，无论宾客相貌美丑，地位高低，经济贫富，脾气好坏，年龄大小，性别为何，保健按摩师都应一视同仁，予以尊重，提供优良服务。

第四，尊重意味着信任对方。不应认为宾客故意在隐瞒什么，有时宾客在涉及某些敏感问题时会有所顾虑，而有所掩饰或犹豫，保健按摩师应尊重宾客的这种心理，并借助于尊重、理解、温暖来消除求助者的顾虑。

第五，尊重意味着保护隐私。对于宾客讲述的秘密、隐私，按摩师应予以尊重、保护，不应随便外传；至于一些秘密、隐私，按摩师不得随便干预，不可出于好奇的念头去探问，这是不尊重的表现。

二、真诚

真诚是指在心理服务过程中，保健按摩师应该以“真正的我”出现，而不是让自己隐藏在专业身份的后面，扮演十全十美的按摩师角色。相反，按摩师应该很开放、很自然、很真诚地投入到服务过程中。具体来说，真诚的表现就是按摩师开诚布公地与宾客交谈，直截了当地表达自己的想法，而不是让宾客去猜测你谈话中的真实含义，或去想象你所说的是否还提供了什么别的信息；按摩师应自由地表达自我，不害怕暴露自己的短处，不戴面具，大方自然。但是，保健按摩师也要明确真诚并不等于实话实说，而应该遵循对宾客负责、有益于宾客心身健康的原则。

总的来说，真诚是服务主客体双方建立良好关系的基本条件，但真诚不是强求的，而是服务过程中的一种自然表现。同时，真诚也不是用一些手段或计策来操纵宾客，而是对宾客有一种真实而可靠的关心和爱护。真诚是按摩师的一种基本素质，这种素质是潜心修养、不断实践的结果。

三、通情达理

所谓通情达理，是指在与宾客进行心理交流过程中，保健按摩师不但要正确地了解宾客的感受和那些感受的意义，同时还要将这种了解传达给对方，从而促使宾客对自己的感受和经验有更深入的自觉和认识。

首先，保健按摩师要放下自己的参照标准，将自己放在宾客的地位和处境中尝试感受其喜怒哀乐，经历其所面对的压力，并体会其作决定和行为的原因，而不是站在自己的立场去主观猜测。

其次，保健按摩师要善于观察，从宾客各种表情的线索中增进同感的准确性。

再次，保健按摩师要掌握丰富的词汇和准确的表达能力，以便将自己对宾客的理解充分反馈给宾客。

【复习题】

1. 保健按摩师与宾客心理交流的最起码要求是什么？
2. 主客体双方建立良好关系的基本条件是什么？

第五节　加强主宾关系的技巧

一、倾听技巧

倾听是主宾心理交流的第一步，是心理交流的先决条件。倾听既是表达了对宾客的尊重，也是为了充分地了解情况，同时也能使对方在比较宽松和信任的氛围下诉说自己的烦恼。

主宾心理交流的倾听不同于一般社交谈话中的聆听，因此不可以像日常谈话中那样随意插话、任加是非评判乃至争论。更重要的是，倾听要用心去听，去设身处地地感受；不但要听懂宾客通过语言、行为所表达出来的内容，还要听出宾客在交谈中所省略的和没有表达出来的东西。

保健按摩师可以用肢体语言（包括点头、微笑、注视、坐姿等）和有限度的语言（如“嗯”“是的”“我明白”等）向宾客表示自己正在留心倾听对方讲话。

二、询问技巧

谈话过程中，按摩师要有针对性地、适时适度地运用询问技巧，通常能够促进宾客更多地自我剖析，从而更积极地参与到谈话中来，能更有效地建立良好关系，为主宾心理交流奠定良好的基础。

封闭性问题是指按摩师引导宾客用“是”或“不是”，“有”或“没有”，“对”或“不对”等语句来回答问题。比如：“你现在心情很沉重，是吗？”“我理解的对吗？”等问题就是封闭性问题。这类问题常用来收集资料并加以条理化，澄清事实，获取重点，缩小讨论范围。当宾客的叙述偏离正题时，用来适当地中止其叙述，并避免会谈过分个人化。

但是，封闭性问题应用次数不宜多，因为封闭性问题不能提供较大的自由度给宾客，甚至限制了宾客的思路和自我表达，这样不仅妨碍按摩师对宾客资料的收集和对问题的广泛深入了解，也可能破坏服务双方的关系。

在与宾客进行心理沟通过程中，保健按摩师应该把封闭性问题与开放性问题结合起来，这样效果更好。

开放性问题是指按摩师运用包括“什么”“怎么”“为什么”“能否”等词在内的语句发问，让宾客对有关的问题、事件给予较为详细的反应。这种提问方法可以引导宾客更多地讲出有关的情况、想法、情绪等。通过这类提问，按摩师能获得宾客较全面、系统的资料，有助于分析宾客的问题之所在。

三、积极关注技巧

积极关注是指按摩师以积极的态度看待宾客，注意强调他们的长处，即有选择地突出宾客言语及行为中的积极方面，利用其自身的积极因素。

这种积极的关注的出发点是这样的，如果你想帮助你的宾客，使之有所改变，你就必须相信他是能够改变的，而且他现在自身已具有一些积极因素。反之，如果你认为对方是顽石一块，那么任何的帮助都只能是徒劳无功的。而且，如果你不相信对方是能够接受帮助，对方也会接收到这种信息，他在谈话中也就可能真的不会有收获。

四、宣泄技巧

宣泄技巧是指引导宾客将蓄积已久的情绪烦恼和精神苦恼倾诉给按摩师的过程。它是一种发泄痛苦的方式，可给宾客带来极大的精神解脱，使人感到由衷地舒畅。因此，宣泄可使宾客摆脱其恶劣心境，寻找其症结，并强化其战胜困难的信心与勇气。

在主宾心理交流过程中，宣泄技巧是使宾客自我认识与自我发展的重要手段。它需要按摩师以倾听、反应、积极关注等手段来促进、强化宾客的情绪宣泄过程。运用宣泄技巧还可以增进按摩师与宾客互相沟通与相互信任，以建立良好的服务关系。

因此，宣泄不仅可以使宾客倾吐内心的精神压抑与困惑，还可以使按摩师深入了解宾客面临的困难与挫折的滋生条件与过程。从这层意义上讲，宣泄是心理交流的必经阶段。没有宣泄的产生就不可能有深入地自我开放。

【复习题】

1. 主宾心理交流的先决条件是什么?

2. 积极关注是指什么?

3. 宣泄技巧是指什么?

第六章　法律法规相关知识

遵守法律是保健按摩行业健康发展的保证，也是按摩师职业道德的具体内容。按摩师应遵守国家卫生、劳动、工商、公安、税务和政府有关部门等方面的有关法律、法规和本行业的管理规定，并依法保护自己正当的工作权益，合法执业，文明服务。

一、概念

由国家机关制定的法律规范有以下几种：

（一）《宪法》

《宪法》是我国的根本大法，国家的总章程。由国家的最高权力机关——全国人民代表大会制定。在所有的法律规范中具有最高的法律效力。

（二）法律

法律是由全国人民代表大会及其常务委员会制定的规范性文件，它的法律地位和效力低于宪法，高于其他法律规范，属于二级大法。例如：《中华人民共和国刑法》《民法通则》《刑事诉讼法》《未成年人保护法》《保守国家秘密法》等。

（三）行政法规

行政法规是由国家的最高行政机关即国务院制定的规范性文件。例如《道路交通管理条例》。这种行政法规的地位和效力低于法律，高于地方各级国家权力机关和行政机关制定的法律规范。在全国范围内有效。

（四）治安管理有关法律法规

1.《中华人民共和国治安管理处罚法》

所谓治安管理，是指依据《宪法》，为了建立和维护正常的社会治安秩序、保障社会生活的正常进行，通过公安机关依据法律、依靠人民群众进行治安管理的活动。我国的治安管理属于行政管理的重要组成部分，具有法制性、强制性、群众性、公开性、综合性、长期性、协调性、预防性等特点。

经 2005 年 8 月 28 日十届全国人大常委会第 17 次会议通过，2005 年 8 月 28 日中华人民共和国主席令第 38 号公布，自 2006 年 3 月 1 日起施行。

2. 违反治安管理行为的种类

（1）扰乱公共秩序的行为包括：扰乱机关、团体、企业、事业单位的秩序；扰乱车站、码头、民用航空站、市场、商场、公园、影剧院、娱乐场、运动场、展览馆或者其他公共场所的秩序；扰乱公共汽车、电车、火车、船只等公共交通工具的秩序；结伙斗殴、寻衅滋事、侮辱妇女或进行其他流氓活动；捏造或者歪曲事实、故意散布谣言或以其他方法煽动扰乱社会秩序；谎报险情、制造混乱；拒绝、阻碍国家工作人员依法执行公务，尚未使用暴力、威胁方法。

（2）妨碍公共安全的行为。

（3）侵犯他人人身权利的行为。

（4）侵犯公私财物的行为。

（5）妨碍社会管理秩序的行为。

（6）违反消防管理的行为。

（7）违反交通管理的行为。

（8）违反户口或者居民身份证管理的行为。

（9）其他禁止行为：

①卖淫、嫖宿、暗娼以及介绍或者容留卖淫、嫖宿、暗娼的行为；

②违反政府规定，种植罂粟等毒品原植物的行为；

③赌博或者为赌博提供条件的行为，制作、复制、出售、出租或者传播淫秽书画录像或者其他淫秽物品的行为。

3. 处罚的原则和种类

（1）处罚的原则

①责任年龄的原则。不满 14 岁的人违反治安管理条例的，免予处罚。满

14 岁不满 18 岁的人违反治安管理条例的，从轻处罚。年满 18 岁的承担完全责任。

②责任能力的原则。对精神病人和聋哑人不予处罚。

③从轻原则。情节轻微、承认错误的从轻处罚。

④从重处罚。造成后果严重的、教唆犯、打击报复检举人及屡犯不改的从重处罚。

⑤合并处罚。一人有两种以上违反治安管理条例行为的分别裁决合并执行。

⑥时效原则。违反治安管理条例行为 6 个月以内公安机关未发现的不再处罚。故意逃避的，一经发现仍要处罚。

（2）处罚的种类

①警告。

②罚款。罚款数额一般在 1 ~ 200 元。对于卖淫、嫖娼、赌博、传播淫秽物品、种植毒品原植物等违反治安管理条例的行为可处以 3000 ~ 5000 元的罚款。

③拘留。拘留时间为 1 日以上 15 日以下。

二、部门和地方性法规

（一）地方性法规

地方性法规是由省、自治区、直辖市的人民代表大会或者它的常务委员会为了贯彻执行宪法、法律、行政法规，结合本地实际情况和需要制定的法律规范。例如，北京市人大常委会制定的《北京市关于禁止燃放烟花爆竹的规定》《北京市严格限制养犬的规定》等。这种地方性法规的地位和效力，低于宪法、法律、行政法规，高于规章。只在本行政区域内有效。

（二）规章、标准

规章、标准是国务院各部、委员会和省、自治区、直辖市人民政府制定的法律规范。按照制定的国家机关不同，规章可以分为两种：一种是行政规章，就是由国务院各部、委员会制定的法律规范；再一种是地方规章，是由省、自治区、直辖市人民政府制定的法律规范。标准也有国家和地方两种。

规章、标准虽不及法律、法规的效力，但法律、法规对行业做了规范之后，规章、规程、标准就具有了法律的约束力。例如，依据《劳动法》确立保健按摩师职业之后，《保健按摩师职业标准》的颁布就成为指导保健按摩行业的行业教学、技能操作和考核的依据。若不能达标则不能取得职业保健按摩师的资格证书，就不能从事按摩工作。违规从业人员不受法律保护。有关管理部门对违法执业和从业人员可以实施行政处罚。

三、劳动和社会保障法律知识

《中华人民共和国劳动法》（以下简称《劳动法》）是保护劳动者合法权益、调整劳动关系的法律规范，1994 年 7 月 5 日由全国人大常委会通过，1995 年 1 月 1 日起施行。已于 2009 年、2018 年经全国人民代表大会常务委员会两次修正。《劳动法》是调整劳动关系的基本法律，是制定其他劳动法规的依据。

（一）劳动者的权利与义务

《劳动法》对劳动者的权利和义务做了明确的规定。

劳动者的权利包括：1. 平等就业的权利；2. 选择职业的权利；3. 取得劳动报酬的权利；4. 获得劳动安全、卫生保护的权利；5. 享有社会保险福利的权利；6. 接受职业技能培训的权利；7. 提请劳动争议处理的权利；8. 休息休假的权利。

劳动者的义务有：劳动者应该完成劳动任务，提高职业技能；执行劳动安全卫生规程；遵守劳动纪律和职业道德。

（二）劳动就业

关于劳动者就业问题，《劳动法》有明确规定：劳动者就业，不因民族、种族、性别、宗教信仰不同而受歧视；妇女享有与男子平等的就业权利，在录用职工时，除国家规定的不适合妇女的工种或者岗位外，不得以性别为由拒绝录用妇女或者提高对妇女的录用标准；残疾人、少数民族、退出现役的军人的就业，法律、法规有特别规定的，服从其规定；禁止用人单位招用未满 16 周岁的未成年人。

（三）劳动合同

为了保护劳动者和用人单位双方的利益，《劳动法》规定劳动者与用人单位确立劳动关系应当签订劳动合同，订立和变更合同应当遵循平等自愿、协商一致的原则，不得违反法律、行政法规的规定。

1. 合同的订立

劳动合同应当以书面形式订立，并具备以下条款：劳动合同期限；工作内容；劳动保护和劳动条件；劳动报酬；劳动纪律；劳动合同终止的条件；违反劳动合同的责任。

劳动合同的期限分为有固定期限、无固定期限和以完成一定的工作为期限。劳动合同可以约定试用期。试用期最长不得超过六个月。

劳动合同分有效与无效合同，违反法律、行政法规的劳动合同和采取欺诈、威胁等手段订立的劳动合同都为无效合同。

2. 合同的解除

解除合同有两方面：一是用人单位解除合同，二是劳动者解除合同，两者都要依法办理。《劳动法》对合同的解除分别做了规定：

用人单位解除劳动合同：

第二十五条　劳动者有下列情形之一的，用人单位可以解除劳动合同：

（1）在试用期间被证明不符合录用条件的；

（2）严重违反劳动纪律或者用人单位规章制度的；

（3）严重失职，营私舞弊，对用人单位利益造成重大损害的；

（4）被依法追究刑事责任的。

第二十六条　有下列情形之一的，用人单位可以解除劳动合同，但是应当提前 30 日以书面形式通知劳动者本人：

（1）劳动者患病或者非因工负伤，医疗期满后，不能从事原工作也不能从事由用人单位另行安排工作的；

（2）劳动者不能胜任工作，经过培训或者调整工作岗位，仍不能胜任工作的；

（3）劳动合同订立时所依据的客观情况发生重大变化，致使原劳动合同无法履行，经当事人协商不能就变更劳动合同达成协议的。

第二十七条还指出，用人单位濒临破产进行法定整顿期间或者生产经营状况发生严重困难，确需裁减人员的，应当提前 30 日向工会或者全体职工说明情况，听取工会或者职工的意见，经向劳动行政部门报告后，可以裁减人员。用人单位依据本条规定裁减人员，在6个月内录用人员的，应当优先录用被裁减的人员。

符合上述情况，用人单位依法可以解除劳动合同。但《劳动法》第二十九条规定劳动者有下列情形之一的，用人单位不得依据第二十六、第二十七条解除劳动合同：

（1）患职业病或者因工负伤并被确认丧失或者部分丧失劳动能力的；

（2）患病或者负伤，在规定的医疗期内的；

（3）女职工在孕期、产假、哺乳期内的；

（4）法律、行政法规规定的其他情形。

劳动者解除劳动合同：

第三十一条规定，劳动者解除劳动合同，应当提前30日以书面形式通知用人单位。

第三十二条指出，有下列情形之一的，劳动者可以随时通知用人单位解除劳动合同：

（1）在试用期内的；

（2）用人单位以暴力、威胁或者非法限制人身自由的手段强迫劳动的；

（3）用人单位未按照劳动合同约定支付劳动报酬或者提供劳动条件的。

（四）工作时间和安全卫生

《劳动法》规定：国家实行劳动者每日工作时间不超过8小时、平均每周工作时间不超过44小时的工时制度。

用人单位必须建立、健全劳动安全卫生制度，严格执行国家劳动安全卫生规程和标准，对劳动者进行劳动安全卫生教育，防止劳动过程中的事故，减少职业危害。

从事特种作业的劳动者必须经过专门培训并取得特种作业资格。

（五）职业培训

《劳动法》规定：从事技术工种的劳动者，上岗前必须经过培训。这是结合我国劳动就业现状，参照国外的先进管理经验做出的规定。国家确定职业分类，对规定的职业制定职业技能标准，实行职业资格证书制度，由经过政府批准的考核鉴定机构负责对劳动者实施职业技能考核鉴定。

（六）社会保险和福利

《劳动法》规定：国家发展社会保险事业，建立社会保险制度，设立社会保险基金，使劳动者在年老、患病、工伤、失业、生育等情况下获得帮助和补偿。

国家发展社会福利事业，兴建公共福利设施，为劳动者休息、休养和疗养提供条件。用人单位应当创造条件，改善集体福利，提高劳动者的福利待遇。

【思考题】

1. 违反治安管理行为的种类包括哪些？
2. 处罚的种类包括哪些？

主要参考文献

［1］寇伯龙主编．骨科临床备忘录．北京：人民军医出版社，2007.

［2］张长江主编．脊柱相关疾病．北京：人民卫生出版社，1998.

［3］鲁京硕．手诊手疗图解精要．北京：人民体育出版社，2002.

［4］成为品主编，中国就业培训技术指导中心组织编写．保健按摩师（基础知识）．北京：中国劳动社会保障出版社，2002.

［5］王琦主编．中国人九种体质的发现．北京：科学出版社，2011.

［6］成为品主编．实用正常人体学．北京：民族出版社，2017.

［7］成为品主编．中医基础理论．北京：民族出版社，2018.

［8］成为品主编．经络腧穴学．北京：民族出版社，2018.

［9］成为品主编．按摩学基础．北京：民族出版社，2017.

［10］成为品主编．反射疗法学．北京：民族出版社，2018.

图书在版编目(CIP)数据

保健按摩师职业技能等级认定相关知识. 保健按摩、反射疗法、脊柱按摩、足部按摩 / 成为品，张海燕主编. —北京：民族出版社，2020.11（2023.10重印）

全国保健按摩师职业技能等级认定教材

ISBN 978-7-105-16353-3

Ⅰ. ①保… Ⅱ. ①成… ②张… Ⅲ. ①保健－按摩疗法(中医)－职业技能－鉴定－教材 Ⅳ. ①R244.1

中国版本图书馆CIP数据核字（2021）第046960号

保健按摩师职业技能等级认定相关知识：保健按摩、反射疗法、脊柱按摩、足部按摩

策划编辑 欧光明　张宏宏
责任编辑 杨蜀艳　马少楠
责任校对 郝　杰
封面设计 金　晔
出版发行 民族出版社
地　　址 北京市和平里北街14号
邮　　编 100013
网　　址 http://www.mzpub.com
印　　刷 北京盛通印刷股份有限公司
经　　销 各地新华书店
版　　次 2020年11月第1版　2023年10月北京第3次印刷
开　　本 787毫米×1092毫米　1/16
字　　数 300千字
印　　张 17
定　　价 70.00元
书　　号 ISBN 978-7-105-16353-3/R · 592（汉 89）

编辑室电话：010-64228001　发行部电话：010-64224782